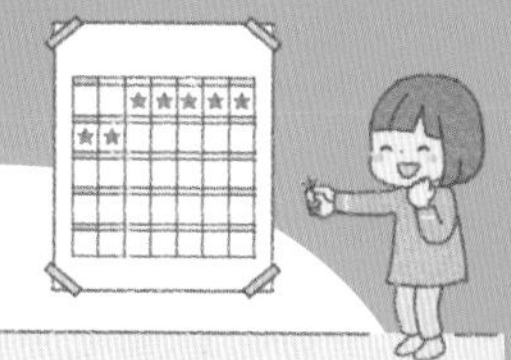

イラスト図解

発達障害の子どもの生活の工夫と伸ばす言葉がけ

こころとそだちのクリニックむすびめ院長
田中康雄（監修）

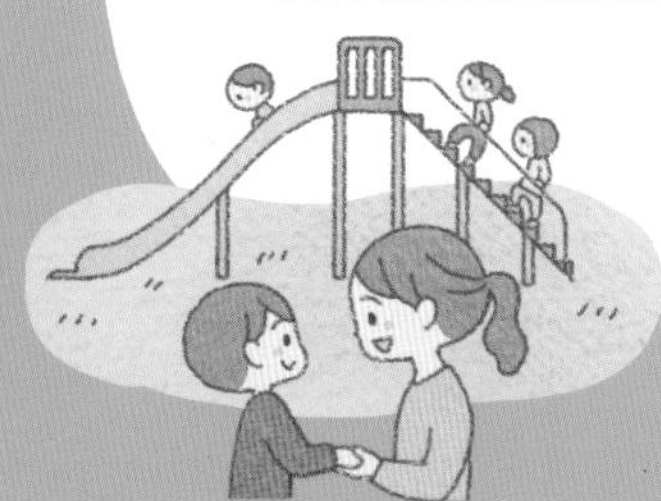

西東社

はじめに

本書は、『発達障害の子どもの心と行動がわかる本』の続編となります。前の本は、「発達障害の特性」をまずざっくりとご理解いただければという思いで構成しました。

続編である本書は、個々の発達障害に応じた関わりではなく、ひとりひとりの子どもの言動に、親や関係者が、どのように理解して関わっていけばよいか、という視点でつくったものです。その言動の項目はひじょうに多岐にわたり、生活支援のためのアイデアにあふれた内容になっています。時間的に余裕のある方は1章から読み進めていただきたいのですが、今、目の前のことで苦労し疲れている方には3章に該当する項目がないか探していただき、ピンポイントで読んでいただければと思います。

今回も監修という立場で参加し、適時送られる原稿を読み、修正を重ねながら決定稿となりましたが、その経過のなか、昔のことを思い出しました。

30年前、この分野での仕事を選択した僕は、子どもの生活を応援する方法については、まったく無知でした。医学的に症状を捉え、診断を下しても、本人や家族にとってより大切な〝今をどう生きるか〟に答えることができませんでした。

「診断名なんてどうでもいいんです。私は親として、この子に妹を叩くことを止めさせたいんです」、「どうしてきちんと食卓で食事をとってくれないのでしょう」、「着替えをさせるにはどうしたらいいのですか」など、まさに本書で取り上げられた日々の生活の応援方法を、当時、僕は学ぶ必要がありました。

そこで、医師よりも保育士や教師、療育に携わる方々から、たくさんのことを学び、それを家族へ還元し、時に家族からさらにバージョンアップした関わりを教えてもらいました。

そのなかで学んだことは、その子にある診断名が示す特性はその子のごく一部に過ぎない（もちろん、それを知っておくことは大前提ですが）、そのうえで、その子の言動を仮に理解し、その子に関わる親の思いに寄り添いながら、実際にできそうなことを提案してみることでした。精神科医のアルフレッド・アドラーの「子どもを助ける方法はいつもある、と確信すべきです。最悪の状況においてすら、いつもアプローチの仕方があります。しかし、もちろん、これは見つけなければなりません」という言葉に支えられ、今も仮の理解に力を注いでいます。

子どもたちに関わる対策は必ずあるはずです。本書を読まれた方が、子どもの思いに近づき、仮に理解することで、子どもと素敵な時間を過ごせることを願っています。

こころとそだちのクリニックむすびめ院長
田中康雄

『子どもの教育』 A・アドラー著、岸見一郎訳　一光社（1998）

もくじ

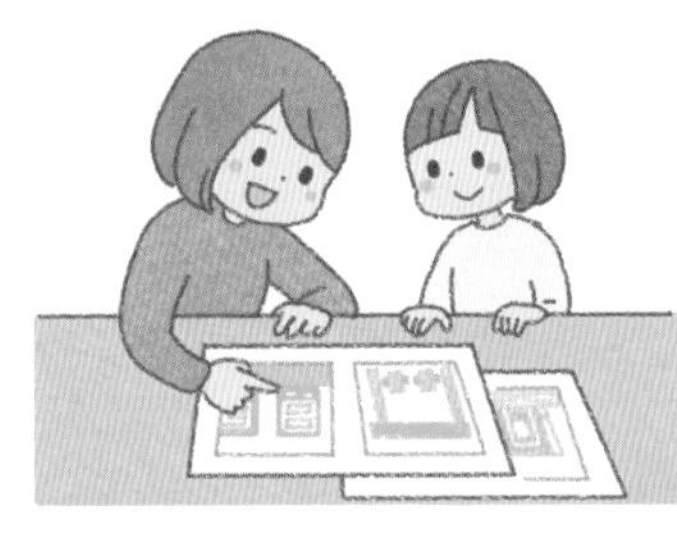

その子らしさを大切にした「生活の工夫」と「言葉がけ」

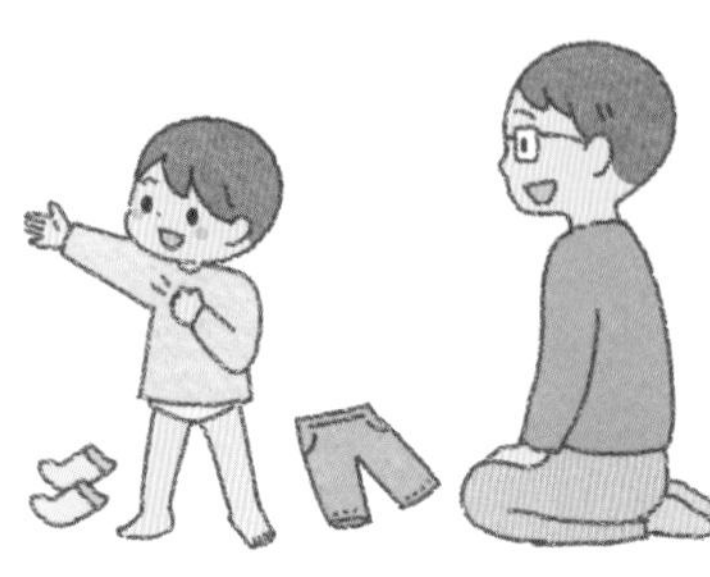

気になる言動

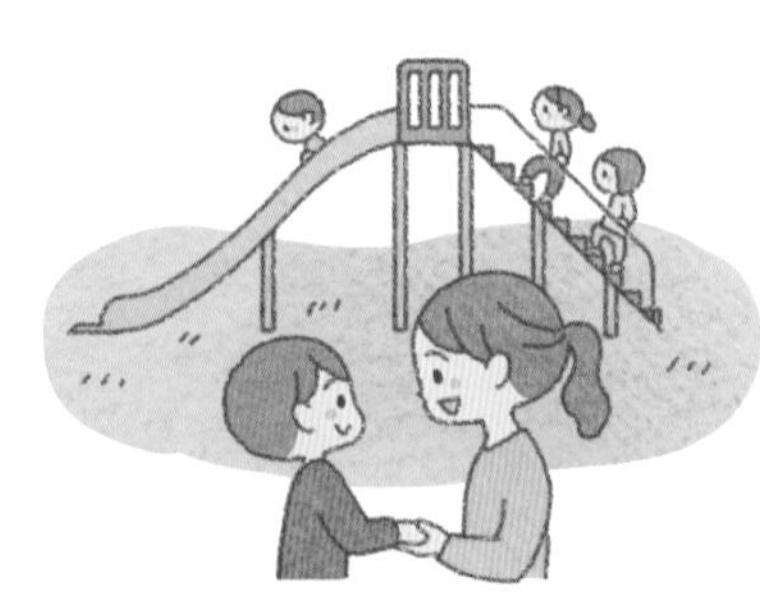

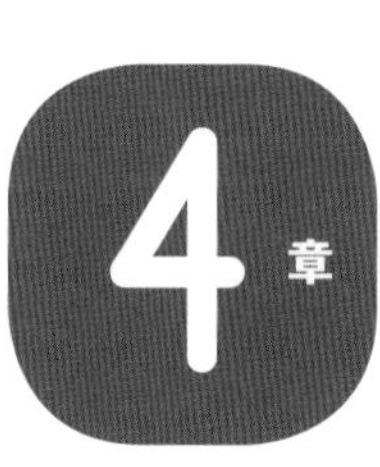

4章 園や学校とつながり合うためにできること

寄り添い続けるお家の人へのエール

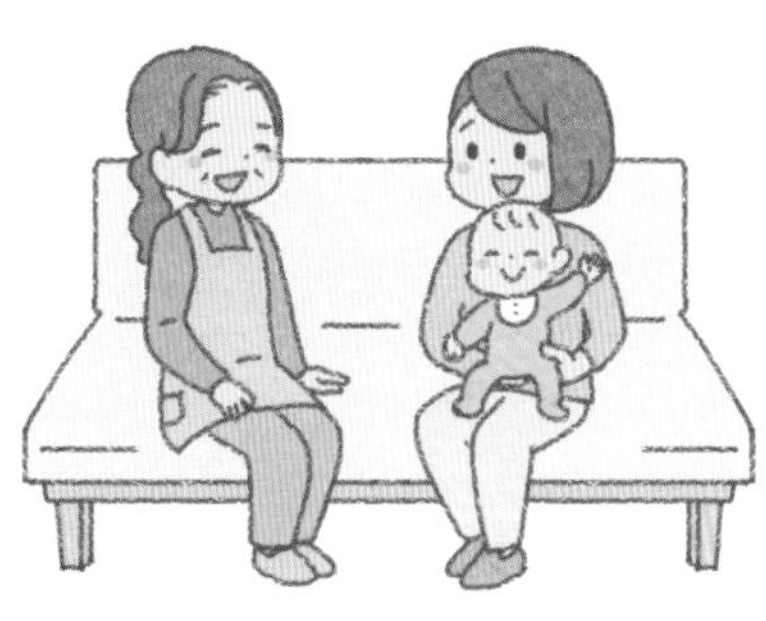

この本の使い方

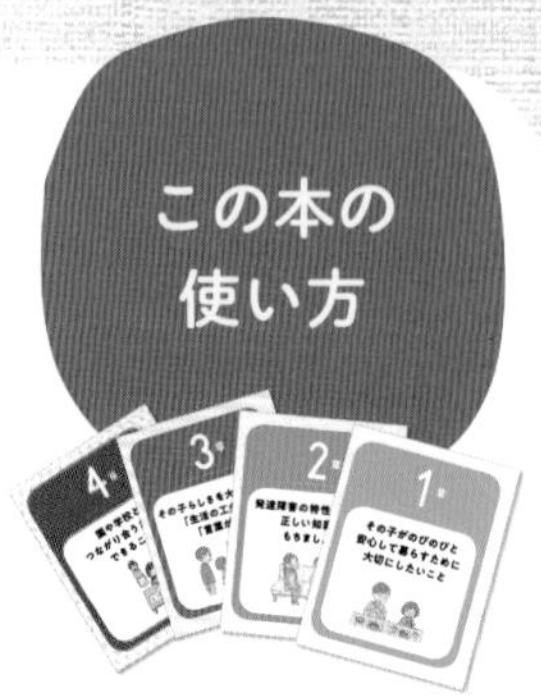

1章では、子どもがのびのびと安心して暮らすために大切にしたいこと、親子の時間を楽しくするためのヒントをまとめています。2章では、その子に合う「生活の工夫」を見つけるために知っておきたい、代表的な発達障害の特性について紹介しています。3章では、毎日の暮らしのなかで取り組みやすい「生活の工夫」の例をご紹介しています。お子さんに合う「生活の工夫」を見つけるための参考にしていただければと思います。時間的に余裕のある方は、1章から読み進めていただきたいのですが、今、目の前のことがとても大変な方には、3章に該当する項目がないか探していただき、読んでいただければと思います。4章では、園や学校とつながり合い、協力し合うためのヒントをまとめています。

毎日の生活のなかで取り組みやすい「生活の工夫」の一例を紹介しています。この本の例を参考に、その子の特性に配慮したテーラーメイドでオリジナルの「生活の工夫」を、ぜひ見つけていただければと思います。

お家の人の「気づき」に対して、その子に合う「生活の工夫」を見つけるための考え方のヒントを紹介しています。

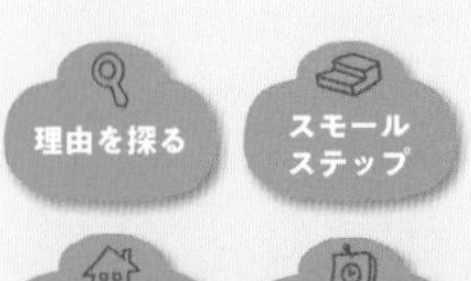

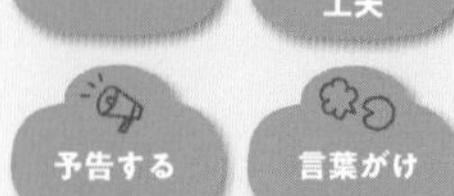

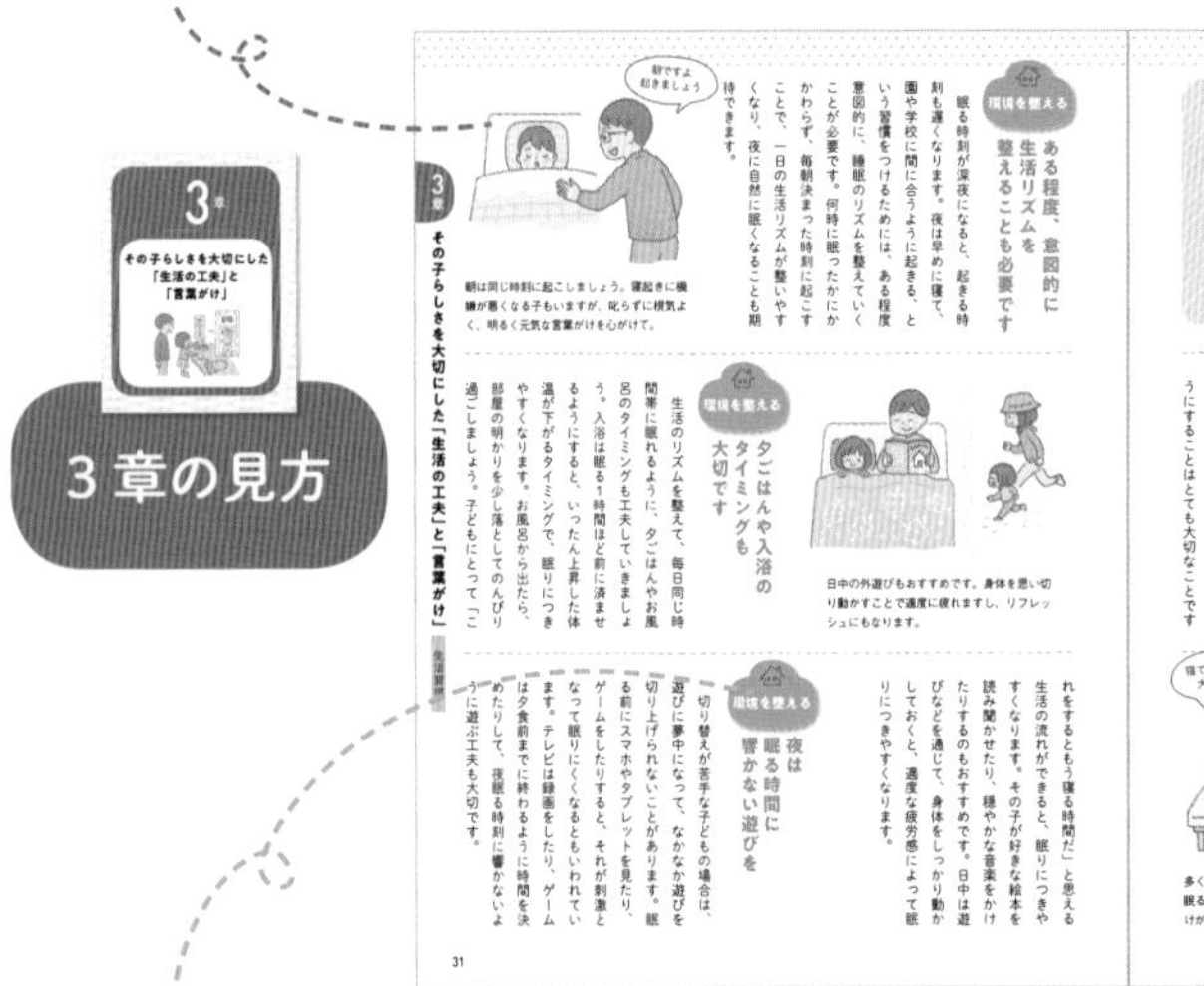

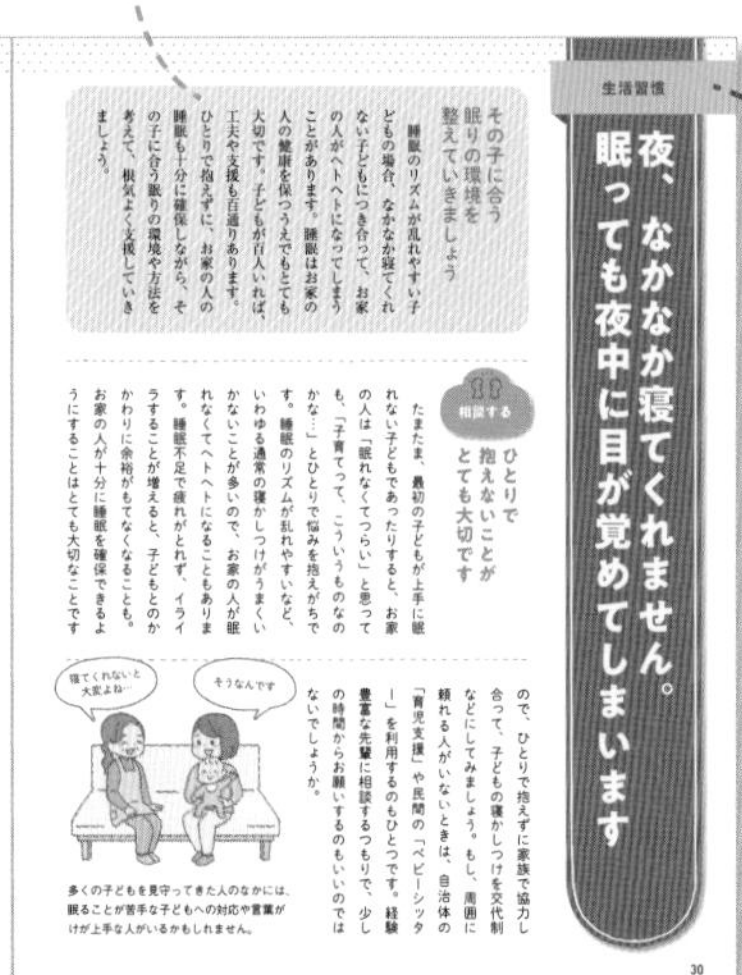

- 理由を探る
- スモールステップ
- 環境を整える
- 見てわかる工夫
- 予告する
- 言葉がけ
- やる気を引き出す
- 相談する

その子に合う「生活の工夫」を見つけるためのさまざまなアプローチを、8分類してアイコンで表示しています。

●「見てわかる工夫」のイラストは、お子さんに合うようであれば、ぜひ拡大コピーをするなどして、ご家庭でご使用いただければと思います。

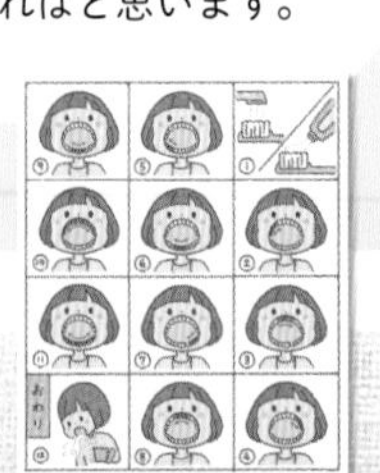

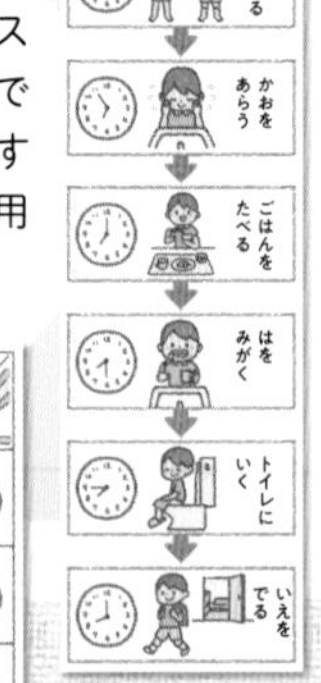

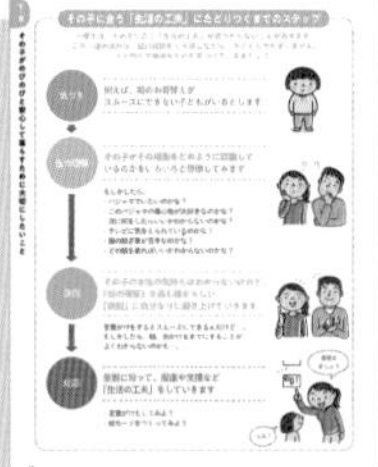

- 生活習慣
- 人とのかかわり
- 外出先での気がかり
- 気になる言動

生活のなかで、「なんだかうまくいかないな…」と感じることは、お家の人には、気になる言動として心に残ると思います。その「気づき」を大切に、P15の図で紹介しているステップをふみながら、その子に合う「生活の工夫」を見つけていきましょう。

1章

その子がのびのびと安心して暮らすために大切にしたいこと

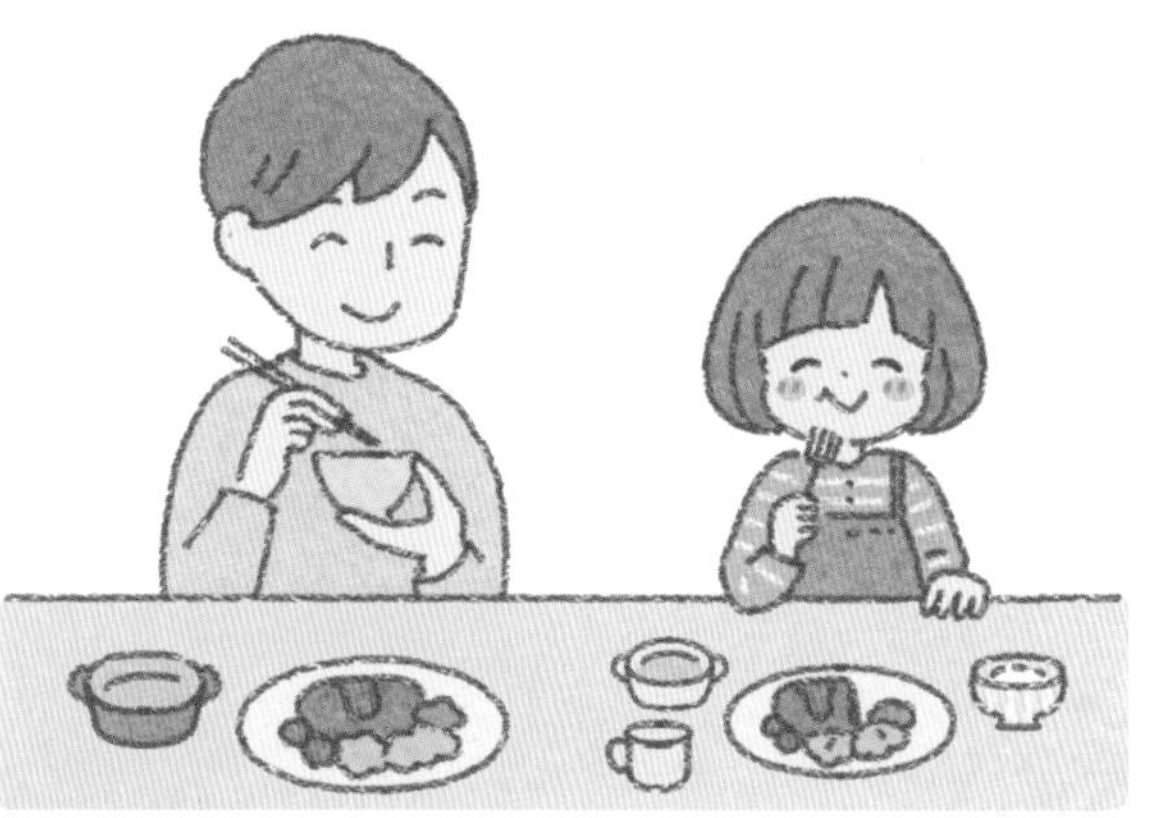

「こうすればうまくいく」という生活の工夫が大切です

ひときわ大きな個性に寄り添うには、その子の性格や行動を仮にでも理解して、その子の特性に配慮した工夫と支援をすることが必要です。

その子が本来もつ力を十分に発揮するためには…

子どもは（大人も）、ひとりひとり、異なるきらきらした素敵な個性をもっています。

けれども、その個性がひときわ大きく、また、簡単にはわかりあえない部分があるとき、周囲の人から「わがままだ」「自分勝手だ」と誤解されてしまうことがあります。また、がんばっても報われないなど、失敗し続けてしまうこともあります。

周囲の人に理解してもらえなかったり、叱られ続けたり、失敗し続けたりすると、自分に自信がもてなくなります（大人も同じですよね）。

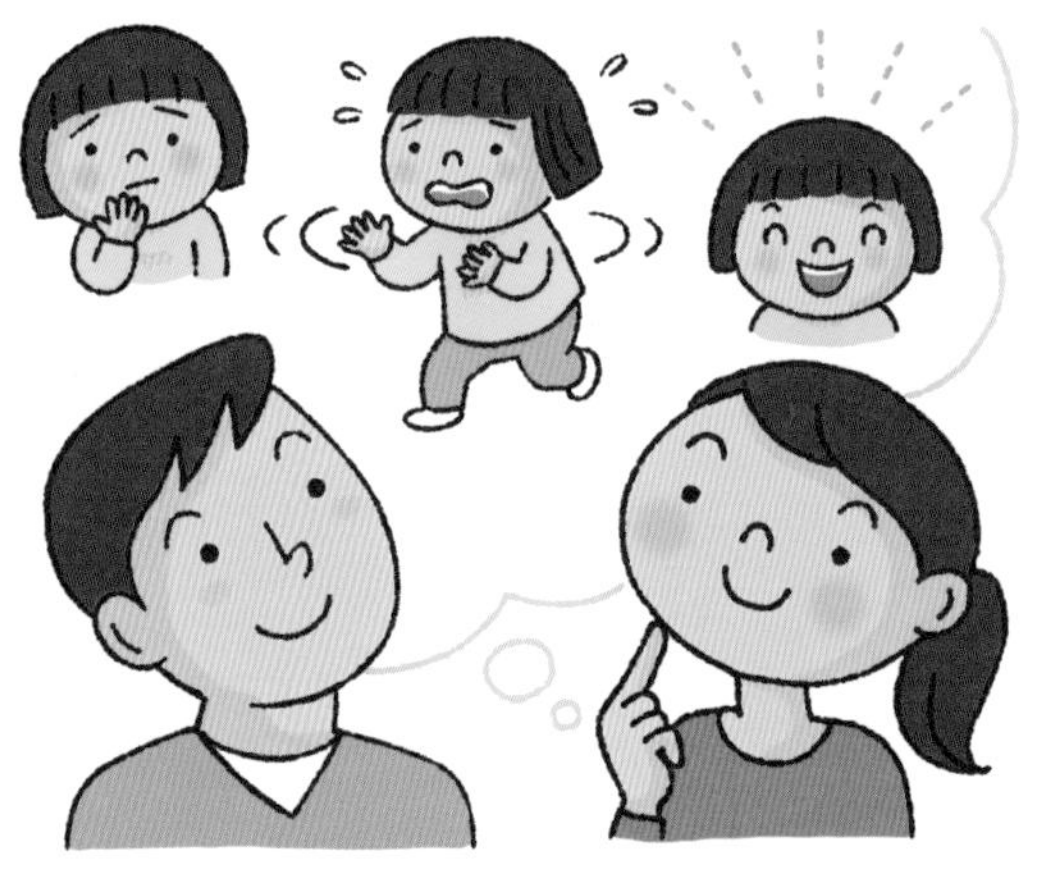

また、その強い個性のために、生活することや、園や学校など集団の中で過ごすことが、とてもつらくなることもあります。

だからこそ、その子が今も、そしてこれからも、本来もっている力を十分に発揮できるようにするためには、そして、毎日を楽しく過ごすためには、その子を理解し、応援しようとするまなざしと、その子の特性に配慮した生活環境の調整や、細やかな工夫が必要なのです。

発達障害は個性の延長線上にあります

誰にでもある得手不得手や、とても個性的な感じ方、感覚の過敏さや鈍感さなどが、生活し続けることを難しく

してしまうことがあります。

その個性的な特性を、医学的に説明しようしたのが「発達障害」という名称だと考えてよいでしょう。

その意味では、「生活障害」、「生きづらさ」というほうが的確かもしれません。

「発達障害」は、個性の延長線上にあり、けっして異質なものではありませんが、適切な理解と応援がないと、生活のしにくさは強くなります。反対に、理解と応援が十分にあれば、生活はしやすくなります。

生活は毎日のことですので、叱り続けるよりも、その子の特性を理解して、特性に配慮した工夫で、「こうすればうまくいく！」というコツを見つけてあげるほうが、無理がありません。

苦手なことに早く気づいて うれしい記憶を増やして

小さな子どもが、自分の個性や不得手を理解して、「ぼくはこれが苦手です」「私にはこんなサポートが必要です」と周囲に働きかけることは、とても難しいことです。ですので、お家の人や周囲の人のほうから、ぜひ、歩み寄ってほしいと思います。

しかし、その子の気になる言動が、発達障害の特性によるものだと気づくことは、実は簡単なことではありません。だからこそ、その子の様子をよく観察して、想像をめぐらしながら、その子が苦手なこと、がんばっているのにうまくいかないことに、早く気づいてあげることがとても大切です。**早い気づきとその子の特性に配慮した「生活の工夫」は、その子の不安を減らし、毎日を楽しく過ごす支えになります。**

こうした気づきは、いつもその子のそばにいるお家の人だからこそ、たくさん見つけられることでもあるのです。

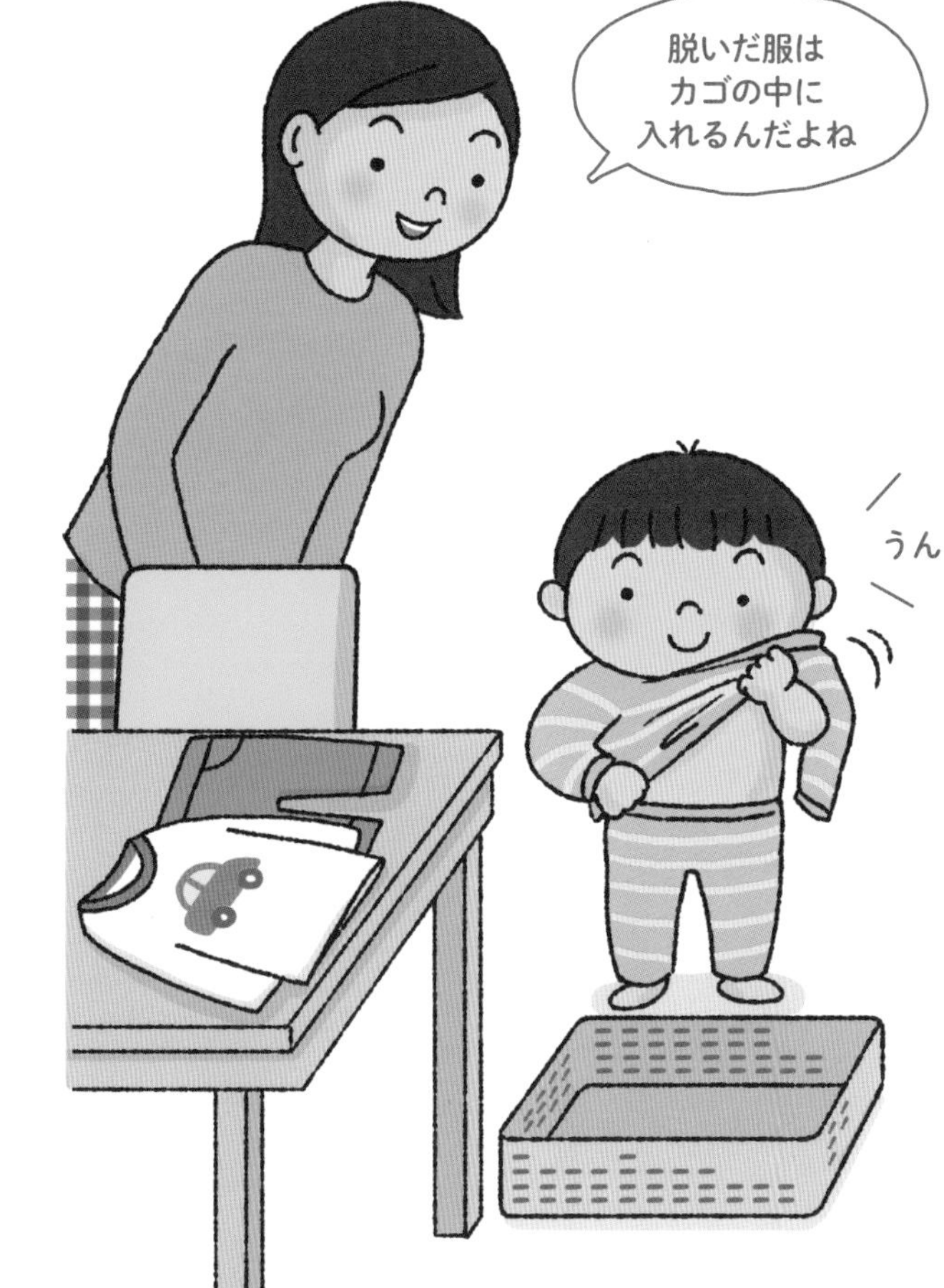

子どものメッセージに気づきましょう

子どもの気になる言動のなかに、サポートのヒントがきっとあります。焦らずに、いろいろと想像しながら、その子の気持ちに近づきましょう。

小さなその子が、「どうしてぼくは、うまくできないのかな」「なんで何回も注意されちゃうのかな」「叱られたくないな」と不安に思い、困っていると想像してほしいと思います。

「生活の工夫」をすることが大切です

子どもは、朝起きて、身じたくを整えて、園や学校に出かけて…と、いろいろなことを経験しながら、自分でできることが増えていきます。お家の人も、わが子の成長を楽しみながら、また、いろいろなことを教えてあげたいと思いながら、お子さんに接していることでしょう。

発達障害の特性をもつ子どものなかには、「毎日くり返していることだから、もうひとりでできてもいいのでは…」と思えることでも、思うように覚えられなかったり、テキパキとできなかったりする子どもがいます。

そんなときは、ぜひ、「生活の工夫」をしてほしいと思います。「生活の工夫」とは、その子の特性に配慮した、その子に合う、テーラーメイドの工夫のことです。

子ども本人もとても困っています

お家の人が「どうしてうまくできないのかな」「なぜ何回も言っているのにわかってくれないのかな」と、困らせられていると感じることは、きっと子ども本人が困っていることです。

まだ小さくて、子ども本人に困っているという自覚はないかもしれません

また注意
されちゃった…
もう
叱られたくないな…

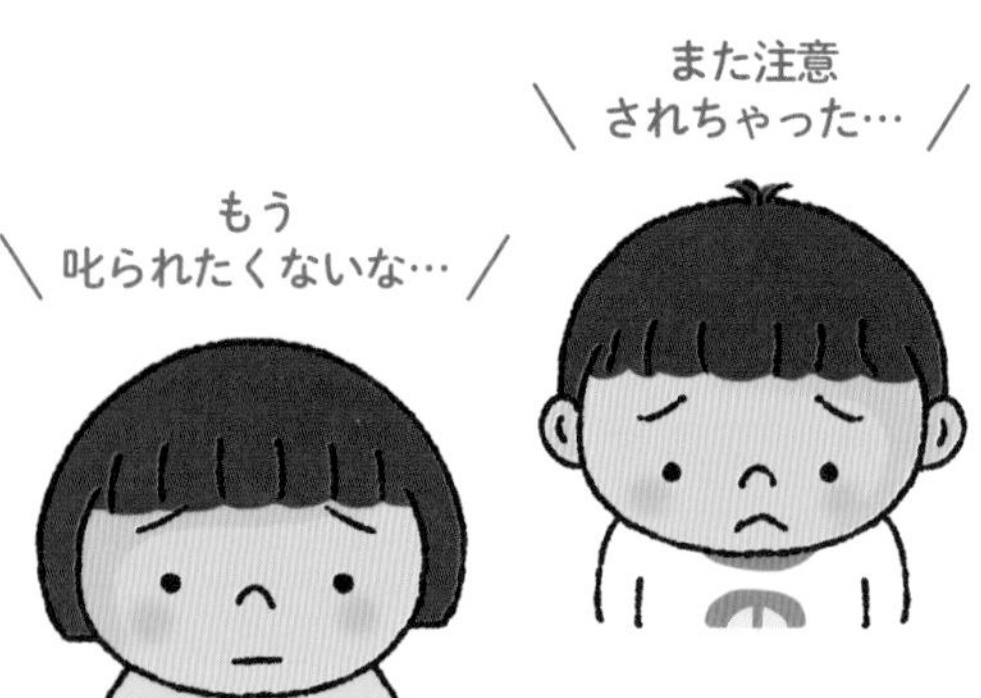

何に困っているのかに気づくことが大切です

例えば、大人でも、はじめての場所にひとりで行かなければならないとき、その場所をよく知る友人と出かけることができれば、道中も楽しいですし、スムーズに目的地に着くことができます。地図やナビゲーションアプリがあれば、ひとりでも安心して目的地に行けるでしょう。

しかし、友人もおらず、地図も携帯電話も持たずに、知らない場所にでかけたらどうでしょうか。目的地に着くのは、大変ではないでしょうか。

もしかしたら
次に何をすればいいのか
わからないのかな？
じーーーっ

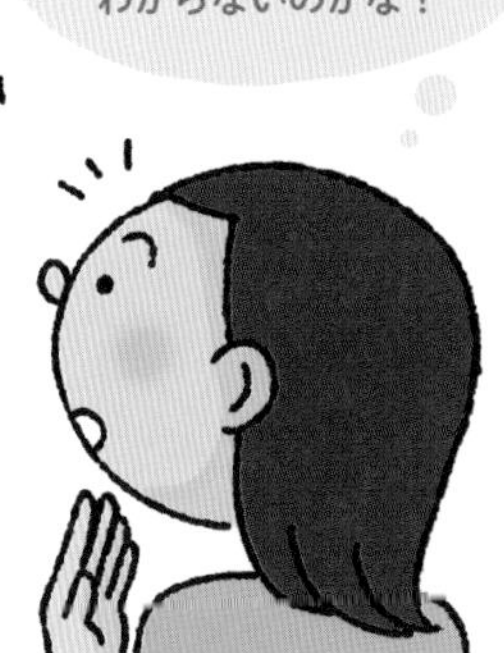

そのことと同じで、**発達障害の特性をもつ子どもは、そばにアドバイスをしてくれる人がいたり、特性に応じた工夫や、きめ細やかな配慮といった「生活の工夫」があると、日常生活のいろいろなことが自分でできるようになります。**そして子ども本人も安心して過ごすことができます。

そのアドバイスや工夫は、百人の子どもがいれば、百通りあるはずです。まずは、毎日のことを振り返ってみて、その子がどんなことに、つまずいたり、困ったりしているのかを、よく観察することからはじめてみましょう。それは、子どもからのメッセージです。そのメッセージに気づくことは、**その子に合う「生活の工夫」を見つける大切な一歩になります。**

厳しく叱ってもできるようになりません

発達障害の特性をもつ子どものなかには、例えば、見たり聞いたりふれたりするなどの感じ方が独特だったり、耳で聞いたことは忘れやすいけれど、目で見ると覚えやすかったり、得意なことと苦手なことの差が大きかったりする子どもがいます。

こうした違いがなぜ起こるのか、まだよくわかっていないのが現状ですが、多様な機能を司る脳の働きに、アンバランスさがあるためではないかと考えられています。

その子の特性を大切にする視点をもって

気になる言動の多くは、その子の脳にとっては〝正しい指示〟による自然なふるまいですので、叱ったからといって、すぐに改まったり、上手にできるようになったりはしません。

その子に合う「生活の工夫」を見つけるときに重要なことは、その子の特性を大切にするということです。

その子の特性は、個性の延長線上にあるものですので、「個性を消して」といわれたら苦しくなります。

例えば、視力の低い子が、メガネをかけずにいて、周囲の人に「よく見て！」「どうして見ないの！」と責められたら、つらくなるでしょう。

もし子ども本人が、自分の視力の低さに気づいていなければ、「ほかの人は見えるのに、どうして私だけ見えないのだろう」「自分はダメな子だ」と間違った学習をするかもしれません。

けれども、周囲の誰かが、その子の視力の低さに気づいて、その子の視力に合うメガネをつくってくれたらどうでしょう。今まで見えなかったものがはっきり見えて、生活もぐっとしやくなるのではないでしょうか。

「生活の工夫」は、このメガネの例えのように、その子の苦手なことを補うことに似ています。その子の特性を否定せずに、特性に合うきめ細やかな支援や工夫をしていくのです。

「生活の工夫」によって、できることが増えていけば、子どもは自分に自信がもてますし、本来もっているその子の能力も発揮しやすくなります。

その子の特性に合う「生活の工夫」の見つけ方

その子の特性に配慮した**「生活の工夫」は、「気づき」→「仮の理解」→「仮説」→「対応」のステップをふんで、見つけていきましょう。**

子どもが、うまくできないこと、つまずいていることは、お家の人には、気になる言動として心に残ると思います。その「気づき」に対して、その子自身になることはできませんから、完全に理解することはできなくても、「もしかしたら、こういうことが理由なのかな」と、仮にでも理解すること（＝「仮の理解」）が、その子の気持ちに一歩近づくことになります。

そして、それを最も確からしい「仮説」に磨き上げ、その「仮説」に沿って、「対応」、つまり「生活の工夫」をつくり出していきます。

例えば、朝、いつまでもパジャマを着替えようとしない子どもがいたら、その子が、その場面を、どのように認識しているのかを想像してみます。

もしかしたら、このパジャマの着心地が大好きなのかな…、次に何をしたらいいかわからないのかな…、テレビに気をとられているのかな…、などです。

こうしてできあがった「仮の理解」を、お家の人なりに最も確からしい「仮説」に磨き上げていきます。

例えば、「朝、出かけるまでにすることがよくわからないのかも…」という「仮説」に至ったら、それに沿って、言葉がけのタイミングを工夫したり、絵カードをつくったりするなどの「対応」をしていきます。

「対応」は「仮説」に沿ったものですから、手探りで、試行錯誤でかまいません。

また最初の「対応」で、すぐに解決しないかもしれません。「仮説」に沿った配慮や支援をしばらく続けてみて、**うまくいかないときは、別の「対応」をつくり出して、取り組んでみましょう。それが「生活の工夫」となります。**

その子に合う「生活の工夫」にたどりつくまでのステップ

一度では、その子に合う「生活の工夫」が見つからないことがあります。
この一連の流れは、試行錯誤をくり返しながら、手さぐりでかまいません。
その時々で最適なものを見つけていきましょう。

気づき

例えば、朝のお着替えが
スムーズにできない子どもがいるとします

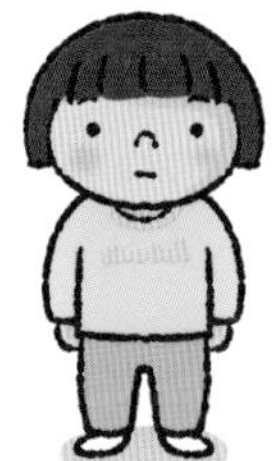

仮の理解

その子がその場面をどのように認識して
いるのかをいろいろと想像してみます

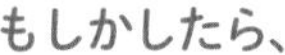

もしかしたら、
- パジャマでいたいのかな？
- このパジャマの着心地が大好きなのかな？
- 次に何をしたらいいかわからないのかな？
- テレビに気をとられているのかな？
- 服の脱ぎ着が苦手なのかな？
- どの服を着ればいいかわからないのかな？

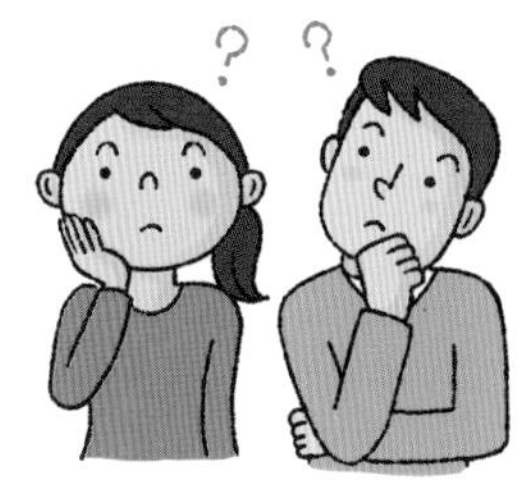

仮説

その子の本当の気持ちはわからないけれど、
「仮の理解」を最も確からしい
「仮説」に自分なりに磨き上げていきます

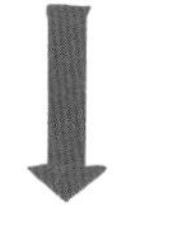

言葉がけをするとスムーズにできるんだけど…。
もしかしたら、朝、出かけるまでにすることが
よくわからないのかも…。

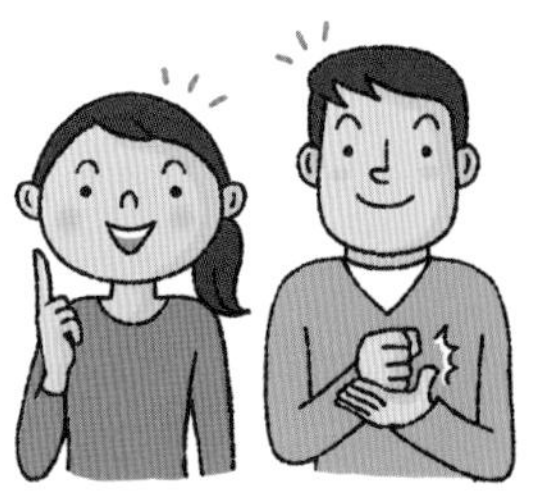

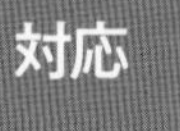

対応

仮説に沿って、配慮や支援など
「生活の工夫」をしていきます

- 言葉がけもしてみよう
- 絵カードをつくってみよう

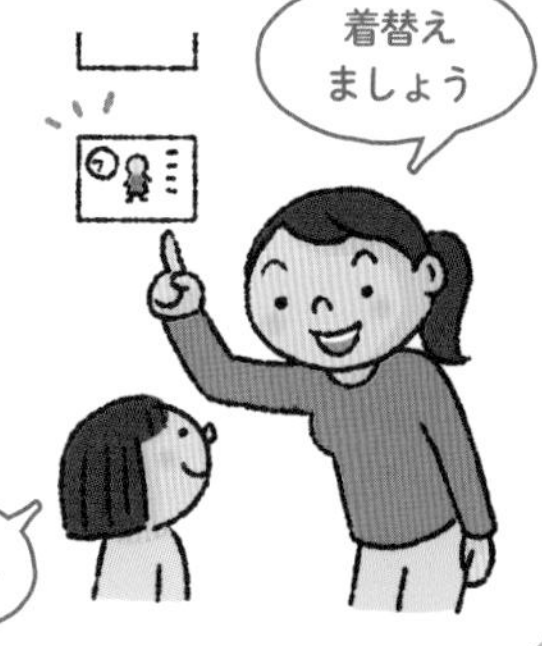

その子が得意なことに注目して「生活の工夫」をしていきましょう

「生活の工夫」は、その子の得意な「学び方」や「覚え方」で伝えるほうがうまくいきます。苦手な方法でくり返し練習させてもあまりうまくいきません。

その子の「得意」な学び方に気づきましょう

子どもの学び方や覚え方は、ひとつではありません。お家の人がいろいろ説明をしなくても、ひとりでできるようになる子もいれば、ひとつひとつ教えてもらうほうができるようになる子もいます。どちらがよい悪いということではなく、できるまでの道筋が、異なるだけなのです。

もし、ひとつひとつ教えてもらうほうが覚えやすい子に、ひとりでできるようになることを期待してしまうと、そこにミスマッチが起こり、その子は叱られやすくなります。その子の学び方に合わない方法で教えられているだけなのに、失敗を重ねて自信をなくし、「世界中で自分だけができない」など、間違った思い込みをしてしまうこともあります。**その子が自信をなくさないためにも、周囲の大人が、その子に合う学び方に早く気づくことが大切です。**

その子を否定しない態度や言葉がけが大切です

お家の人は、その子のためによかれと思って、愛情から厳しい態度をとることがあります。

けれども、発達障害の特性をもつ子どもは、「得意なこと」と「苦手なこと」の差が大きい傾向があり、得意なことは、周りが驚くくらい、とても上手にできますが、苦手なことは、それが簡単そうに思えることでも、自然に覚えられなかったり、練習してもなかなか上手にできなかったりします。

ひとつひとつ
教えてもらう？
次はね…
ひとりでできる？
できた！

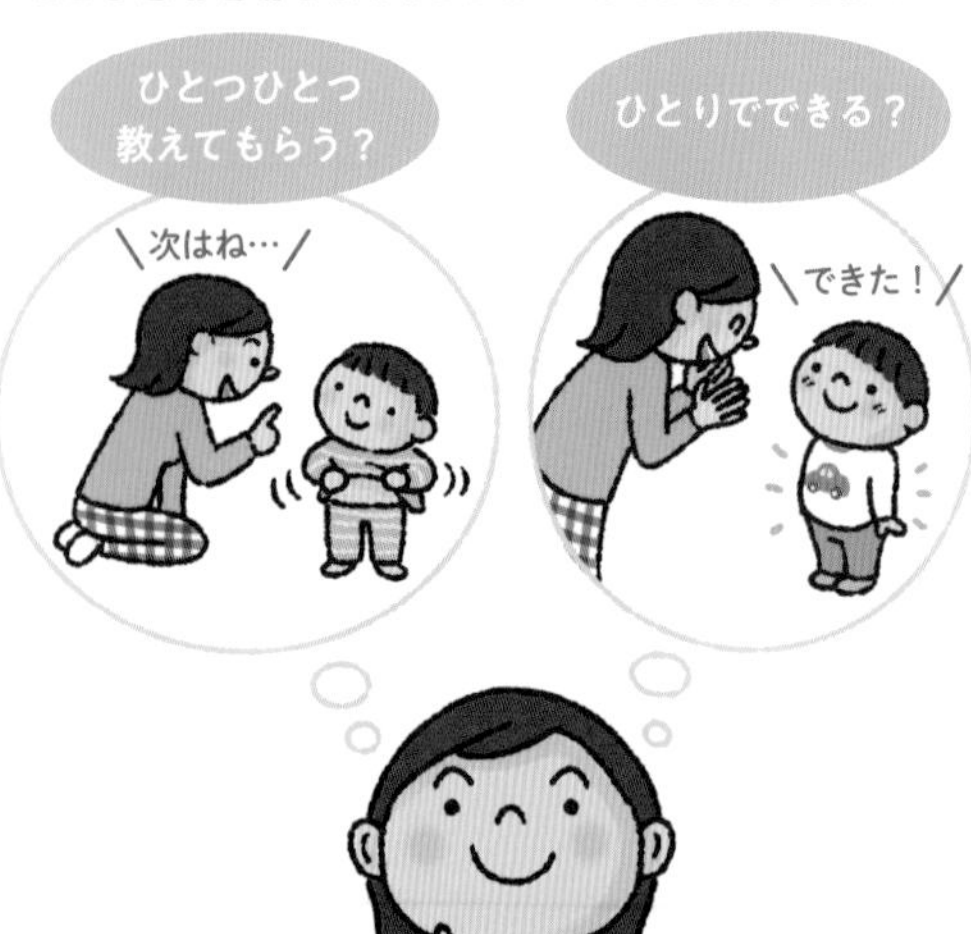

どんな子どもも、ほめられることで自信がつきます。そして「好きこそものの上手なれ」で、楽しいと思えると、いろいろなことが身につきやすく、本来の力も発揮しやすくなります（大人もそうですよね）。

近年の研究では、暴力や暴言などの不適切なかかわりが、成長過程の子どもの脳にダメージを与えることがわかってきました。苦手な学び方で、失敗を重ねるような練習を強制されたり、努力不足だと責められたり、叱られ続けて不安な気持ちでいっぱいになれば、その子の気持ちは深く傷ついて、不登校や引きこもり、非行、うつなどの「二次障害」につながることもあります。

つぎは歯みがきだね！
歯をみがこうね
ごはん
はみがき
トイレ

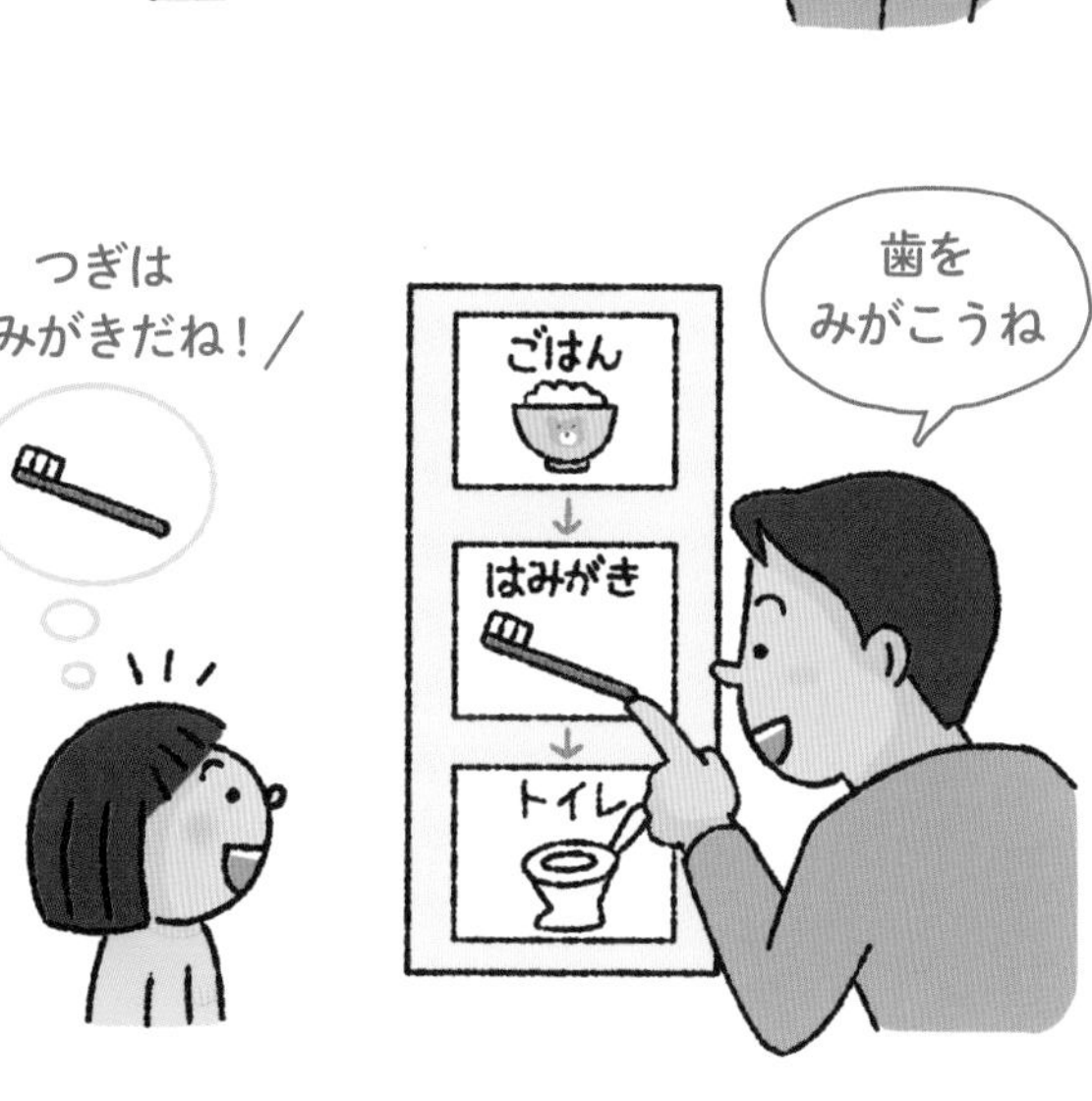

「聞く」より「見る」ほうが覚えやすい子もいます

発達障害の特性をもつ子どものなかには、音声による言葉が記憶に残りにくい子どもがいます。つまり聞いて覚えることがとても苦手なのです。音声は聞いたそばから消えてしまうという人もいます。

お家の人が、そうした子どもの特性に気づかないまま、音声だけで、生活習慣を教えようとしても、なかなかうまくいきません。

けれども、**苦手なことがある一方で、文字や絵、写真など目で見てわかることは、覚えやすく、記憶に残りやすい傾向もあります。**

発達障害の特性は、ひとりひとり異なりますし、目で見て理解するほうが得意な子どもばかりではありませんが、日常生活のことを日々教えていて、なんだかうまくいかない…と思ったときは、「もしかしたら、教え方と学び方との間にミスマッチがあるのかもしれない」「この子は、私たちとは違うとらえ方や覚え方をしていて、見るほうが得意なのかもしれない」という視点をもってみましょう。

お家の人と一緒だと楽しいというところからはじめてみましょう

できないことを克服させようとするのではなく、得意なことを伸ばしたり、苦手なことはサポートしたりして、できることを増やしていく…、そんな前向きな姿勢が大切です。

「生活の工夫」は親子の時間を楽しみながら

小さな子どもは、日常生活のことを、お家の人に言葉がけをしてもらったり、まねをしたりしながら覚えていきます。毎日のことですから、お家の人にとっても子ども本人にとっても、楽しくないと続けにくくなります。

まずは、子ども本人が「お家の人と、朝の身じたくをすると楽しい」「お家の人とごはんを食べると楽しい」と思えるところからはじめてみましょう。

その子が苦手なことは、「生活の工夫」を取り入れて、なんとかできればOKというように、よい意味で大目にみたり、ハードルを下げたりすることも大事なことです。そしてお家の人も、子どものできないことに注目しすぎたり、苦手なことを克服させようとしたりせずに、子どもとの時間を楽しむことを優先しましょう。

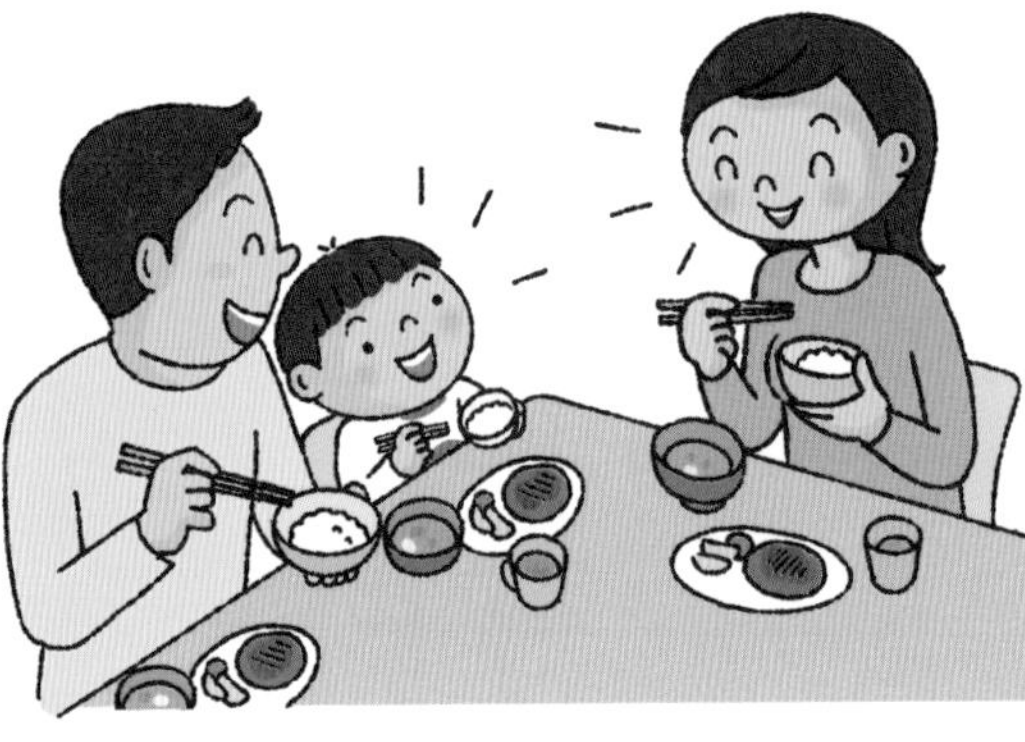

ただし、お家の人が子どもとの時間を楽しむためには、お家の人自身の心身に余裕がなければできません。

発達障害の特性をもつ子どもとの日々は、思うようにならないことが多く、懸命に向き合うほど、悩みが深くなりがちです。

もし、そのお家で、子どもと過ごす時間が最も多い人がお母さんであれば、お母さんが十分に休息できる環境を整えることが必要です。家事はほかの家族で分担したり、ねぎらいの言葉をかけたりするなど、**家族全員で協力することが欠かせません。**

走り出さないで
えらいね
上手に
描けてるね！
おはよう
起きられたね！
おやすみ
髪をといて
かわいいね！

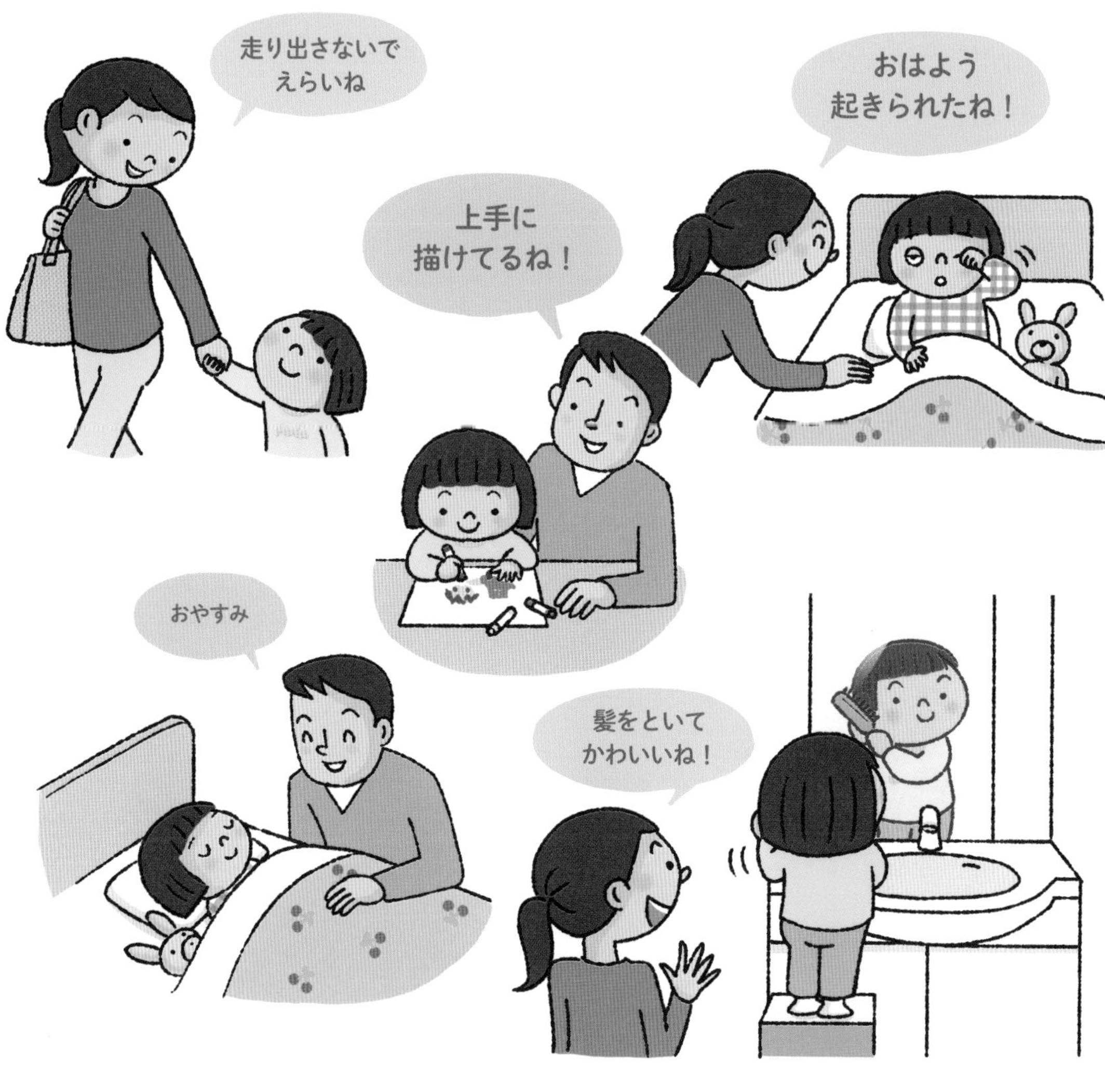

叱り続けることはお家の人もつらいはず

叱り続ける日々は、お家の人にとってもつらいはずです。

お家の人のなかには、慣れない子育てに奮闘中という人もいるでしょう。はじめて親となり子となって、生活しているのですから、お互いにうまくいかないことがあってあたりまえです。

その子が努力した部分をほめて（お家の人も、自分自身の日々の努力をほめて）、その子が苦手なことはサポートしながら（お家の人もひとりで抱えずに周囲に頼りながら）、**「こうすればできる！」という小さな成功体験を重ねていきましょう。**

お家の人との楽しいひとときや、「大丈夫だよ」とほほえみ合った記憶は、いうなれば心の免疫力です。その子の自己肯定感を高め、家族や地域の人、大きくなったら職場の人など、いろいろな人と、いきいきとかかわっていくための大切な土台になります。

困ったら周囲の人に聞くという経験を重ねていきましょう

発達障害の特性をもつ子どものなかには、不安を感じやすい子どもがいます。困ったら周囲の人に助けてもらえるという経験は、将来その子が安心して暮らしていくための土台になります。

人に聞くことが苦手な子がいます

困ったり、わからなくなったりしたときに、周囲の人に聞くことは、一見なんでもないことのように思えます。

けれども、周囲の人への関心が薄く、ほかの人も自分と同じように困ったり失敗したりしていることに、気づきにくい子どもの場合は、自分が困ったときに言いだしにくく、質問できないことがあります。

特性への無理解や誤解のなかで、叱られ続けてきた子どものなかには、恐怖心や不信感を抱いて、困っているのに助けを求めなかったり、かたくななな態度をとったりする子どももいます。

誰にでも（もちろん大人にも）苦手なことがあり、失敗もします。完璧な人はいません。それでも日々暮らしていけるのは、周囲の人や技術にサポートしてもらえるからです。

お家の人がお手本を見せながら

小さな頃から、「困ったらお家の人に聞く」ことからはじめて、少しずつ、園や学校の先生、周囲の大人、友だちに質問するという経験を重ねていきましょう。困ったときに誰かに聞く習慣をもつことで、トラブルを防ぎ、その場に不似合いな言動も減らしていくことができます。**教えてもらったり、手伝ってもらったりしたときは、「ありがとう」を伝え、礼儀正しくふるまうことも大切です。**周囲からのまなざしもあたたかくなります。

時には、質問をしても、相手もわからなかったり、対応できなかったりすることもありますが、「話を聞いてくれたことに対して、『ありがとう』を言おうね」と教えることも必要です。

礼儀正しさは、一朝一夕には身につきませんので、生活のなかで、**お家の人がお手本を見せていきましょう。また、お家の人同士で質問し合ったり、わからないことを一緒に考えたりする様子を見せることも大切です。**

2章

発達障害の特性について正しい知識をもちましょう

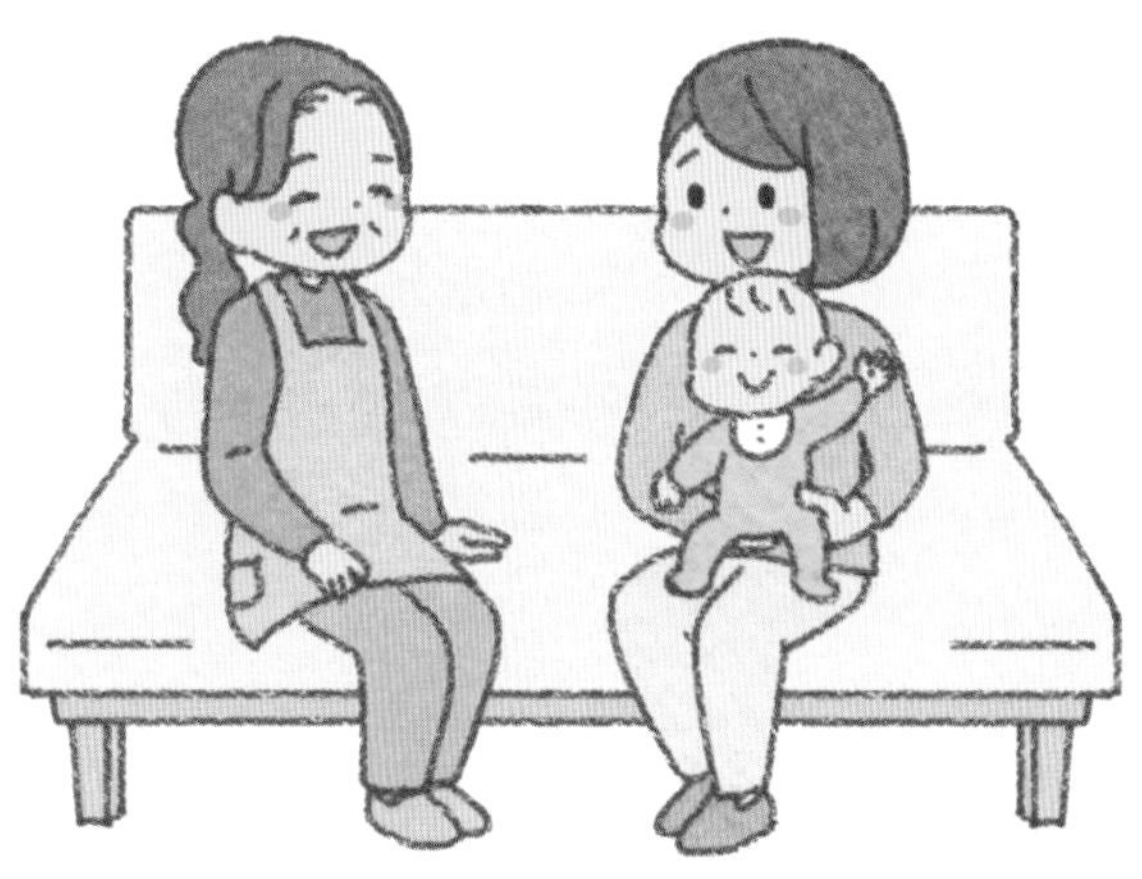

その子に合う「生活の工夫」のために発達障害の特性を正しく知りましょう

発達障害の特性を知ることは、その子への無理解や誤解を減らすことにつながります。特性によるつまづきをやわらげながら、その子の得意なことを伸ばしていきましょう。

正しい知識でミスマッチを防いで

「生活の工夫」は、その子の特性に合うテーラーメイドの工夫のことですので、まずは、発達障害の特性にどんなことがあるのかを知りましょう。

もし、特性について理解しないまま、「生活の工夫」をはじめてしまうと、苦手なことを何度も練習させて、何度も失敗させてしまうなど、子どもを追い詰めてしまうことがあります。

その子の特性と「生活の工夫」とのミスマッチが増えれば、お家の人も子ども本人も、お互いにつらい時間を過ごすことになります。発達障害の特性を正しく知ることは、そうしたつらい時間を減らし、「もしかしたら、こういう特性があるから、うまくできないのかな」と思いをめぐらしやすくしてくれます。

この章では、苦手なことを中心に、発達障害の代表的な特性について説明しています。気になる言動の背景に思いをめぐらせるときの参考になればと思います。

ただし、これがすべてではありません、同じ特性をもっていても、個性の発揮のされ方はひとりひとり異なります。もちろん、得意なことも多くあり、ほかの人が驚くほどよくできることもたくさんあります。

理解を助ける本が多くあります

発達障害の特性について知りたいとき、いろいろな情報がありますが、本を手がかりにされることも多いでしょう。実用書をはじめ、当事者の思いがつづられた体験記など、参考になる良書が多くあります。

一冊目は、わかりやすく書かれたものを読んでみて、そこから、より専門的な内容の本に読み進むと、理解が深まりやすいと思います。

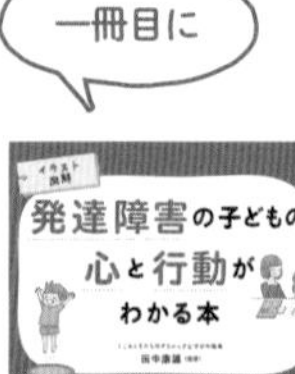

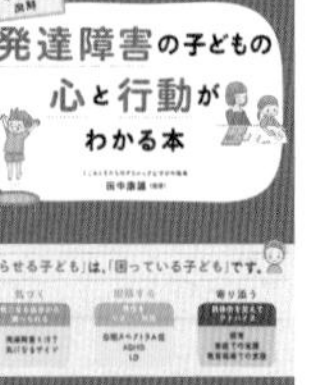

『イラスト図解 発達障害の子どもの心と行動がわかる本』（西東社）

「なんだかうまくいかない…」の背景にある発達障害の特性

人と目を合わせることが苦手です

発達障害の特性をもつ子どもの気になる様子のひとつとして、人と目が合いにくいということがあります。なぜ目が合いにくいのか、その理由はよくわかっていませんが、脳の機能のアンバランスさに基づくものと考えられています。

発達障害の特性をもつ子どものなかには、常に世界に不安や脅威を感じていて、圧倒されるような体験を重ねている子どもが少なくありません。人と目が合うことにも不安を感じて「怖い」という子どももいます。目が合いにくいのは、その子の、少しでも安心したいという思いのあらわれかもしれません。

子どもに話しかけるときは、大きな声で呼びかけたり、いきなり身体にふれたりすると驚かせてしまうことがあります。

まずは、お家の人が子どもの視野のなかに入って、「○○ちゃん」と呼びかけ、その子の注意を自分に向けてから、短く具体的な言葉をかけましょう。

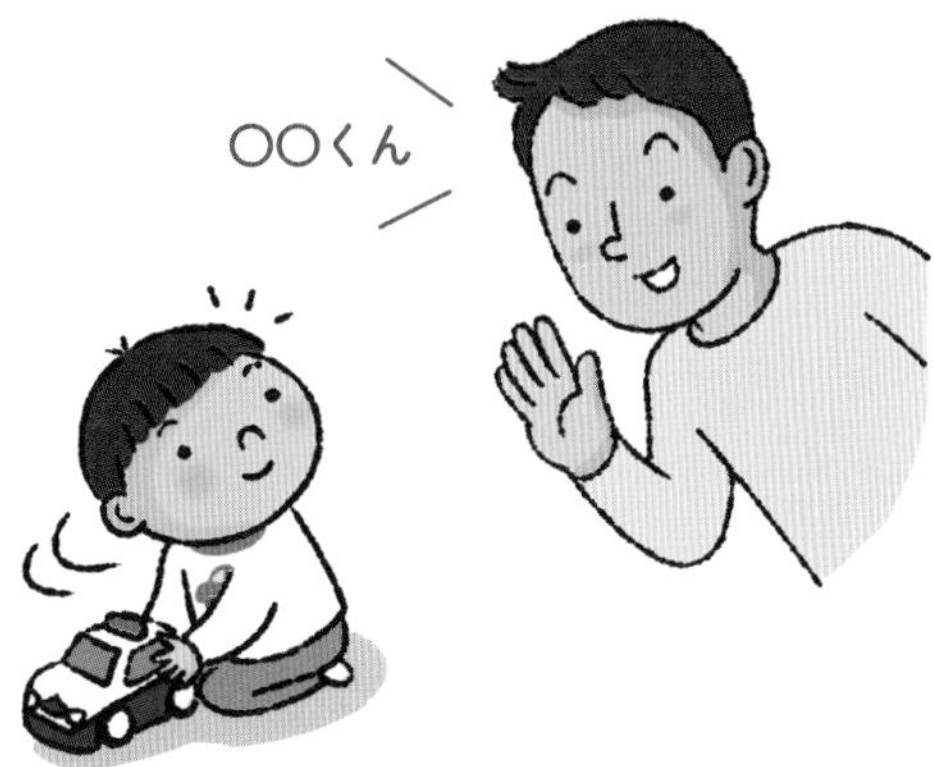

コミュニケーションがうまくとれません

日々の生活のなかで、お家の人は、愛情をもって、いろいろなことを子どもに伝えていると思います。そのとき、例えば、子どもが「わかった！」「うれしい」といった表情や態度を示してくれたり、ほほえみ合ったりすることができると、お家の人も、きっと「伝わった！」「私もうれしい」という実感を得られやすいでしょう。

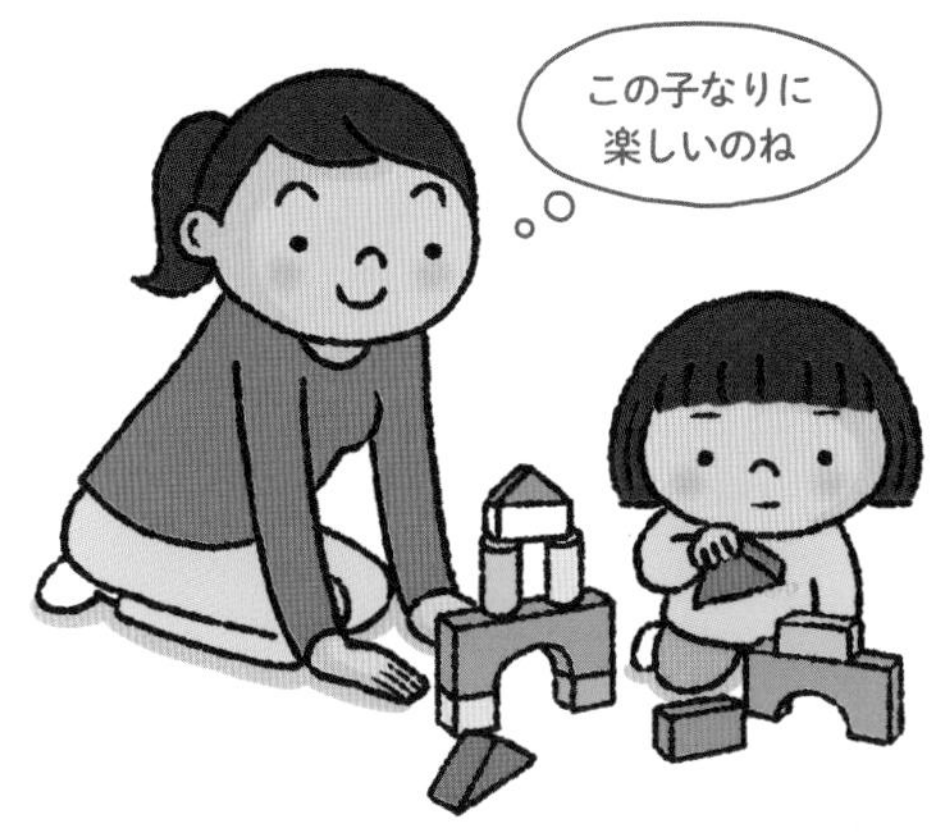

けれども、人への安心感を抱きにくく、言葉やふれ合いを通したコミュニケーションをとることが苦手な子どももいます。反応が薄いために、お家の人が何かを伝えても、「伝わった！」という実感が得られにくく、「なんだかうまくいかない…」という思いにつながることがあります。

言葉や表情、態度にあらわれにくいだけで、その子の思いは必ずあります。ですので、お家の人のほうから、その子の内面に気づく視点をもって、そのつど、その子の伝えたいことに思いをめぐらせていきましょう。

目に見えないことを理解するのが苦手です

想像力を働かせることが難しく、「目に見えないこと」や「絵にしにくいこと」の理解が苦手なことがあります。

例えば、話し言葉は目に見えません。お家の人が、子どもに口頭で注意しても、その言葉は目には見えないため、理解が難しくなります。発達障害の特性をもつ人のなかには、お祝いのメッセージなどのうれしい言葉（音声）も、口頭で伝えられると、聞いたそばから消えてしまうという人もいます。

また、相手の気持ちやその場の雰囲気も、目には見えません。そのため、例えば、お家の人が、大切なことだからしっかり聞いてほしいという思いで、一生懸命に口頭で伝えても、気のない態度をとるなど、結果的に相手の気持ちを無視した言動をとってしまうことがあります。けれども、それは、決してわざとしているわけではありません。その子の様子をよく観察して、見るほうが得意であれば、見てわかる工夫をしてあげましょう。

急に走り出すと
とても危ないんだよ
キケンだよ

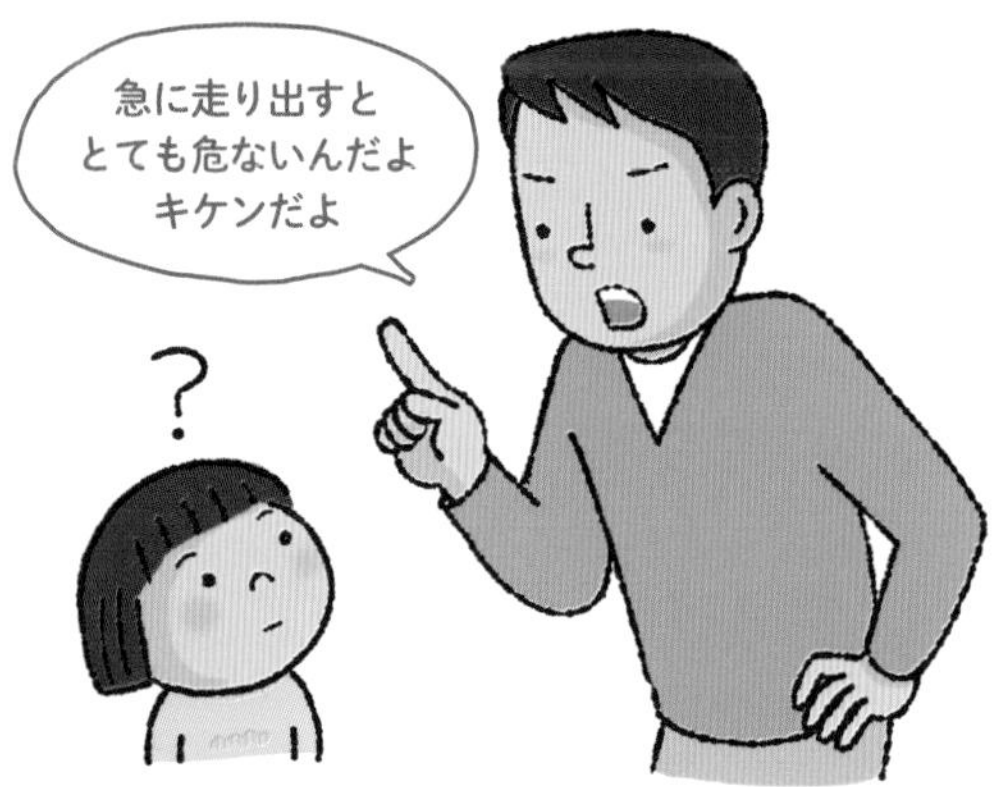

音声だけだと記憶に残りにくいです

ある場所の説明を言葉で何回も聞くよりも、写真を見せてもらったり、自分の目で確かめたりするほうがよくわかりますね。発達障害の特性をもつ子どもは、音声よりも、絵や文字のほうが記憶に残りやすい傾向があります。

絵本を読んだら
絵を描こうね
がようし

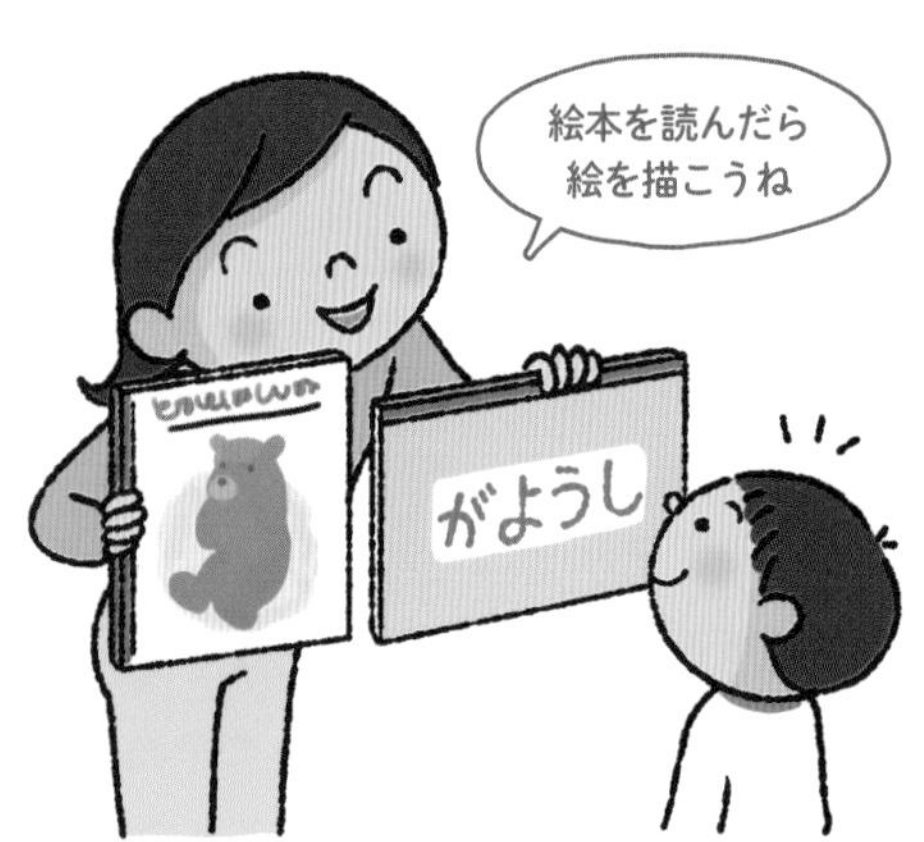

例えば、朝の身じたくのやり方を絵カードにして見せると、具体的に何をすればいいのかが、わかりやすくなります。

「はじまり」と「終わり」も、理解しにくいもののひとつです。一度はじめたらずっと終わらないのでは…と不安になってしまう子もいます。

その場合は、例えば「絵本を読んだら終わります」と、口頭で伝えるだけでなく、実際に読む絵本を具体的に見せてあげると、安心できます。終わった後、何をすればいいのかわからず不安になる子には、「この絵本を読んだら絵を描こうね」と絵を描く道具や絵カードを見せてあげると安心できます。

こだわりが強いことがあります

特定の言葉を何度も言ったり、同じ動作をくり返したり、特定のものを集めたり、ルールをかたくなに守ろうとしたりするなど、こだわりをもつことがあります。

日々の生活のなかでは、突然の変更はよくあることです。しかし、想像力を働かせて、「もしかしたら、ああなるのかな」と思いをめぐらせたり、「じゃあこうしよう」と柔軟に考えたりすることが苦手な子どもにとって、「いつもと違う」という状況は、とても怖いことに感じられます。

そのため、こだわりをもつことで、自分なりの「いつも通り」を獲得して、安心したいのではないかと考えられています。

こだわりが強くなるときは、不安や緊張も強くなっているときです。変更があるときは早めに伝えて見通しをもたせやすくしたり、「見てわかる工夫」をしたりして、できるだけ、その子の不安や緊張が大きくならないようにしていきましょう。

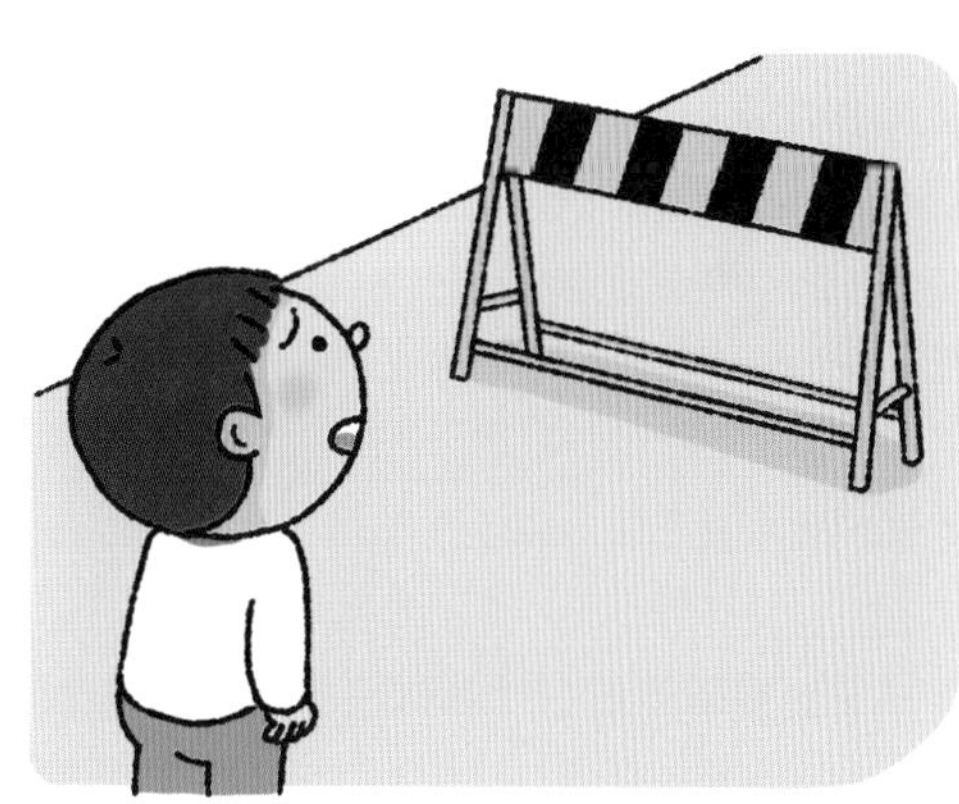

さまざまな感覚にかたよりがあります

視覚（見る）、触覚（ふれる）、聴覚（聞く）、味覚（味わう）、嗅覚（かぐ）、圧覚（おされる）といった感覚が、とても敏感な子どもがいます。ほかの人は気にとめないような刺激でも、強烈に感じてしまうのです。

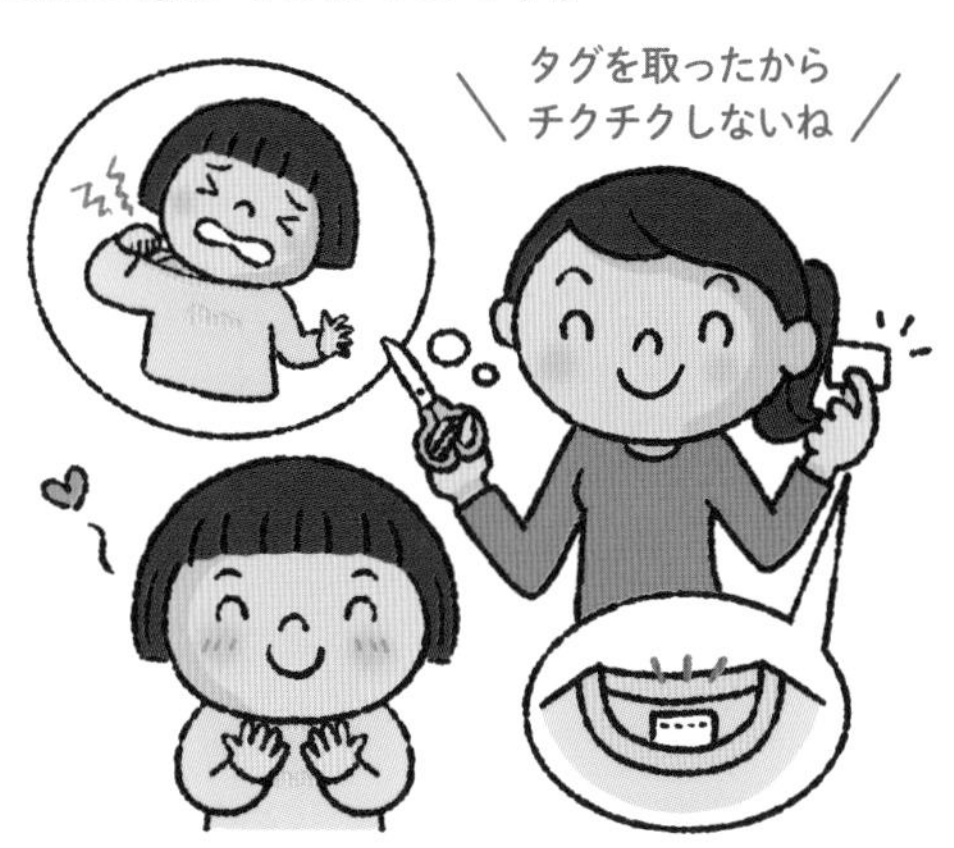

例えば、触覚が敏感な場合は、洋服のタグや下着の縫い目に痛みを感じることがあります。味覚にかたよりがあると、一般的な味つけを濃く感じたり、多くの人にはおいしいと感じる料理が食べられなかったりすることがあります。

圧覚にかたよりがあると、お家の人がやさしく抱きしめたり、手をつないだりしても、子ども本人は、窒息するような圧迫感や強い痛みを感じて、いやがることがあります。

こうした感覚のかたよりは、子ども本人が一番つらく感じています。わがままではありませんので、叱っても直りません。着替えや食事は毎日のことですので、その子のストレスが減る工夫をしていきましょう。

不安や緊張を感じやすいです

想像力をはたらかせて、「こんなふうになるのかな」「あんなことが起こるのかもしれない」と、思いをめぐらせることが苦手なために、ちょっとした変化に大きな不安や緊張を感じやすいことがあります。

そのため、例えば、いつも食べているヨーグルトのメーカーが違う、いつもある場所にぬいぐるみがない（物の配置が変わった）、いつも通っている道が今日は通れないといった、ほかの人にとってはささいな変化であっても、どうしたらいいのかわからなくなって、泣きわめくようなパニックを起こすことがあります。

不安や緊張が少なければ、その子が本来もっている力が発揮しやすくなります。見通しが立つと安心できますので、変更があるときは、早めに説明をしましょう。そして、できるだけ、その子にとっての「いつも通り」「予測通り」に毎日を過ごせるように、工夫していきましょう。

ラベルはちがうけど
それもヨーグルトよ

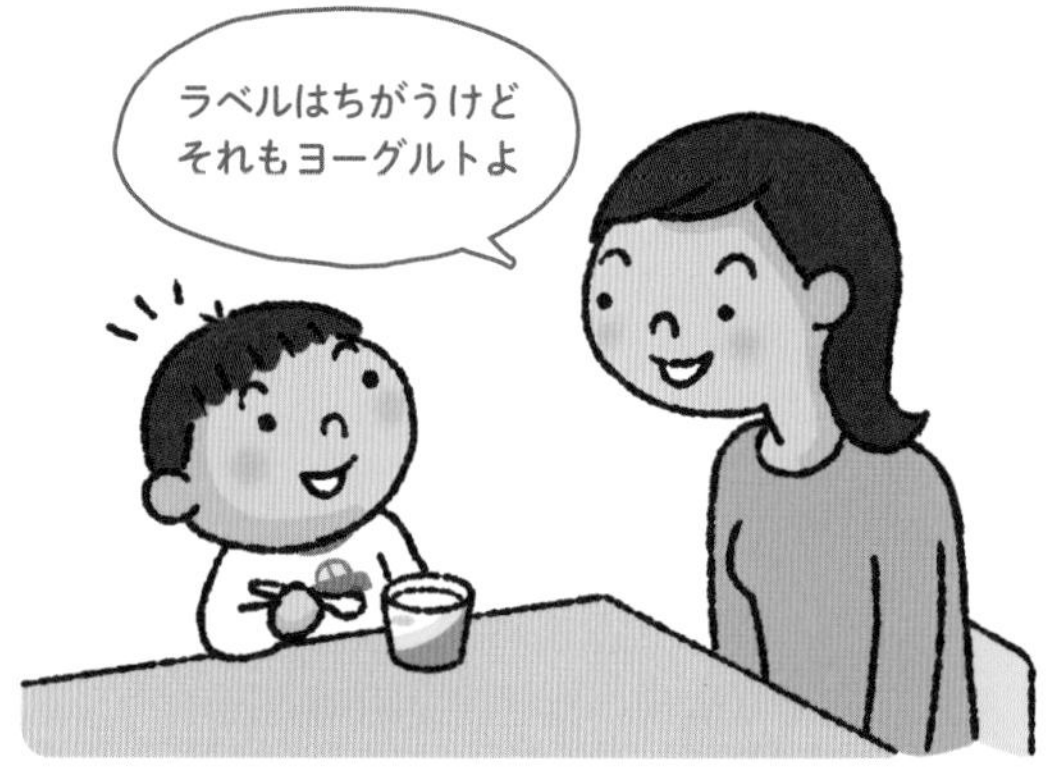

あいまいな表現はわかりにくいです

抽象的な表現を具体的に想像したり、過去の経験や知っていることを集めて概念化したりする力が弱いために、あいまいな言葉や抽象的な表現の理解が苦手なことがあります。

例えば、お家の人が、「いいかげんにして！」と注意しても、「いいかげん」がどんな状態をさすのか具体的ではないために、叱られていることはわかるけれど、具体的にどうしたらいいのかがわかりません。

きちんとして
ちゃんとやって

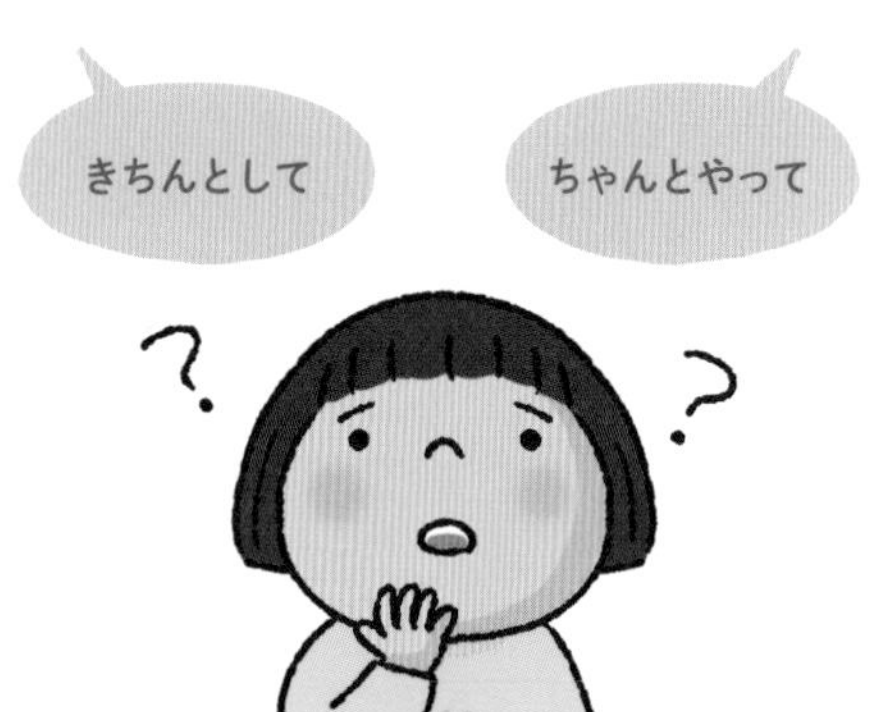

自由時間も、「自由」という言葉が抽象的で、何をしていいのかがわからないために苦手なことがあります。そんなときは、「この絵本を読もうね。絵本を読んだら絵を描こう」など、その時間をどう過ごせばいいのかを具体的に伝えると安心できます。

遊んだおもちゃを片づけてほしいときは、望ましい状態を絵や写真で見せる「見える工夫」をしながら、「おもちゃをかごに入れましょう」など、短く具体的な言葉がけをすると、伝わりやすくなります。

一度に複数のことをするのが苦手です

例えば、会話をするとき、私たちは相手の話を聞きながら、同時に、次に自分が話すことを頭の中で組み立てています。

けれども、一度に複数のことをするのが苦手な子どもの場合は、会話であれば、「話を聞くだけ」、あるいは「自分が話すだけ」になりがちです。

園や学校生活であれば、先生の説明を聞きながら絵を描いたり、板書を写したりすることがうまくできないことがあります。

けれども、ひとつのことに集中するのは得意で、ひとつずつならうまくできますので、例えば、朝ごはんを食べる場合なら、テレビやBGMは消して、テーブルの上も食事の器だけを並べると（リモコンや新聞など、食事に関係のないものは片づけると）、「ごはんを食べること」だけに集中しやすくなります。

何かに取り組むときは、ひとつずつにして、今行っている作業に集中できる環境を整えてあげましょう。

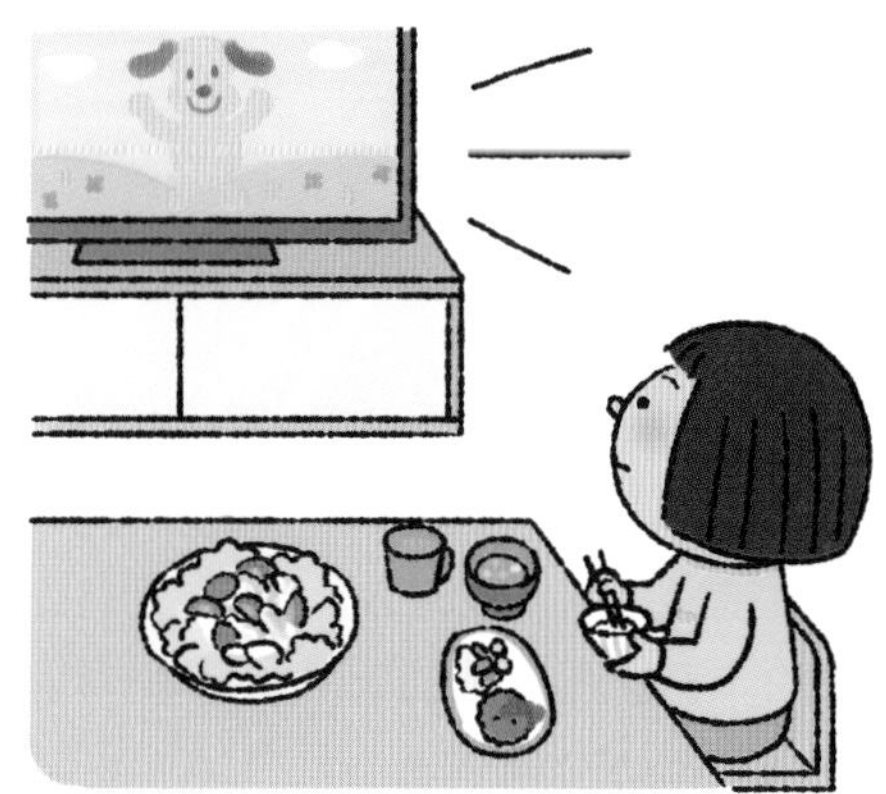

じっとしていることが苦手です／忘れっぽいことがあります

状況とは無関係に動き回ったり、極端なくらいに活動的だったりすることがあります。

こうした行動は、その子の脳にとっては「正しい指示」による自然なふるまいなので、お家の人や周囲の人が、時間をかけてくり返し注意しても、あまり改善されません。

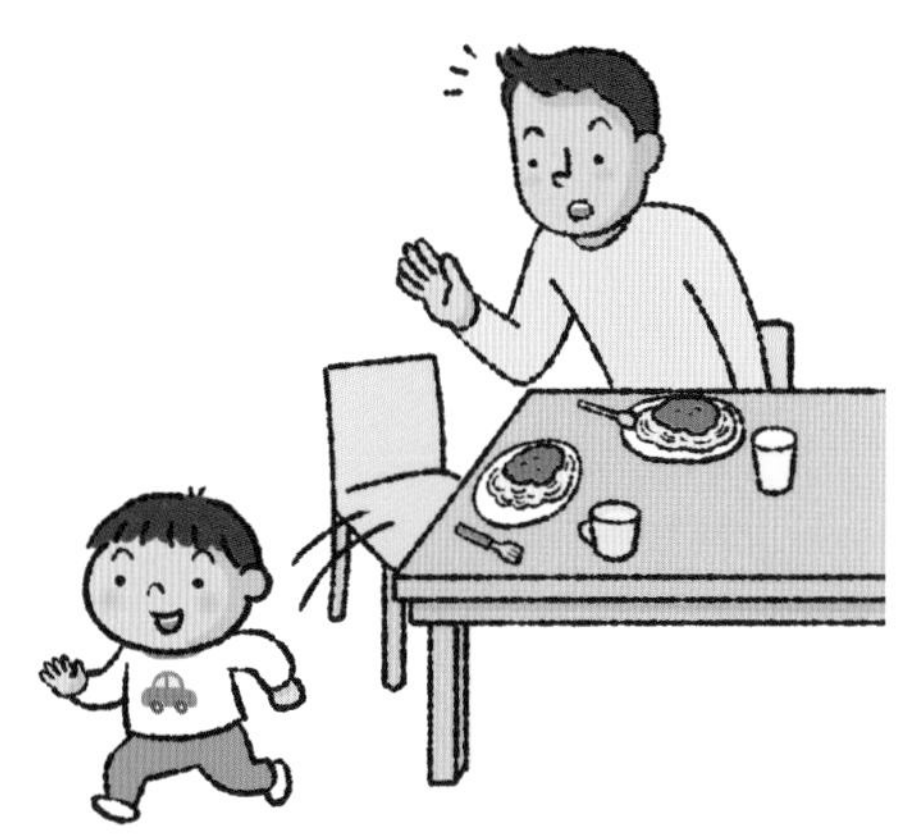

ですので、本人や友だちのケガや事故につながらないことであれば、動いてもいいことにしたり、園や学校では、遊び道具やプリントなどを配る係になってもらったりするなど、「動ける保証」をするほうが、お互いに無理がありません。

また、注意力が弱く、頻繁に約束を忘れたり、忘れ物をしたりする子どももいます。これも、脳の働きによるものですので、子どもの本人の努力不足ではありません。特性はその子の一部であり、消えたり治ったりするものではありませんので、強く叱らずに、おおらかな気持ちで、その子の特性に合う「生活の工夫」をしていくことが大切です。

感情や欲求のコントロールが苦手なことがあります

自分の感情や欲求、発言、行動をコントロールすることが苦手で、考える前に行動してしまう子どもがいます。

例えば、車の多い道でも、気になるものがあれば、走り出してしまったり、さわってはいけないものでも、さわらずにはいられなかったりします。その子なりの理由はあるのですが、周囲からは突然の言動のように見えてしまいます。

また、お友だちが順番待ちの列をつくっていても、「ブランコに乗りたい」という気持ちが強くなれば、結果的に横入りをしてしまいます。感情や欲求のブレーキがかかりにくいために、喜怒哀楽も激しくなりがちです。

「ダメでしょ！」と叱るだけでは、望ましい行動につながりません。絵カードなどを使って「見てわかる工夫」をしながら、簡潔な言葉もプラスして、望ましくない行動の理由と、望ましい行動を、具体的に、根気よく伝えていきましょう。

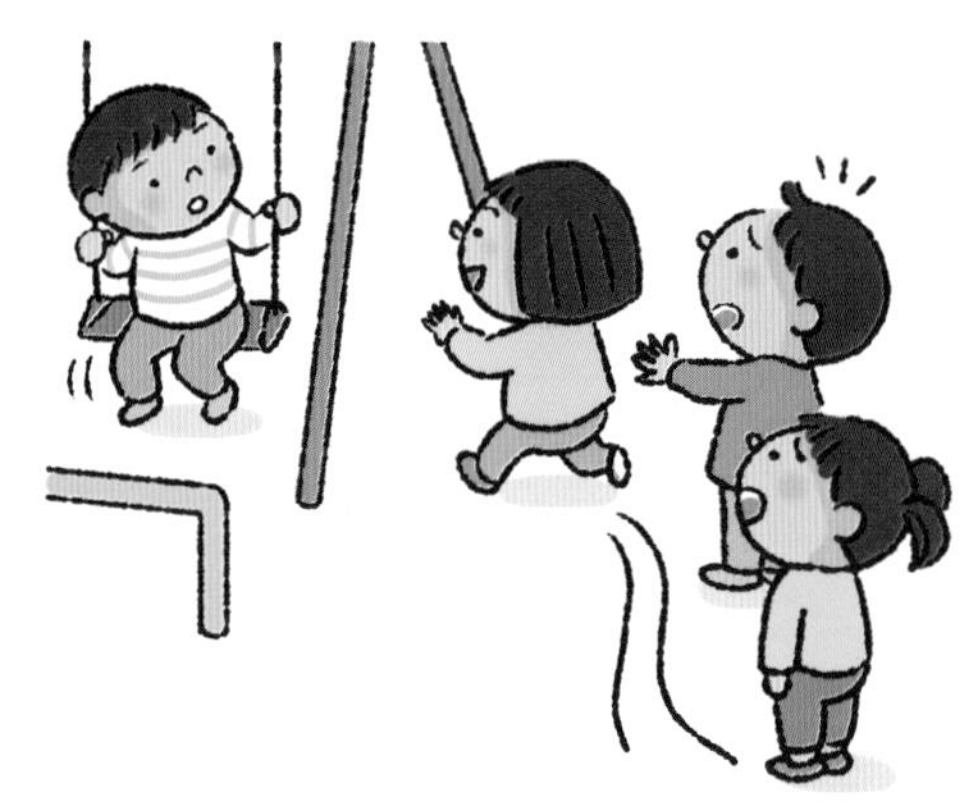

特定の勉強が苦手なことがあります

知的な遅れはないのに、目や耳から入ってきた情報が脳にスムーズに伝わらないために、「読む」「書く」「聞き取る」「話す」「計算する」「推論する（見通しを立てる）」といったことが、がんばってもできない子どもがいます。

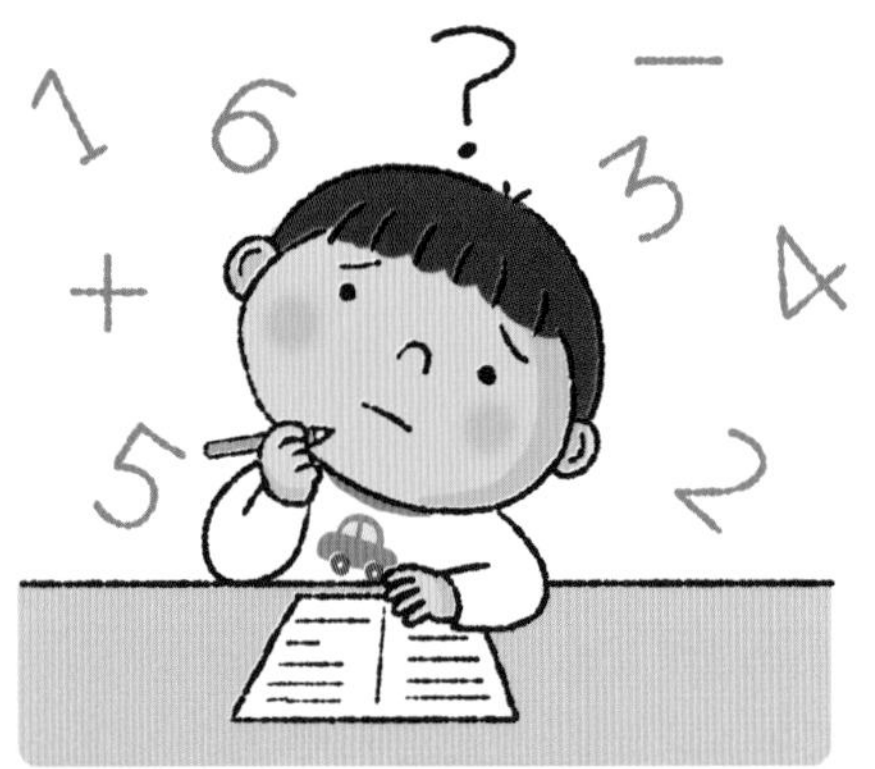

例えば、いろいろな音がすべて同じボリュームで聞こえてしまい、先生の話を聞き取ることが難しかったり、教科書の文字がバラバラに見えて、読むことができなかったりします。手先が不器用なために文字がうまく書けないということもあります。

子ども本人は、一生懸命に努力して勉強していますが、学習の効果が上がらず、その理由もわからないために、自信を失ってしまうこともあります。

特性に気づくことは難しいことではありますが、周囲の大人が、できるだけ早く、その子の抱える困難に気づき、独特の聞こえ方や見え方などを理解したうえで、その子に合う勉強方法を考えていく必要があります。

3章

その子らしさを大切にした「生活の工夫」と「言葉がけ」

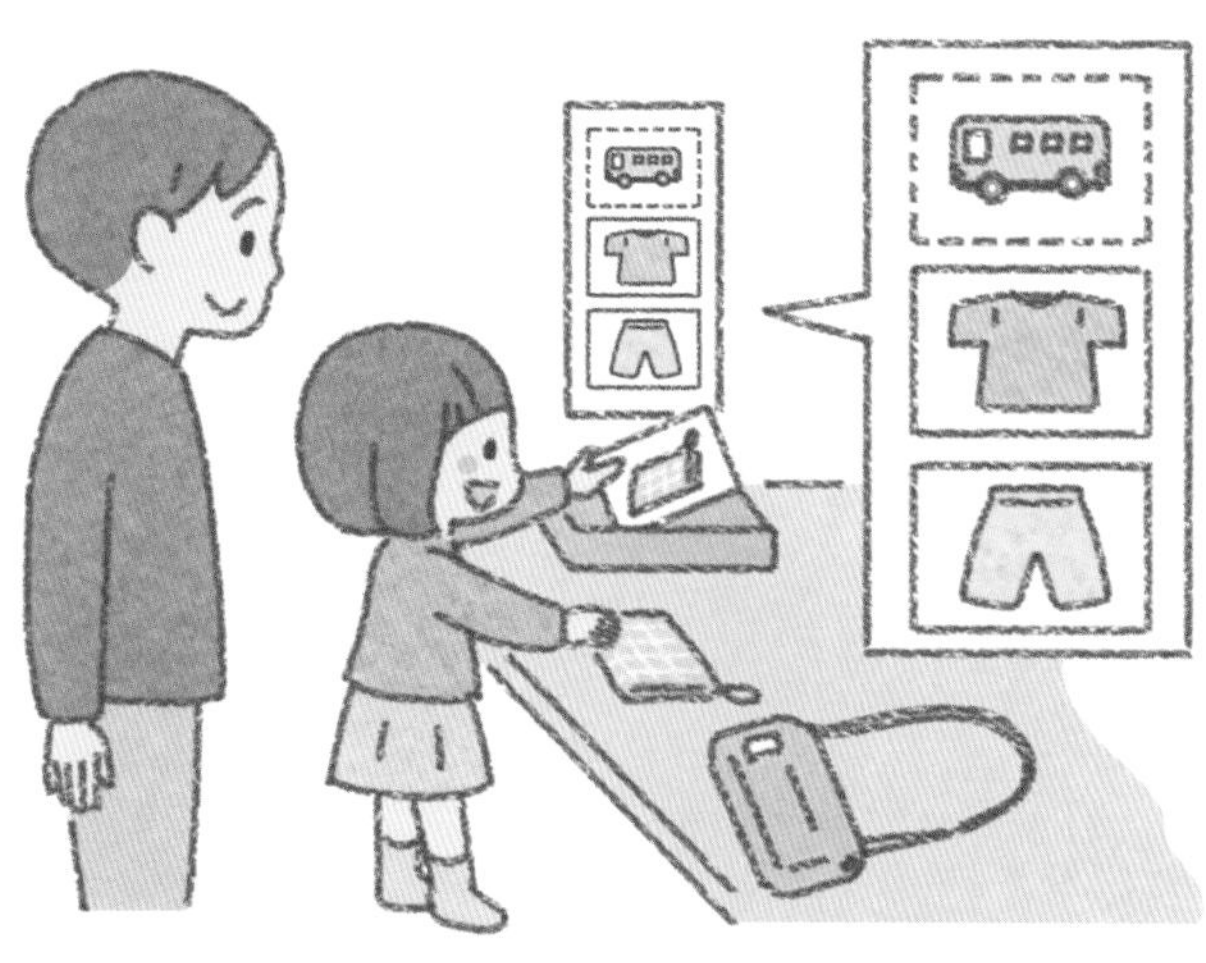

夜、なかなか寝てくれません。眠っても夜中に目が覚めてしまいます

その子に合う眠りの環境を整えていきましょう

睡眠のリズムが乱れやすい子どもの場合、なかなか寝てくれない子どもにつき合って、お家の人がヘトヘトになってしまうことがあります。睡眠はお家の人の健康を保つうえでもとても大切です。子どもが百人いれば、工夫や支援も百通りあります。ひとりで抱えずに、お家の人の睡眠も十分に確保しながら、その子に合う眠りの環境や方法を考えて、根気よく支援していきましょう。

相談する

ひとりで抱えないことがとても大切です

たまたま、最初の子どもが上手に眠れない子どもであったりすると、お家の人は「眠れなくてつらい」と思っても、「子育てって、こういうものなのかな…」とひとりで悩みを抱えがちです。睡眠のリズムが乱れやすいなど、いわゆる通常の寝かしつけがうまくいかないことが多いので、お家の人が眠れなくてヘトヘトになることもあります。睡眠不足で疲れがとれず、イライラすることが増えると、子どもとのかかわりに余裕がもてなくなることも。お家の人が十分に睡眠を確保できるようにすることはとても大切なことですので、ひとりで抱えずに家族で協力し合って、子どもの寝かしつけを交代制などにしてみましょう。もし、周囲に頼れる人がいないときは、自治体の「育児支援」や民間の「ベビーシッター」を利用するのもひとつです。経験豊富な先輩に相談するつもりで、少しの時間からお願いするのもいいのではないでしょうか。

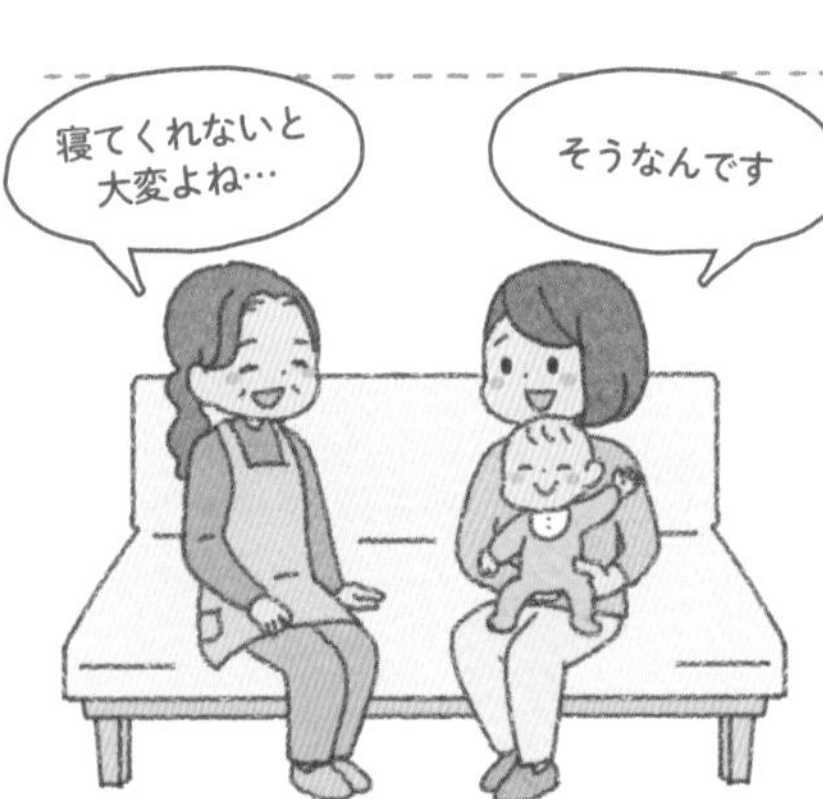

多くの子どもを見守ってきた人のなかには、眠ることが苦手な子どもへの対応や言葉がけが上手な人がいるかもしれません。

環境を整える

ある程度、意図的に生活リズムを整えることも必要です

眠る時刻が深夜になると、起きる時刻も遅くなります。夜は早めに寝て、園や学校に間に合うように起きる、という習慣をつけるためには、ある程度意図的に、睡眠のリズムを整えていくことが必要です。何時に眠ったかにかかわらず、毎朝決まった時刻に起こすことで、一日の生活リズムが整いやすくなり、夜に自然に眠くなることも期待できます。

朝ですよ 起きましょう

朝は同じ時刻に起こしましょう。寝起きに機嫌が悪くなる子もいますが、叱らずに根気よく、明るく元気な言葉がけを心がけて。

環境を整える

夕ごはんや入浴のタイミングも大切です

生活のリズムを整えて、毎日同じ時間帯に眠れるように、夕ごはんやお風呂のタイミングも工夫していきましょう。入浴は眠る1時間ほど前に済ませるようにすると、いったん上昇した体温が下がるタイミングで、眠りにつきやすくなります。お風呂から出たら、部屋の明かりを少し落としてのんびり過ごしましょう。子どもにとって「これをするともう寝る時間だ」と思える生活の流れができると、眠りにつきやすくなります。その子が好きな絵本を読み聞かせたり、穏やかな音楽をかけたりするのもおすすめです。日中は遊びなどを通じて、身体をしっかり動かしておくと、適度な疲労感によって眠りにつきやすくなります。

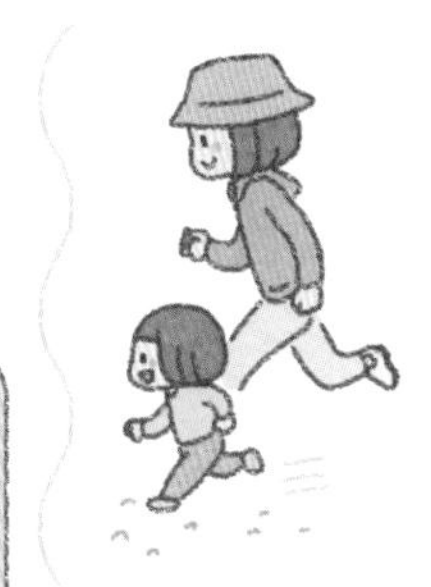

日中の外遊びもおすすめです。身体を思い切り動かすことで適度に疲れますし、リフレッシュにもなります。

環境を整える

夜は眠る時間に響かない遊びを

切り替えが苦手な子どもの場合は、遊びに夢中になって、なかなか遊びを切り上げられないことがあります。眠る前にスマホやタブレットを見たり、ゲームをしたりすると、それが刺激となって眠りにくくなるともいわれています。テレビは録画をしたり、ゲームは夕食前までに終わるように時間を決めたりして、夜眠る時刻に響かないように遊ぶ工夫も大切です。

朝、なかなか起きてくれません。無理に起こすと機嫌が悪くなります

言葉がけ

叱らずに根気よく言葉がけを続けましょう

小さいときに睡眠のリズムが安定しなかった子どもでも、成長とともに少しずつ睡眠のリズムが整い、朝起きられるようになっていくことが多いようです。ですので、根気のいることですが、起きられるようになる時期を待つ、という姿勢も大切です。起こし方は、「根気よく声かけをすること」です。例えば声をかけて起きなければ、「もう少ししたら声をかけよう」と心に決めて、10分後に再び「起きて」と声かけをしてみます。あせらずに、イライラしないで、起きるまで待ちながら声をかけ続けましょう。強く叱ってもその子が起きられなければ、親子ともにいやな気持ちになります。大変なことですが、否定的な言葉がけをせずに、穏やかに根気よく続けましょう。

多少遅くても起きられたことをほめていきましょう

朝、起きてくれない子どもを起こすのは、なかなか骨の折れる仕事です。叱ったからといって、起きられるようになるわけではありませんし、子どもも気分が沈んでしまいます。お家の人も気持ちよく一日がスタートできませんよね。睡眠のリズムは成長とともに整っていくことが多いので、多少遅くても起きられたことをほめて、その子の目覚めが安定するような工夫を根気よく続けていきましょう。

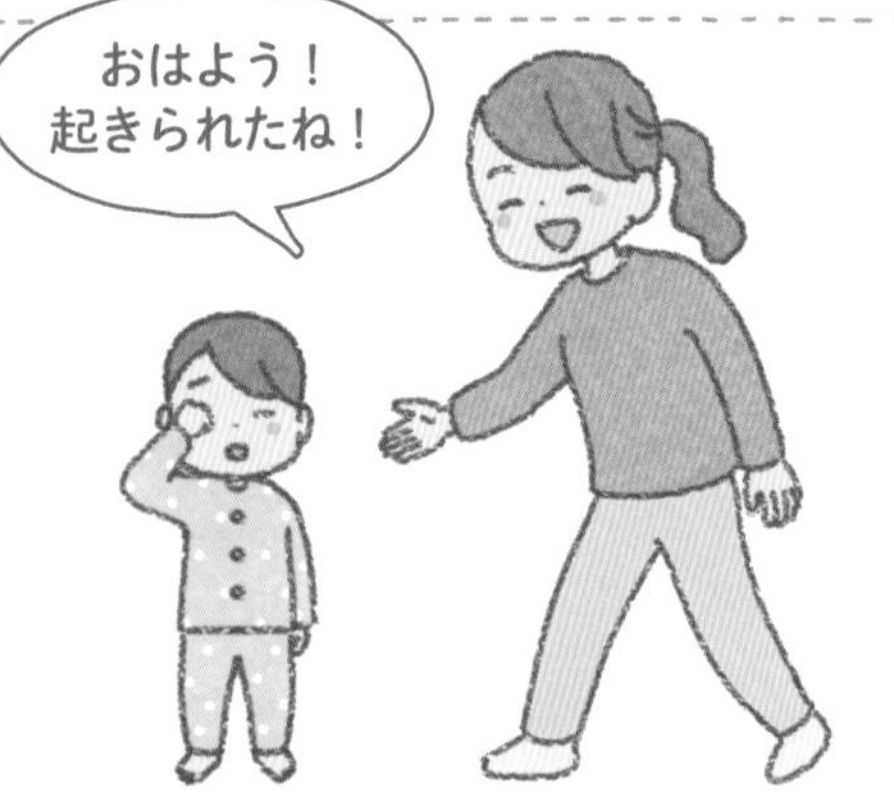

起きられたら「おはよう！起きられたね！」と明るくあいさつをしてほめましょう。ほめられることが、望ましい行動につながります。

やる気を引き出す

簡単にできるお手伝いを頼んでみましょう

お手伝いをすることで、子どもはおうちの人の役に立てたと思えますし、生活にもリズムができます。例えば、子どもに部屋のカーテンをあける係になってもらったら、「朝、○○ちゃんがカーテンを開けてくれると、部屋が明るくなってうれしいわ」と、役立っていることを明るく伝えます。手軽にできる朝のお手伝いには、「新聞を取る」「食卓におはしを並べる」などもあります。お手伝いができたら、「ありがとう！」と笑顔で言葉がけをしましょう。人からほめられ肯定される経験は、その子の大きな自信になります。

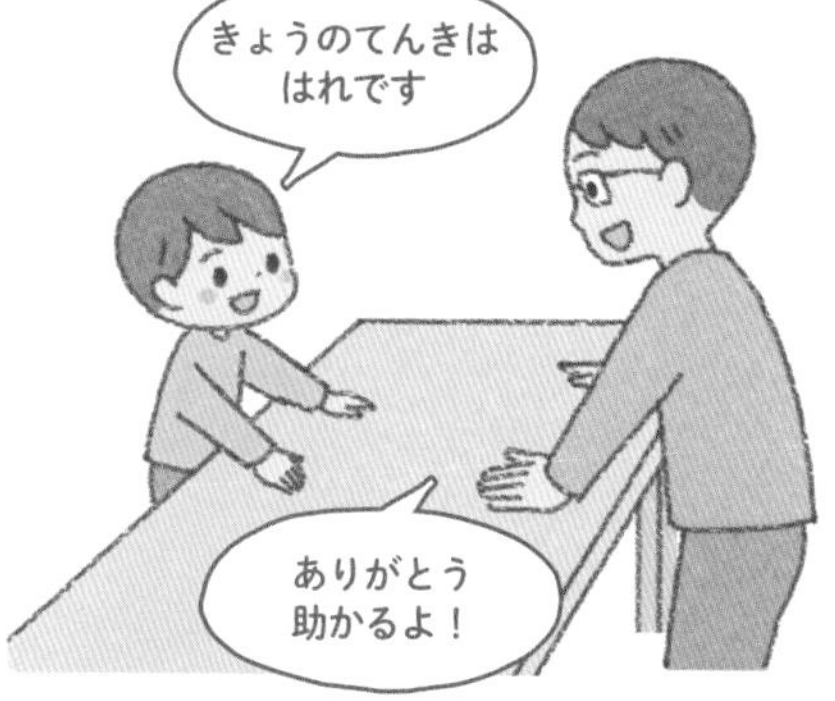

「天気予報を観る」「庭に咲く花や昆虫の数を数える」など、その子の興味のあることが、朝起きるきっかけになることもあります。

やる気を引き出す

ごほうびを決めておくのもひとつです

例えば、朝起きられたら「シール」をカレンダーに貼ります。それが一定の数になったら、好きなキャラクターのカードがもらえたり、おやつに好きなお菓子を食べられたりするなど、その子にとってうれしいことをごほうびにします。できたことが目で見てわかり、成果も確認できるので、「朝起きよう！」という意欲が湧きやすくなります。

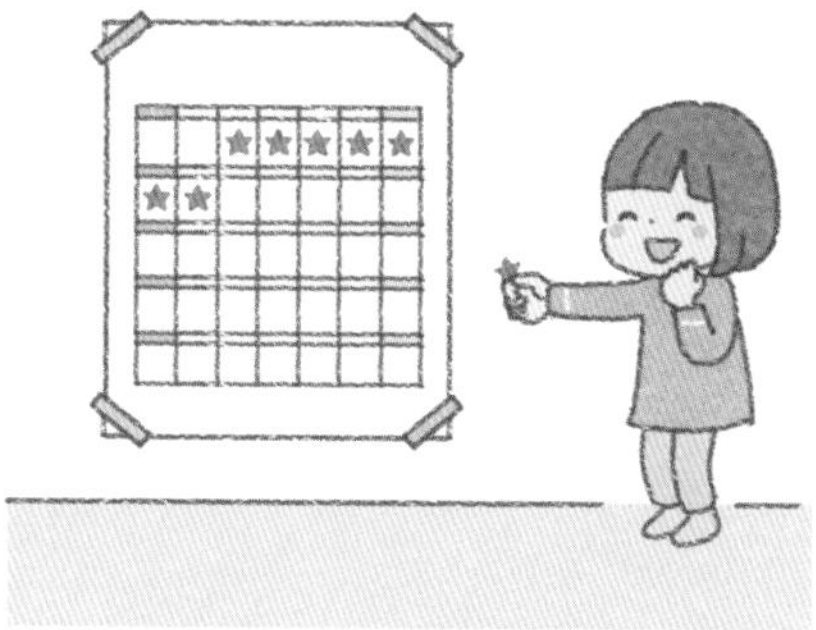

成果が目に見えることは大きな自信になります。それが日々積み重なっていくことで、望ましい行動が増えていきます。

言葉がけ

起きられたら穏やかにしっかりほめましょう

何度か言葉がけをしたあとで、その子がやっと起きられたとしても、「どうしてすぐに起きないの！」などと責めずに、「おはよう！」と穏やかにあいさつをしましょう。叱っても、ほめても、子どもは起きられるときに起きるものです。お互いに気持ちよく朝のスタートをきるためにも、気分よく起きることが、今日一日を楽しく過ごすことにつながります。起きてくれない子どもを起こすことは大変なことですが、根気よく続けていきましょう。

着替えや歯みがきなど朝の身じたくに時間がかかります

理由を探る

さりげないサポートで身じたくはグンとはかどります

生活の流れが定着していない子どもの場合、「早くしなさい」と言われても、何を早くすればいいのかがわからないことがあります。そういうときは、そのつど、具体的に何をするのかを伝えて、生活の流れをつくりましょう。例えば、「顔を洗いましょう」と言葉けをして、その子が顔を洗い終えたら、「服を着がえましょう」と次にすることを具体的に伝えていきます。今はまだひとりでできることは少ないかもしれません。けれども、お家の人のさりげない言葉がけなどのサポートで、身じたくがテキパキとできることもあります。成長するにつれて、ひとりでできることも増えていきます。今は、その子は何が苦手で、どう工夫するとできるようになるのか、その手がかりを探す時期だと考えましょう。

「その子に合う方法を見つける時期」と考えることも大切です

身の回りのことは、毎日くり返して取り組むなかで、できることが少しずつ増えていきます。その子の様子を見て、時間がかかっているなと思うことは、お家の人がさりげなく手伝ってあげましょう。ひとつひとつ言葉がけをするほうが取り組みやすい子、絵カードを見るほうがいい子など、子どもが百人いれば、支援の方法も百通りあります。その子に合う支援を探していきましょう。

何に困っているのかな
何が苦手なのかな…
シャツを
着ようね！
うん！

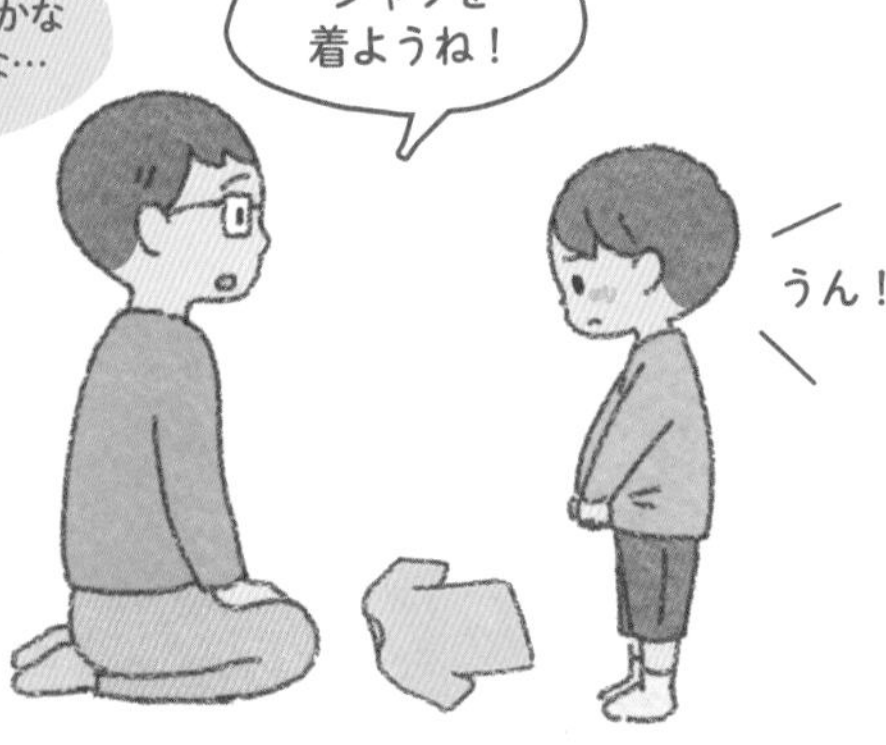

苦手なことはひとりひとり異なります。苦手なことは、「こうすればできる！」というポイントを探していくことが大切です。

見てわかる工夫

目で見てわかる絵カードをつくってみましょう

次に何をすればいいのかを示す「絵カード」をつくると、具体的に何をすればいいのかが、わかりやすくなります。例えば、「Tシャツをきます」「ズボンをはきます」という絵カードを順番に見せれば、着替えの手順がわかりますし、絵カードを手がかりに、ひとりで着替えられるようになるかもしれません。このとき、かごを2つ用意して、ひとつにはこれから着る服を、もうひとつには脱いだ服を入れるようにすると、着る服に迷ったり、脱いだ服が散らかったりしません（かごは色を変えるなどしましょう→P38）。その子が、脱いだ服が入ったかごを、洗濯機の前に持って行くことができれば、お家の人も助かります。

きがえをするとき

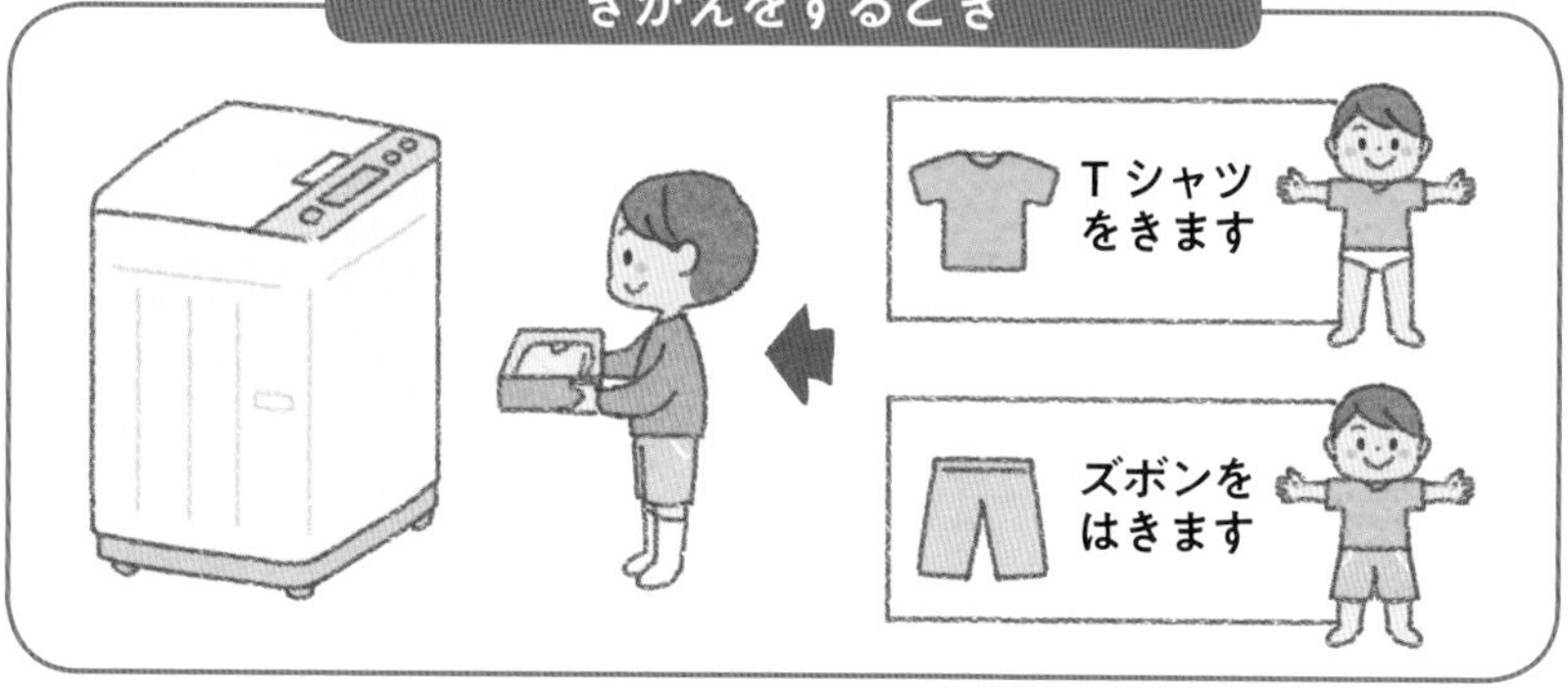

Tシャツをきます

ズボンをはきます

「百聞は一見にしかず」で、たくさんの話し言葉で説明されるよりも、絵や写真で見るほうがわかりやすいときもあります。

やる気を引き出す

靴下は引き上げるところからスタートしてみましょう

シャツを頭からかぶる、そで口に腕を入れる、靴下に足先を入れるといったことは、けっして簡単なことではありません。身体の細かい部分を操作することが苦手な子には、途中まで手を貸してあげましょう。例えば、靴下の口に足先を入れるところまでは、お家の人がやってあげて、そのあと引き上げるところから、子ども本人にやってもらうと、「自分ではけた！」という達成感が得られます。うまくできたら「自分ではけたね！」としっかりほめましょう。うまくできると、「次はもう少し自分でやってみたい！」という意欲もでてきます。失敗して自信をなくさないように配慮しながら、挑戦させてあげましょう。

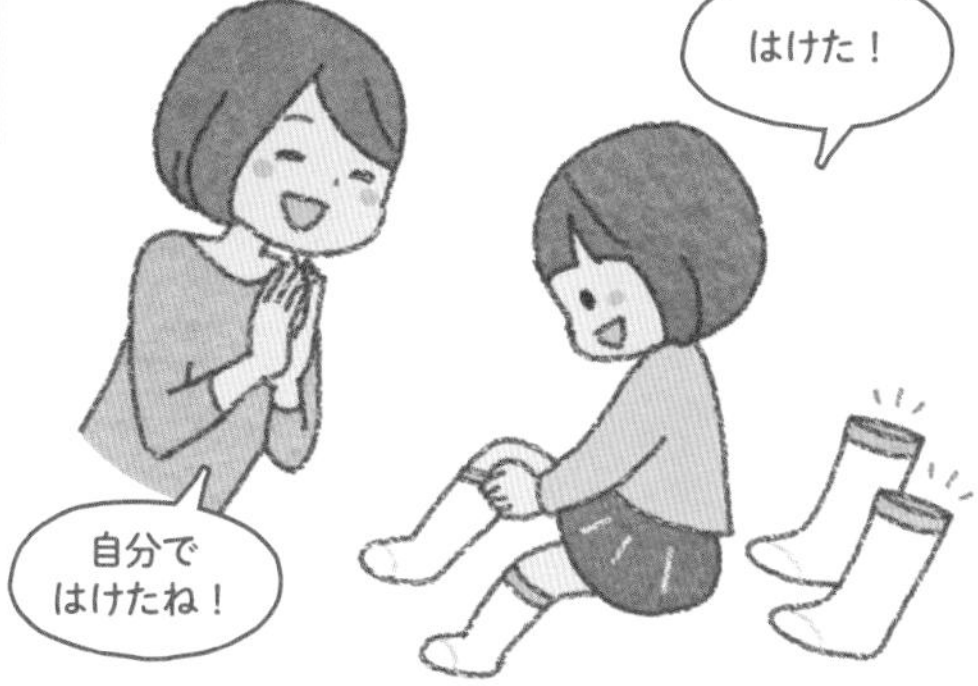

はけた！

自分ではけたね！

靴下の口がわかりやすいデザインのものを選んだり、靴下のどのへんを持つといいのかマークをつけたりするのもアイデアです。

見てわかる工夫

「はじまり」と「終わり」がわかるように工夫しましょう

今している作業の「はじまり」と「終わり」がわからないと、どうすればいいかわからなくなったり、同じ作業をずっと続けたりすることになります。そういうときは、「はじめましょう」とか、「こうすると終わります」と、具体的に伝えてあげましょう。特に、終わりがわかると作業に取り組みやすくなります。例えば、歯みがきの場合なら、イラストも使いながら、「前歯4本。歯ブラシを10回動かします」と、どこをどれくらいみがけばいいのか、具体的に示します。顔を洗う場合は、顔が濡れるのをいやがる子もいますので、「タオルで顔を拭きます」などからはじめます。生活全般のことは一朝一夕にできるようにはなりません。小さいときからの積み重ねが、将来の自立度を上げてくれますので、苦手意識をつくらせずに、根気よく続けましょう。身じたくが整ったら、「さっぱりしたね」「かっこいいよ」という言葉がけも忘れずに。「身じたくを整えることは、よいことなんだ」という認識につながり、よりよい習慣になります。

はのみがきかた

おわり

手順書や絵カードがあると、わかりやすくなりますが、いきなりひとりでやらせず、最初はお家の人が付き添いましょう。

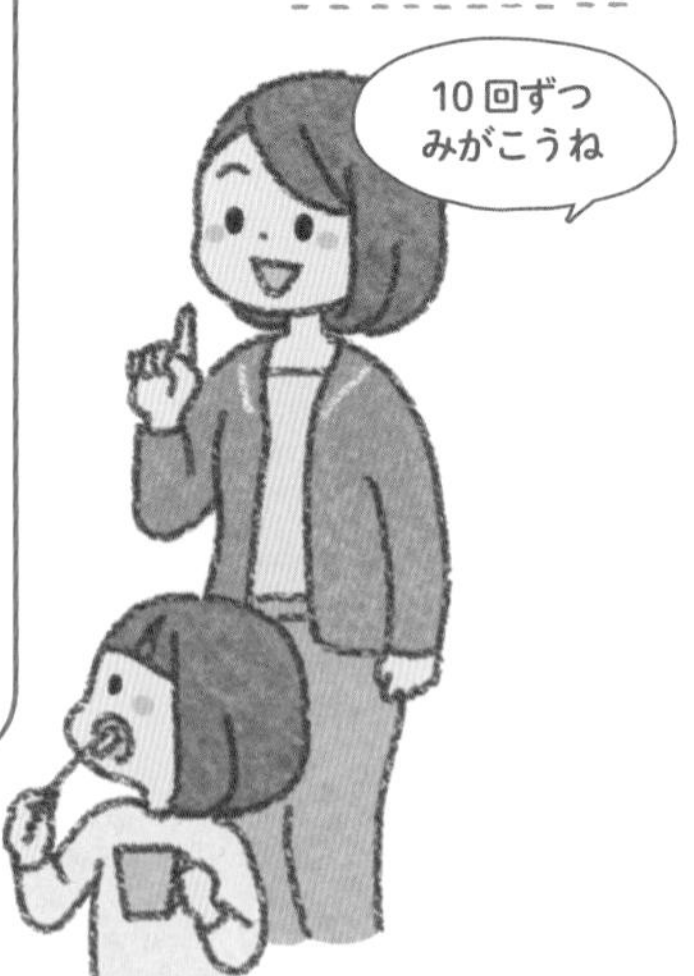

環境を整える

手先が不器用なことも。着替えやすい工夫をしてみましょう

手指が不器用なために、「ボタンをとめる」「ボタンをはずす」「ファスナーを閉める」などの動作に時間がかかる子どもがいます。また、服を前後ろや裏返しで着たり、靴を左右逆にはいたりする子もいます。このようなときも工夫が必要です。ボタンとボタンホールを大きなものにつけ替えたり、ファスナーのない服を選んだり、前と後ろ、右と左がわかりやすいように印をつけたりすると、ひとりでも着替えやすくなります。「どうしてできないの！」と叱り続けても、手指に不器用さがあったり、見え方や覚え方などに違いがあったりする子どもは、自然にできるようにはなりません。それよりも、「この子はこういう工夫をするとできる！」というポイントを見つけてあげるほうが、その子にとっても、お家の人にとっても無理がなく、お互いに気持ちもラクになると思います。

着替えやすくなる工夫

※あくまでも一例です

ファスナーのない服にする

脱ぎ着しやすいように大きめの服にする、ボタンを大きくする

好きな柄、好きな肌ざわりの服にする

前になるほうに印をつける

ひものない靴を選ぶ

苦手に感じているところは、ひとりひとり違います。その子に合うやり方を根気よく探していきましょう。

服の素材やタグ、縫い目が気になることがあります

服のタグや肌着の縫い目がチクチク、ヒリヒリ感じたり、焼けつくような痛みを感じたりする子がいます。靴下の縫い目が気になる子もいます。また、首周りのきつい服をつらく感じたり、帽子をかぶると締めつけられるように感じたりする子もいます。色や柄にこだわりをもつ子や、新しい服やクリーニング店で仕上げた服のにおいが気になる子、肌ざわりのよい服だけを着たがる子もいます。進んで着替えたがらないときは、どこかに苦手さやこだわりがあるのかもしれません。無理強いせずに、その子が着られる衣類を選びましょう。

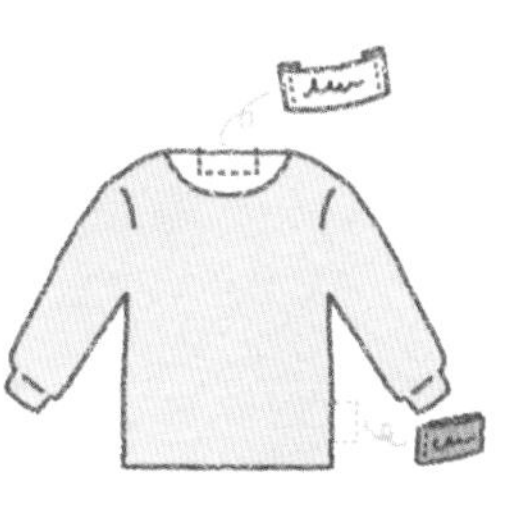

スモールステップ

大人がそばにいるだけではかどることがあります

「ああしなさい」「こうしなさい」と言わなくても、大人がそばにいるだけで、安心して作業に取り組める子どももいます。そのときは、「早くしなさい」と言わんばかりに、じーっと見つめるのではなく、ひとりで着替えている様子をやさしく見守りましょう。子どもがお家の人のほうを見たときに、にっこりほほえみ合えると、お互いにうれしい気持ちになります。

いろいろな刺激に敏感で、目に入ったものや耳にした音などのほうへ気持ちがどんどん向いてしまい、着替えがなかなか進まない子には、例えば、シャツを着替えたところで、「次はズボンをはくよ」「靴下をはくよ」と、タイミングをみながら言葉がけをするのもおすすめです。着替えからいったん離れた気持ちが、また着替えのほうに戻りやすくなります。ボタンをかけたり、靴下をはいたりするなど、その子が苦手としているところは、お家の人が手伝いましょう。あたたかく見守りながら時々ほめてくれる大人がそばにいることで、子どもは安心して力を発揮することができます。

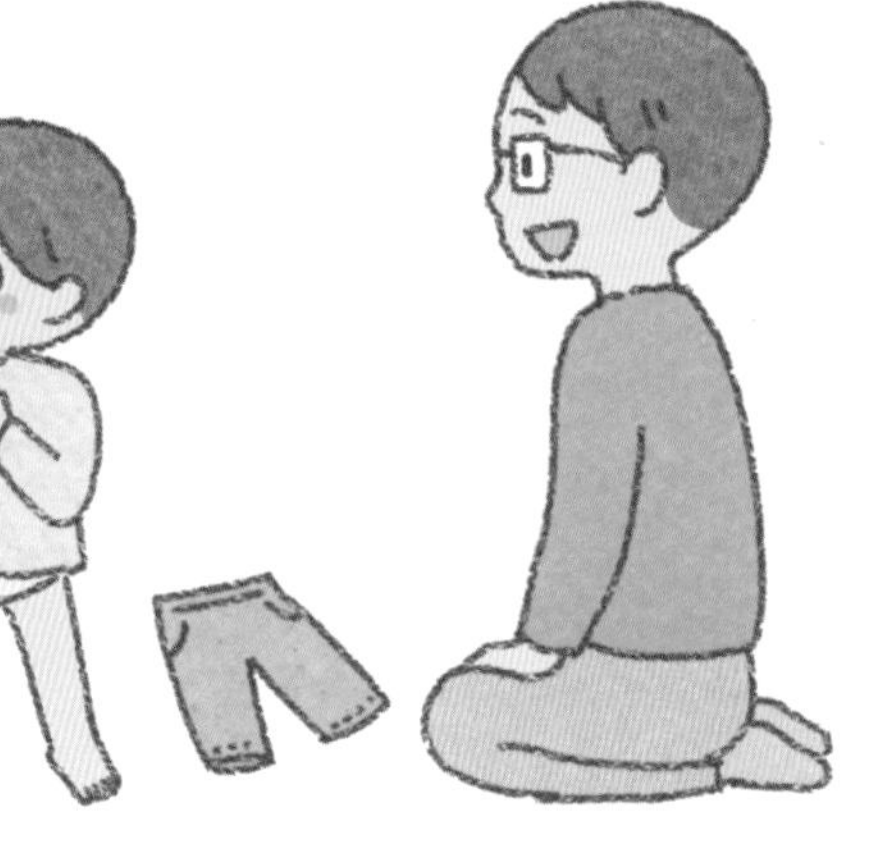

服には、ボタンがあるもの、首回りが小さいものなど、いろいろなタイプがあります。その子が着やすい服を選ぶことが大切です。

環境を整える

着替えに集中できる専用スペースをつくってみましょう

例えば、リビングでは、くつろいだりテレビを観たりする以外に、食事をしたり、着替えたりすることもあります。けれども、ひとつの場所に複数の使い道があると混乱してしまう子もいます。その場合は、着替えのための専用スペースをつくってみましょう。パーテーションなどで区切り、着替えの服だけを置くと、集中して着替えられます。

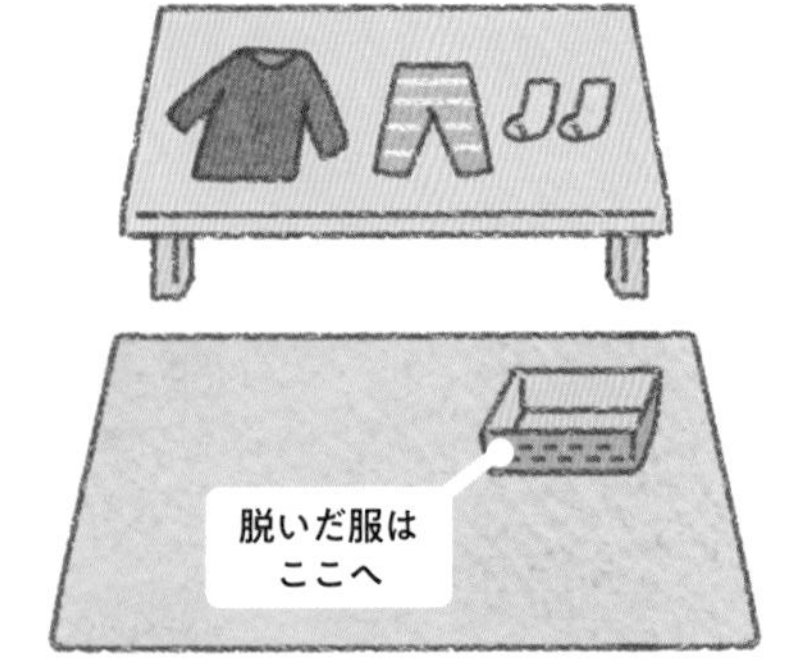

例えば、着替える服を台の上に置き、脱いだ服をかごに入れるようにすると、迷うことなく、片づけもできます。

言葉がけ

プラスの言葉がけをしながら身じたくをサポートしましょう

服を着替えることは、清潔を保つために必要です。しかし、食事や排せつ、睡眠とは異なり、身じたくは生理的なものではありませんので、放っておいても身につきません。「着替えると気持ちがいいね」「かっこいいね」と言葉がけをしながら習慣にしていきましょう。「着替える」ことを学習できないと、汚れやにおいが強くなった服を、ずっと着続けてしまうことがあります。また、どうしても同じ形・色の服を着続けたい子もいます。同じ服だと安心するようです（↓P57）。

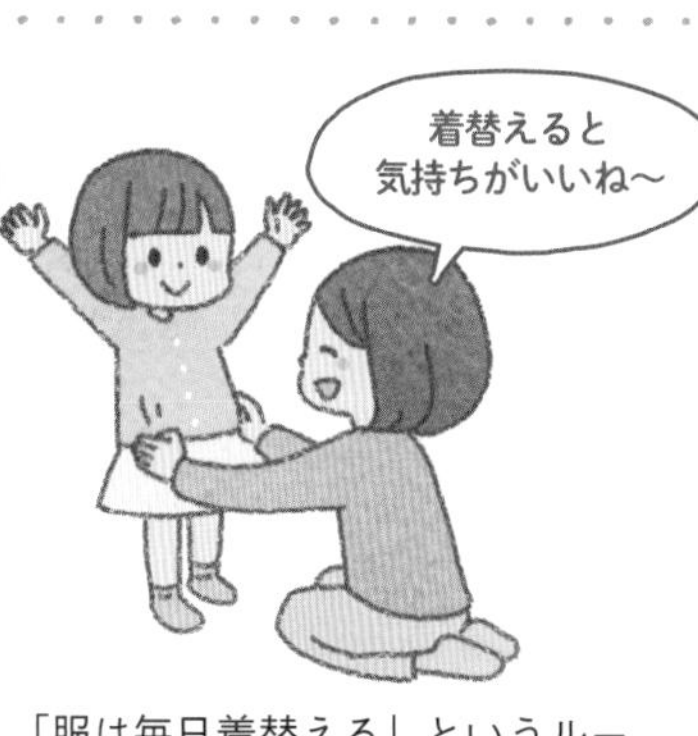

「服は毎日着替える」というルールをつくると、とまどわずに着替えられます。プラスの言葉がけで習慣にしましょう。

見てわかる工夫

朝の流れを目で見てわかるようにしてみましょう

悪気はないのですが、目の前の刺激に気持ちが向きやすく、自分が何をするところだったのかを忘れやすい子どもがいます。そういうときは、「毎朝すること」の流れを示した予定表をつくってみましょう。「ちゃんとしなさい」「早くしなさい」と叱るよりも、「次は顔を洗うんだよね」と伝えるほうが、わかりやすく、お互いに気分よく過ごせます。子ども本人も脱線したところから、予定表を見ながら作業に戻ることができます。また、その子の「いつも通り」「予測通り」に物事が進むと、自信をもって安心して作業に取り組める子どももいます。そういう子どもには、毎朝同じタイミングで起こし、同じタイミングで食事ができるようにサポートしてみましょう。予定表にアナログ時計を描き込むのもおすすめです。予定表に書き入れると、家を出る時刻を予定表に書き入れると、遅刻の予防にもなります。

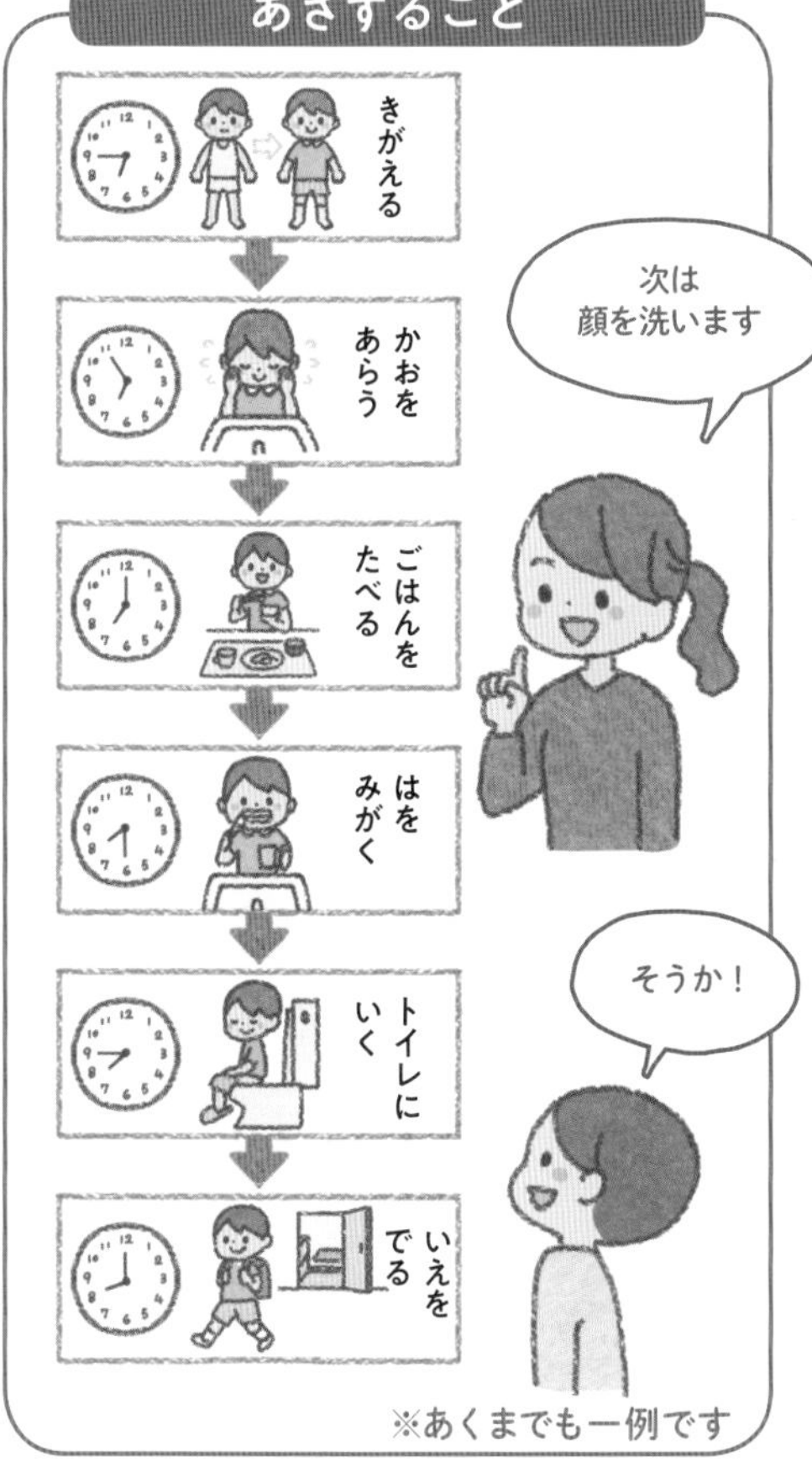

絵カードなどは、手づくり以外にも、市販品やインターネットのフリー素材の「支援グッズ」を利用するのもひとつです。

生活習慣

食事をパクパク食べてくれません。好き嫌いも激しくて…

食べることは楽しいという経験を多く重ねましょう

子どもの食事の内容がかたよったり、食が細かったりすると心配になりますが、成長とともに食事の問題は落ち着くことが多いものです。味覚に感覚の過敏さがあることもあるので、小さなうちから、厳格に叱られ続けてしまうと、食事の時間がつらいものになります。今の時期は、多少食事の内容がかたよっても、食べられたことをほめて、「食事は楽しい」という経験を重ねていきましょう。

言葉がけ

食事は楽しいということをくり返し伝えていきましょう

食事は毎日のことです。おやつも含めると、1日3～5回、食べる時間はめぐってきます。そのたびに、「早く食べなさい！」「全部食べなさい！」などと叱られ続けてしまうと、食事の時間がつらいものになってしまいます。ですので、たとえのんびり食べていたり、食事の内容にかたよりがあったりしても、その子が楽しい気分で食事をしているかどうかに注目しましょう。食事の内容がかたよってしまう子どものなかには、味覚や視覚、嗅覚などが敏感で、多くの人がおいしいと感じる食事でも、食べられない子もいます。

がんばっても食べられませんので、無理強いすることなく楽しい時間を過ごすことを心がけましょう。少しでも食べられたら、「おいしいね！」「うれしい！つくったかいがあるわ」と、言葉をかけてあげましょう。

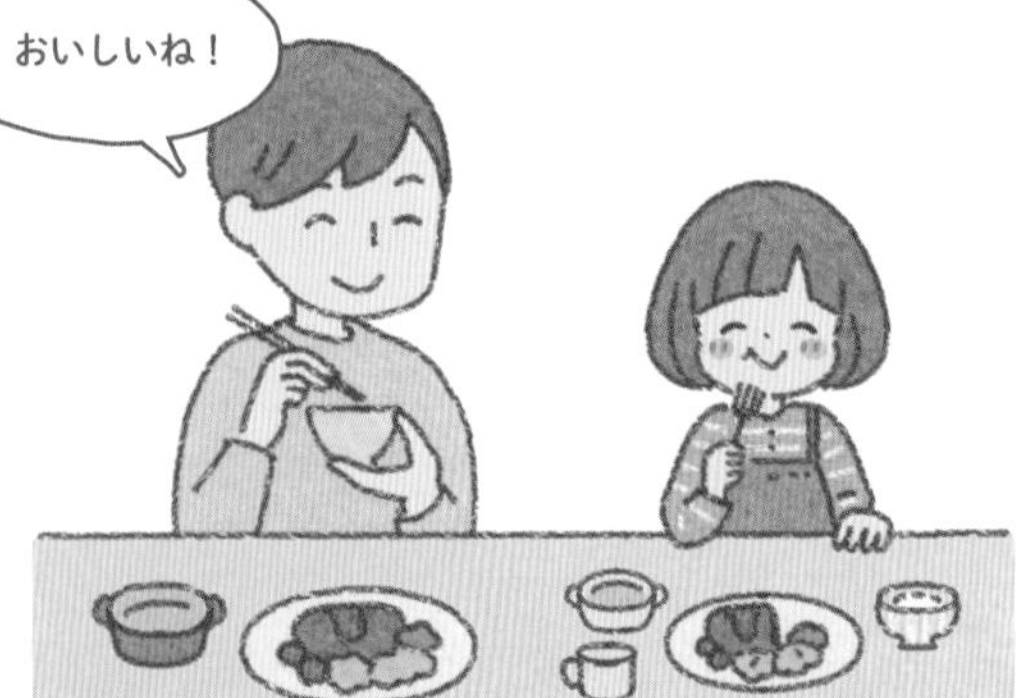

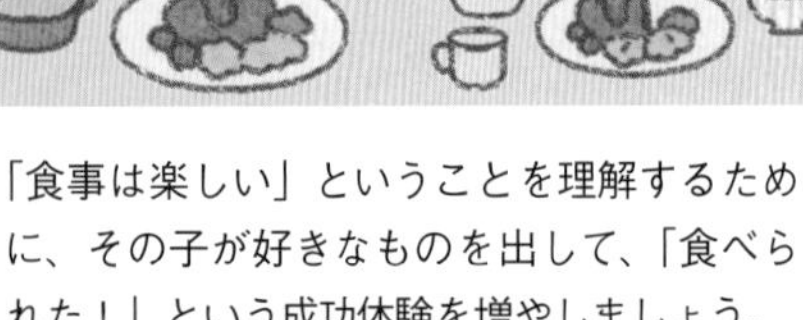
「食事は楽しい」ということを理解するために、その子が好きなものを出して、「食べられた！」という成功体験を増やしましょう。

スモールステップ

好き嫌いは気にしすぎないで大丈夫です

わが子の食事のことですから、お家の人は気をもむこともあるでしょう。けれども、食事の問題は成長とともに落ち着くことが多く、偏食も減っていく傾向にありますので、心配しすぎなくてよいと思います。むしろ、無理に食べさせようとして、厳しく叱られ続けてしまうほうが子どもには悪影響です。「自分はダメな子だ」と思い込んでしまうこともあります。そうならないように、その子が好きなものを食べることで、食事は楽しいという経験を増やしていきましょう。

まずは好きなものを
ひと口食べる
それから別のものを
ひと口食べてみる

嫌いだと思っていたものが、「冷たかったから」という理由で食べなかっただけ、ということもあります。原因を探ってみましょう。

スモールステップ

少し立ち歩いても大目に見てあげて

親として食事のマナーを教えてあげたいと思うのは自然なことです。けれども、じっとしていることが苦手な子どもに、マナーを厳しく教えても、なかなかできるようにはなりません。かえって食事の時間がつらくなってしまいます。動きの激しい子どもは、その子の脳が、「動くこと」を「正しい要求」として指示しています。「そうしないではいられない」といったほうがいいかもしれません。私たちも「息をしないで！」と叱られたら、とてもつらくなります。気が散るような刺激があったり、本人なりの決めごとで席を離れて戻っていたりするなど、動いてしまう理由はさまざまです。食べ終わったかどうかを落ち着いて確認し続けながら、できるだけ食事に集中できるように、周囲の環境を整えてみましょう。動きの激しさや落ち着きのなさの問題は、成長とともに目立たなくなることが多いようです。小さい時期は、「座って食べます」と望ましいことを伝えながらも、食事中の態度については、少し大目に見てあげましょう。

いただきます
ごちそうさま
でした！

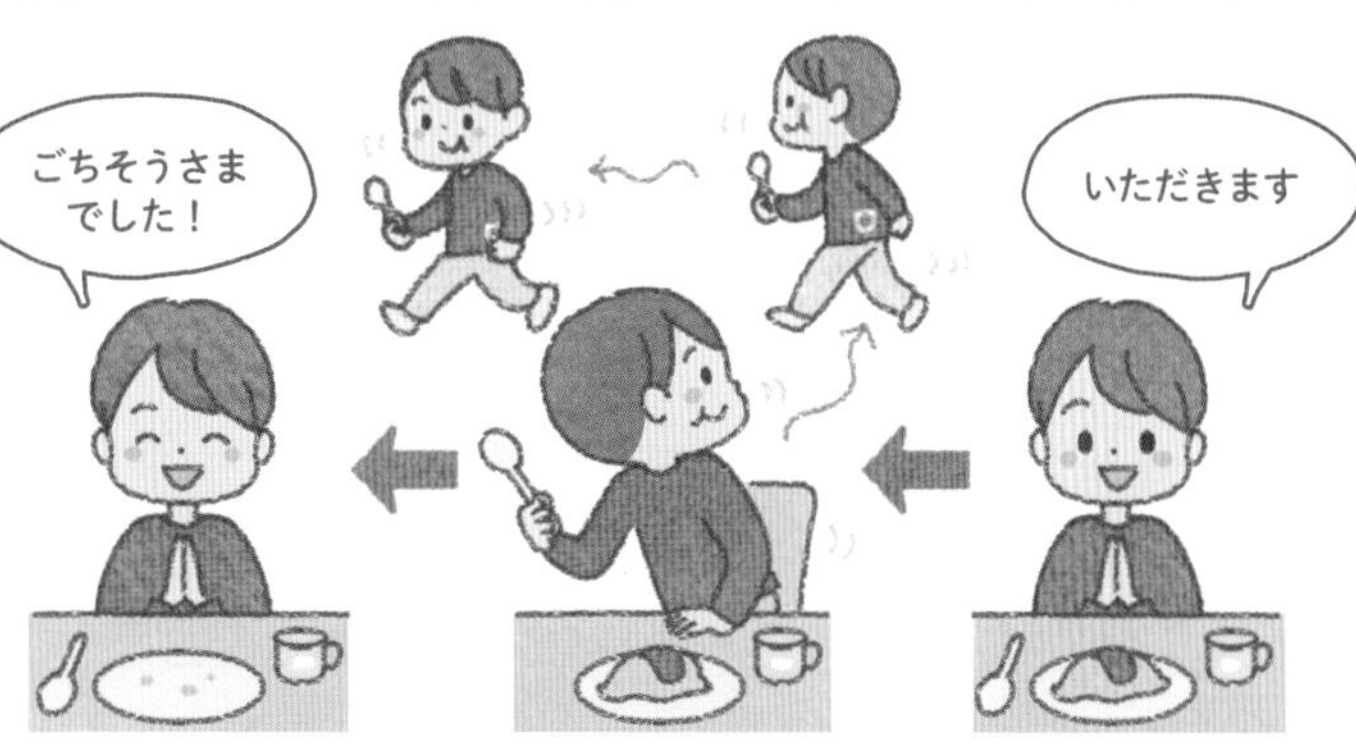

食事のはじまりの「いただきます」とおしまいの「ごちそうさま」は、途中で立ち歩いても、表現できるようにしましょう。

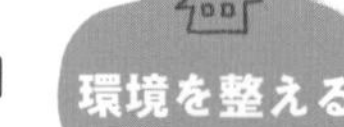

テレビを消すなど食事に集中しやすい環境をつくりましょう

周りの刺激に気持ちがすぐに向いてしまい、食事が進まなくなる子どももいます。その場合は、テレビは消して、お家の人の携帯電話も別の場所に置いて、食べることに集中できる環境をつくりましょう。

テーブルに、新聞やリモコンなどがあると、それで遊んでしまう子もいます。食事以外のものは見えないようにしましょう。

苦手な食感は調理法でやわらげることもできます

感覚過敏によって偏食が起きている場合は、わがままとは異なり、生理的な反応として食べることができません。一般的においしいとされる食材も、例えばゴムのような食感や鉄のような味に感じることがあります。また、いちごのてんてんやレタスの葉脈が気味の悪いものに見えて食べられない子もいます。そこで、苦手な感覚をカバーする調理法が注目を集めています。固いものや自分が食材を噛む音が苦手な子には、フードプロセッサーやすりおろし器で食材を小さくなめらかに。やわらかい感触が苦手な子には、揚げたり焼いたりして衣などをつけてサクッとした食感にします。また、はじめて食べるものが怖い子には、食べられるものであることを学習することからはじめます。

はじめて食べるものが苦手なら

最初は見るだけにする。
食べられるものだということを
学習して少しずつ食べてみる

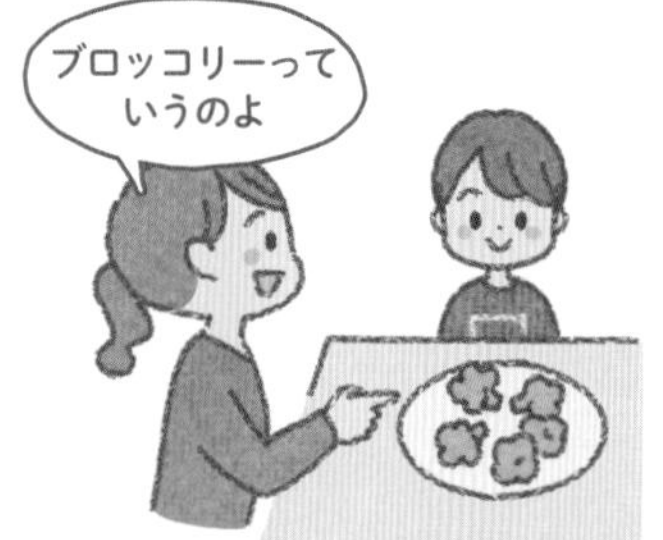

やわらかいものが苦手なら

衣をつけて
揚げたり焼いたりして
サクッとした触感にする

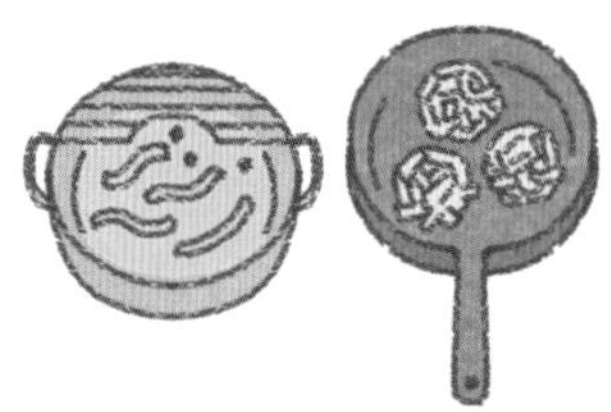

固いものが苦手なら

フードプロセッサーや
すりおろし器で
小さくなめらかにする

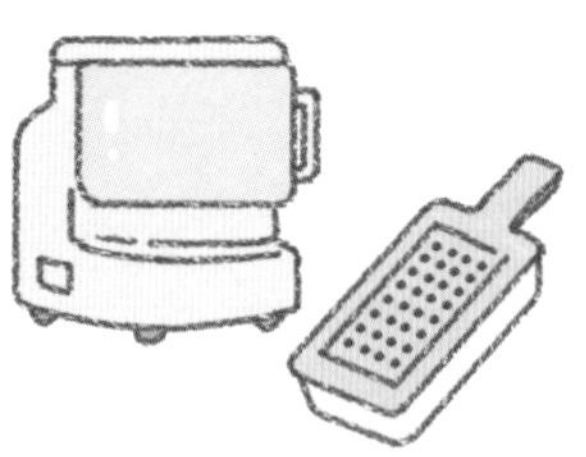

3章

その子らしさを大切にした「生活の工夫」と「言葉がけ」

生活習慣

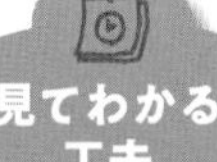

スモールステップ

手を拭けば手づかみをOKにするのもひとつです

不器用さがある子どもは、はしをうまく使うことができず、手づかみで食べてしまうことがあります。そういうときは、頭ごなしに叱らずに、最初はお手拭きを用意し、汚れた手をすぐに拭けるようにして、熱いスープ以外は手で食べてもよいことにしてみましょう。そして「スプーンを使うと熱くないよ」と声かけをしながら、少しずつ、スプーンやフォークなどを使えるようにしていきます。その子が使いやすい補助機能付きのスプーンや器を使うのもひとつです。

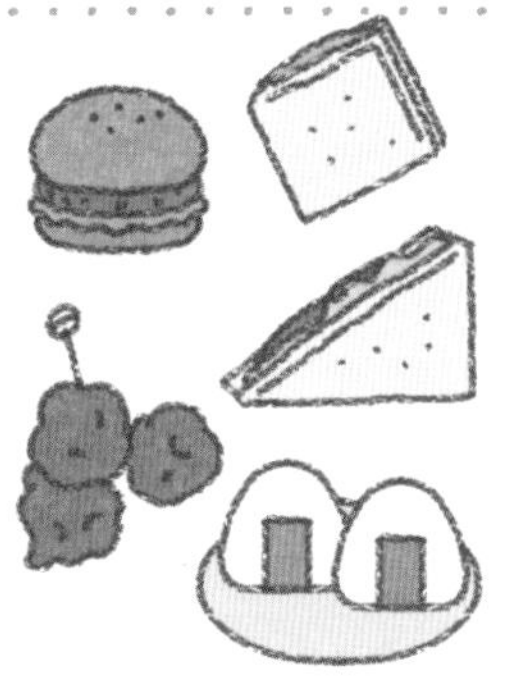

サンドイッチやハンバーガー、おにぎり、からあげなど、手で食べやすいものなら、最初から気持ちよく手で食べられます。

見てわかる工夫

自分の気持ちを伝える絵カードを活用しましょう

自分の気持ちを言葉で伝えることが苦手な子どもには、「減らしてください」「残したい」「手伝ってください」などの絵カードを渡して、自分の気持ちを伝えてもらいましょう。こうすることで、周囲の人もその子の気持ちを理解しやすくなります。また、「終わり」がわかりにくい子どもは、遊びのように何度もお代わりをしてしまうことがあります。どんどん食べ続けてしまう子もいますので、その際は、食事の量をお家の人がある程度制限することも必要です。

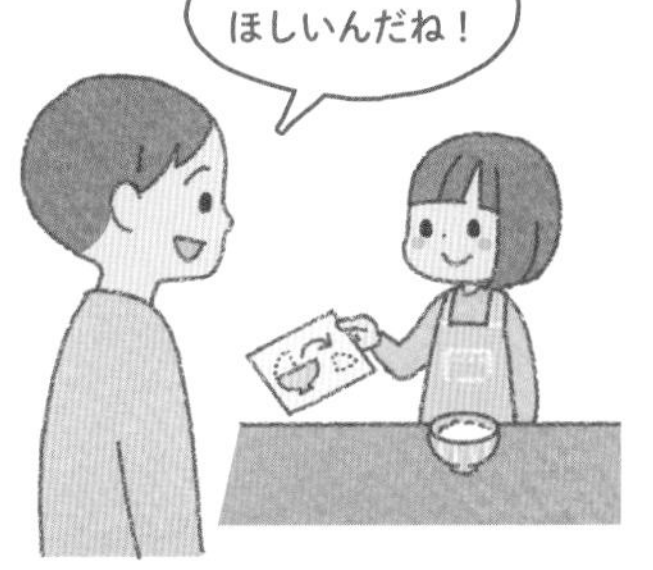

その子の気持ちがわかりやすくなることで、お家の人のイライラや心配が減り、楽しい食事時間が増えていきます。

食事中はこんな工夫もできます

食べているうちに姿勢が崩れる子には…

足が床に着かない場合は、踏み台を置くと足がぶらぶらしないので落ち着きます。畳で食べる場合も、小さな椅子に腰かけ、足の裏が畳につくようにしてみましょう。

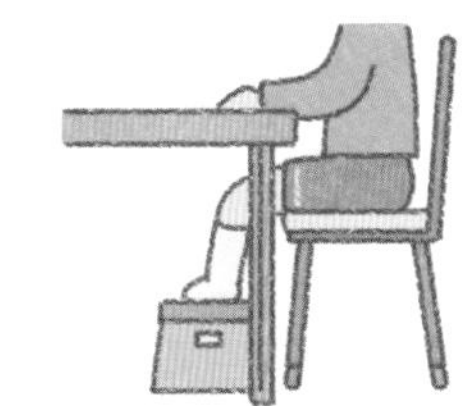

食事中に立ち歩いてしまう子には…

室温が高いと、暑くなって立ち歩いてしまう子もいます。食事の時間は、エアコンなどの温度設定を少し下げて、涼しい環境にするのもひとつです。

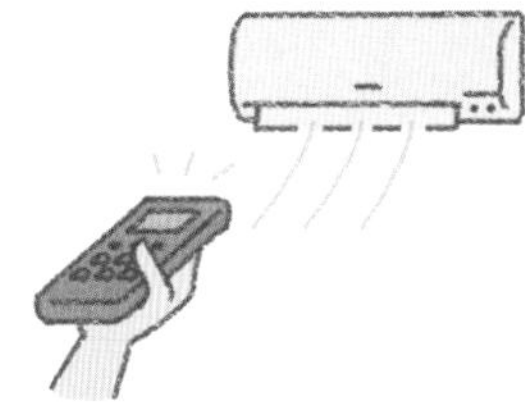

となりの人のごはんを食べてしまう子には…

ワンプレートや自分用の食器など、どの器が自分用なのかをわかりやすくして、食べるようにしましょう（大皿盛りだとひとりで全部食べようとする子もいます）。

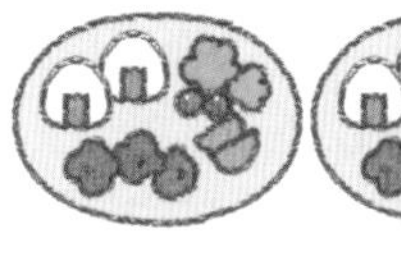

園や学校の準備をひとりでテキパキしてほしいのですが…

「そうだった！」と自分で気づける工夫を

園や学校の準備といっても、毎日持っていくものもあれば、日によって変わるものもあります。準備がうまくできない子は、何をすれば園や学校の準備になるのかが、わからないのかもしれません。持ち物の準備は、絵カードを使うと、わかりやすくなります。最初はお家の人と一緒に準備をしてみましょう。そして、絵カードを手がかりにひとりで準備をするときも、お家の人が見守りましょう。

見てわかる工夫

持っていくものの絵カードを見ながら準備してみましょう

園の持ち物は、日によって大きく変わることは少ないと思います。持ち物を絵カードにして、それを見ながら子ども本人に準備をしてもらうのはどうでしょうか。例えば、「おてふき」「シャツ」「ズボン」「れんらくちょう」など、持ち物の絵カードをつくってマグネットボードなどに貼り、かばんに入れられたものから、絵カードをはずしていきます。そうすれば、次に何をカバンに入れればいいのかがわかりやすくなります。お家の人も、どこまで準備ができたか把握しやすいでしょう。絵カードの下に、その子が好きなイラストを描いておくと、絵カードをはずすのが楽しくなります。子どもの理解度に合わせて、最初は3～4枚からはじめてみましょう。絵の代わりに、写真や文字でもいいと思います。

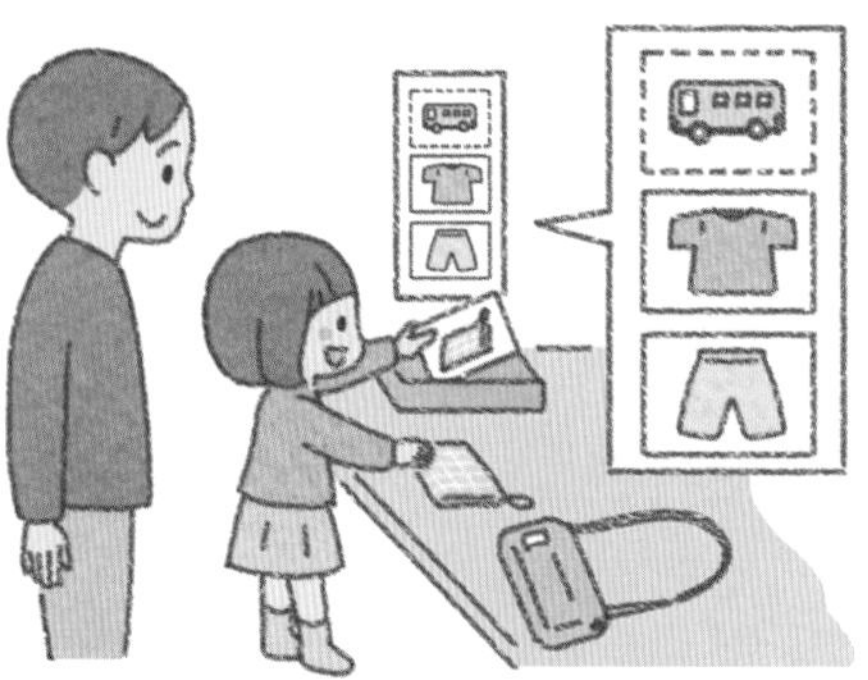

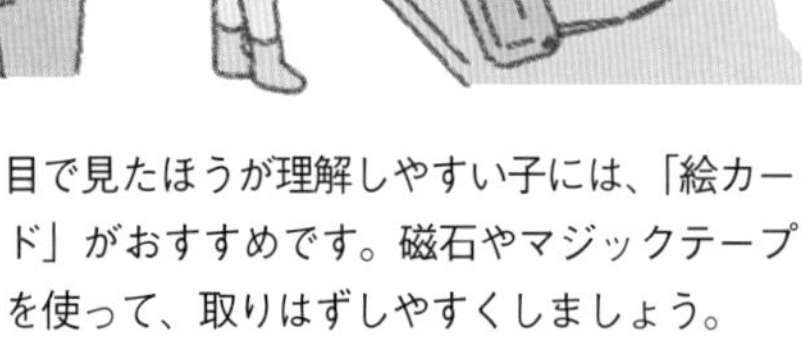

目で見たほうが理解しやすい子には、「絵カード」がおすすめです。磁石やマジックテープを使って、取りはずしやすくしましょう。

スモールステップ

時間割や持ち物は一緒に確認しましょう

小学校の準備はお家の人と一緒にするのがいいと思います。とても忘れっぽい子どもの場合、例えば、先生が、「明日は絵の具を持ってきてください」と伝えると、その場では「持ってくるぞ！」と強く思いますが、家に帰るころにはすっかり忘れてしまいます。連絡帳に持ち物を書いていても、連絡帳を見て確認するということに思いがいたらないこともよくあります。お家の人が見守りながら、少しずつ子ども本人だけでそろえられるようにしていきましょう。

れんらくちょうを
みてみたら？
れんらく
ちょう

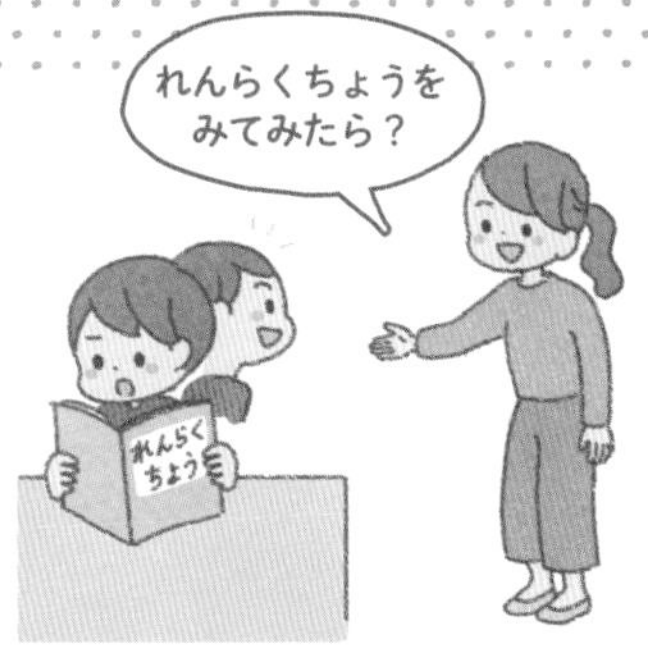

ときおり「連絡帳にはなんて書いてあるの？」と声をかけてみましょう。連絡帳を見て自分で気づけたという経験が自信になります。

環境を整える

その子に合う特別な連絡帳をつくってみましょう

先生の話を聞きながら、メモを取ることは、実は簡単なことではありません。写し間違いや書き忘れをすることもあります。明日の予定や持ち物を連絡帳に書き写すことが苦手な子には、その子に合う特別な連絡帳をつくるのもひとつです。例えば、「こくご」「さんすう」「せいかつ」などの教科や、「たいそうぎ」「えのぐ」などの持ち物が書かれた紙を連絡帳に貼り、あとはその子が、えんぴつで○をするだけにします。例えば、図工で牛乳パックなどが必要なときは、量や持っていく日は「おたより」に書かれていることが多いものです。おたよりを学校に置き忘れないように、「おたよりとぷりんとをれんらくぶくろにいれる」という一文も書いておき、入れられたら○をします。帰ったら、○に沿って準備をします。子ども自身でチェックすることが身につくまでは、先生に○を書いてもらうのもひとつです。

えんぴつで○をするだけの連絡帳をつくるのもひとつです。先生には、特別な連絡帳を使いたいことを伝えておきましょう。

つらい経験を重ねても忘れ物はなくなりません

忘れっぽさを特性にもつ子どもは、本人が困ったり、つらい経験を重ねたりしても、忘れ物はなくなりません。学校で叱られることが多くなれば、学校に行くことがつらくなるだけです。年間計画表などを確認して、遠足やイベントなどの持ち物、集合時刻は、先生やお友だちのお家の人に事前に確認すると本人も安心して参加できます。

トイレにタイミングよく行けません。おもらしをしても気にしないようです

トイレに上手に行けない理由を考えてみましょう

例えば、トイレのにおいがきつかったり、ほかの部屋より薄暗かったりすると、子どもは怖く感じて、トイレに行きたがらないことがあります（大人もそういうトイレは苦手ですよね）。また、身体の感覚が鈍く、尿意を感じにくい子もいます。トイレが上手にできない理由には、いろいろなことが考えられます。理由もひとつとは限りません。仮の理解を立てながら、根気よくサポートしていきましょう。

環境を整える

その子にとって楽しくて心地よいトイレにしましょう

トイレを怖いと感じる子どもは多いようです。トイレの狭さや明るさ、壁の模様やタイルの目地、におい、便器の穴、水の流れる音などが気になり、トイレにいることに不安を感じる子どもがいます。怖いと思っている場所に無理に行かせようとすると、トイレに行くことがつらくなってしまいます。

そういうときは、トイレをその子にとって、過ごしやすく楽しい空間にしてみましょう。例えば、トイレの壁や便座にその子が好きなキャラクターのシールを貼ったり、お気に入りのぬいぐるみを置いたりするなど、その子がトイレにいて楽しく過ごせるような空間にするのです。おしっこが出たら、トイレに行けたことをしっかりほめて、「スッキリするね！」「気持ちがいいね！」と肯定の言葉がけもしましょう。

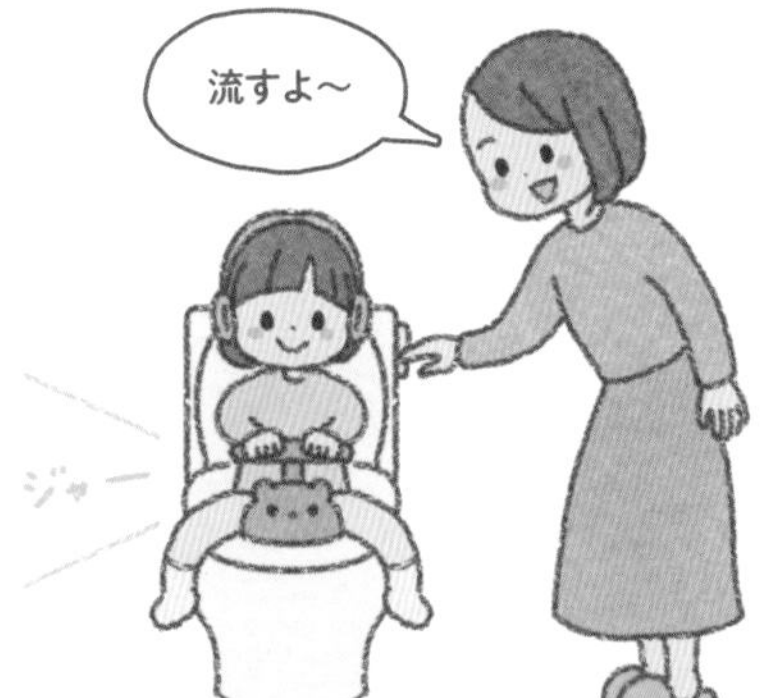

水が流れる音が苦手な場合は、最初はお家の人が流してあげたり、子どもの耳をイヤーマフなどでふさいであげたりするのもひとつです。

言葉がけ

遊びに夢中のときは近くの大人がトイレに誘導を

子ども本人が遊びに夢中になっていて、おしっこがしたくても遊び続けてしまい、おもらしをしてしまうこともあります。注意したり叱ったりしても、

ほかのことに夢中になるので、おもらしをくり返してしまいます。モジモジしながら遊んでいるなと気づいたら、近くにいる大人が、「トイレに行こうね」と誘導してあげましょう。そこでうまくいったら、「トイレに行きたかったんだよね」と伝えてあげてください。

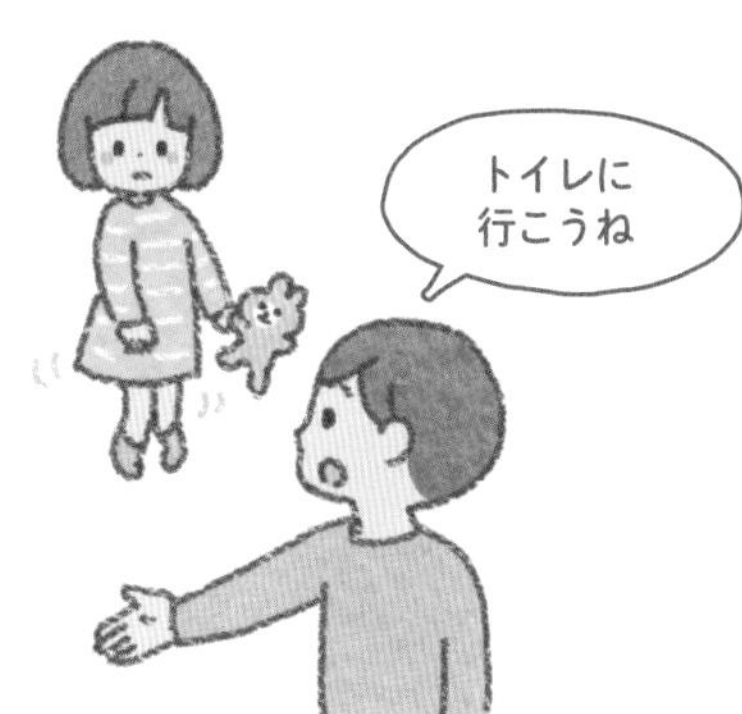

トイレに行きそびれているように感じたら、お家の人や近くの大人がトイレに連れて行ってあげましょう。

トイレが怖いときの工夫

トイレの底の水を怖がるとき

⇒目かくしをする

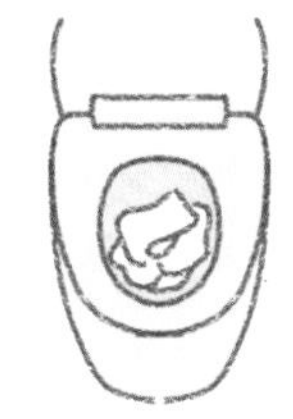

トイレットペーパーを切って、ふんわりと穴にかぶせて、トイレの底の水が見えないように目かくしをするのもひとつです。和式のおまるなら座れるという子には、まずはおまるに座ってみることからはじめてみましょう。

トイレの穴を怖がるとき

⇒補助便座を使ってみる

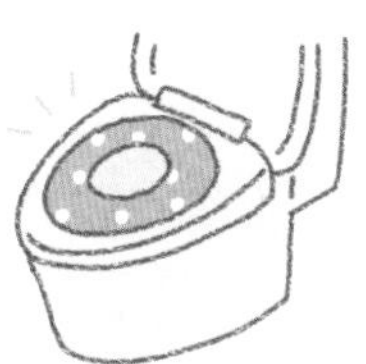

洋式トイレの穴がとても大きく、深く感じられるために、便座に座ると下に落ちてしまうように思えて、不安になる子どもがいます。そんなときは、便座の上に置くタイプの補助便座で穴を小さくする工夫をしてみましょう。

足がぶらぶらして不安

⇒踏み台を置いてみる

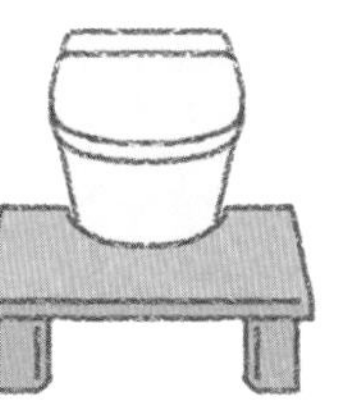

トイレのそばに踏み台を置いて、そこに足をつけるようにしましょう。足の裏が床につくと踏んばりやすくなり、排泄しやすくなります。自分でトイレに上ったり下りたりすることができるので、より安心できます。

トイレトレーニングがうまくいかないときはひとりで悩まないで

お家の人がいろいろと手を尽くしているのに、トイレトレーニングが思うように進まないと、つらい気持ちになってしまいますね。感覚の過敏さやこだわりの強さなど、いろいろな要因が重なって、トイレにうまく行けない子どももいます。お家の人はひとりで抱えずに、地域で子育て相談ができるところなど（→P169）誰かに相談しながら、根気よくトイレの仕方を伝え続けていきましょう。

トイレの使い方をイラストで説明してみる

見てわかる工夫

トイレの使い方がわからなくなってしまう子には、子どもの目につきやすい場所に、イラストの手順書を貼っておきましょう。私たちも外国に行ったとき、イラストつきのガイドがあると、いろいろなことが理解しやすくなります。目で見てわかる工夫をしてあげましょう。

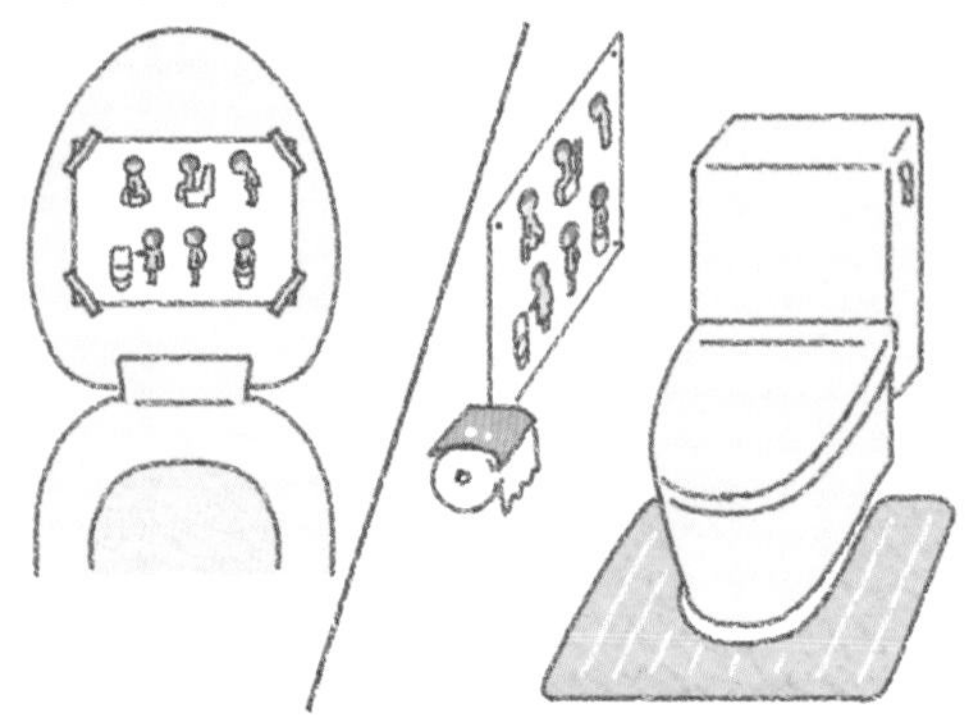

手順書は、便座に座るときはトイレの壁に、男の子で立っておしっこをするときは便座のふたの裏側に貼ると目につきやすくなります。

すわっておしっこやうんちをするとき

※あくまでも一例です

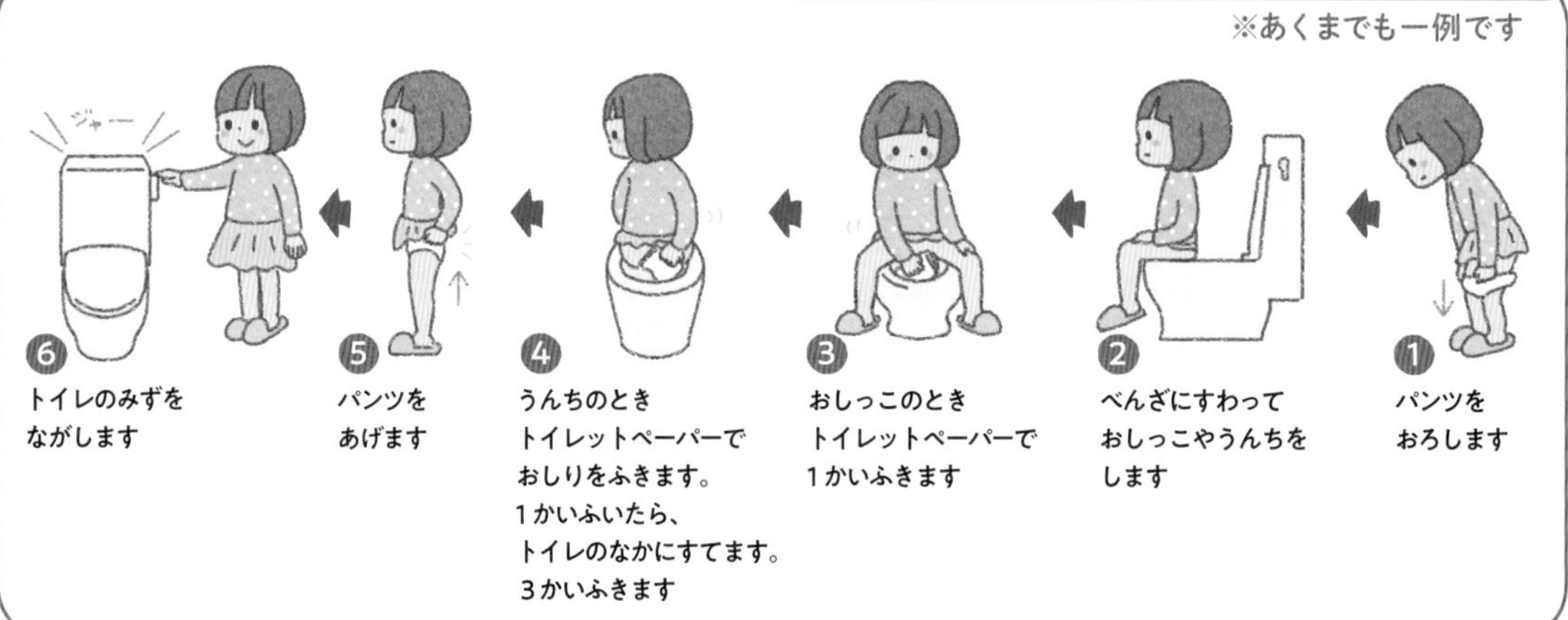

1. パンツをおろします
2. べんざにすわっておしっこやうんちをします
3. おしっこのとき トイレットペーパーで 1かいふきます
4. うんちのとき トイレットペーパーで おしりをふきます。 1かいふいたら、 トイレのなかにすてます。 3かいふきます
5. パンツをあげます
6. トイレのみずをながします

たっておしっこをするとき（男の子）

※あくまでも一例です

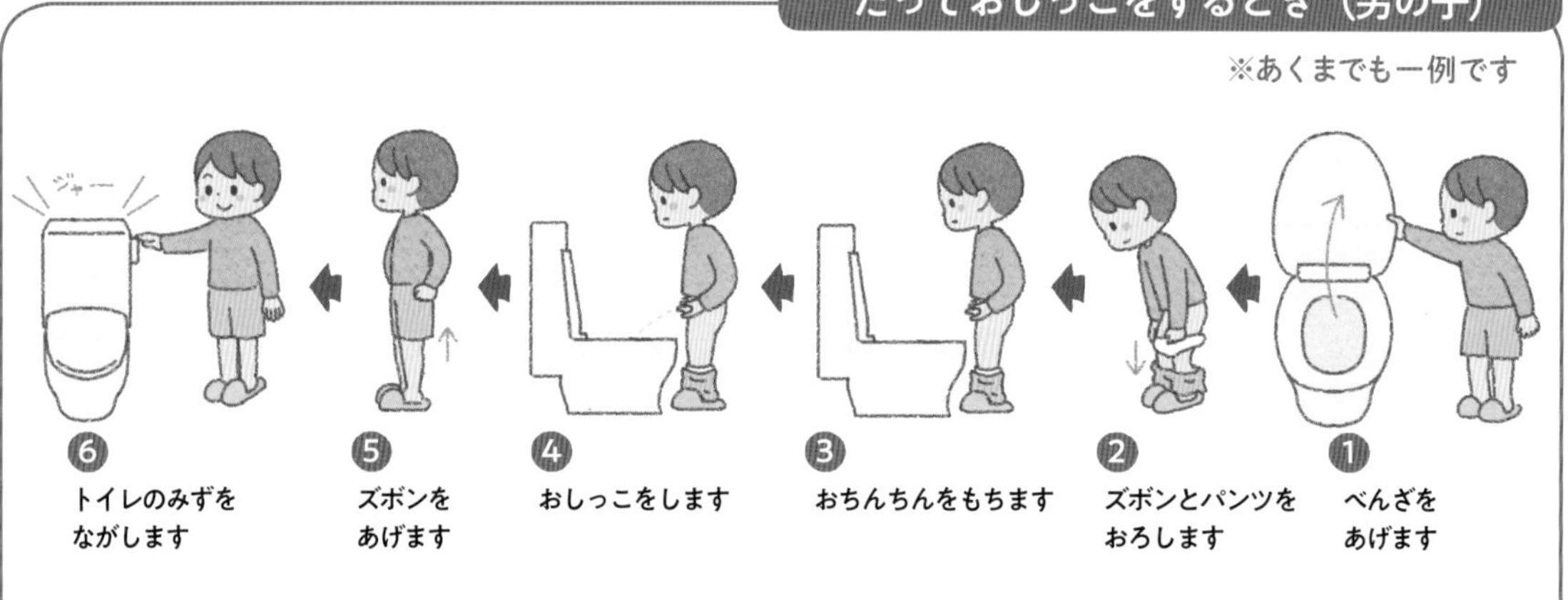

1. べんざをあげます
2. ズボンとパンツをおろします
3. おちんちんをもちます
4. おしっこをします
5. ズボンをあげます
6. トイレのみずをながします

見てわかる工夫

言葉で気持ちを伝えられない子には絵カードを使って

お家の人は、その子の様子をよく見ていますので、「トイレに行きたいのかな」とその子の思いをくみ取ることができます。しかし、園や学校では、言葉で気持ちを伝えられないと、トイレに行きたくても、行けなくなってしまいます。トイレに行きたいときは、トイレの絵カードを周囲の大人に見せる約束にすると安心して過ごすことができます。

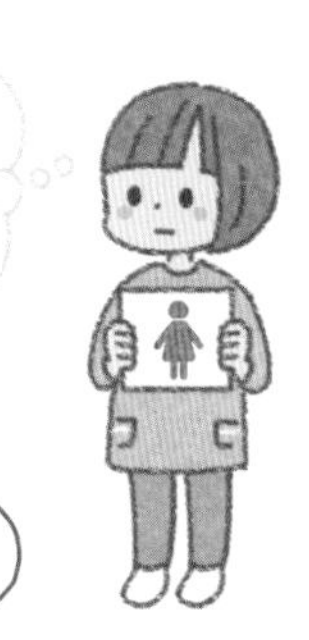

トイレの入り口に絵カードと同じイラストが貼ってあると、トイレだということがよりわかりやすくなります。

スモールステップ

おしっこがたまる感覚を経験する練習をしましょう

「膀胱がパンパンになって、おしっこがしたくなり、ジャーっと排泄して、さっぱりする」という感覚が育たないと、自分からトイレに行けるようになっていきません。尿意は目には見えませんので、言葉で理解するよりも、目で見て理解するほうが得意な子の場合は、尿意を感じることが難しいのかもしれません。その子のおむつやパンツが濡れる間隔を2週間ほど記録し、排泄のリズムが一定（90～120分ほど開いている）なら、尿意を感じやすくなっているはずです。尿意を感じる頃になったら、トイレに連れて行き、トイレでスッキリするという経験を重ねていきましょう。「スッキリしたね」「おしっこがたまってきたね」「上手にできたね」とその子の思いを言葉にしてみるのもおすすめです。

環境を整える

トイレットペーパーの適量がわかるようにしてあげましょう

紙の適量がわからない子の場合、好きなだけどんどん巻き取ってしまい、トイレの中が紙だらけになってしまうことがあります。そういうときは、望ましい紙の長さを示したり、あらかじめ切っておいた紙を1回分ずつ紙コップや箱に入れたりしてみましょう。

1回分ずつ切り分ける

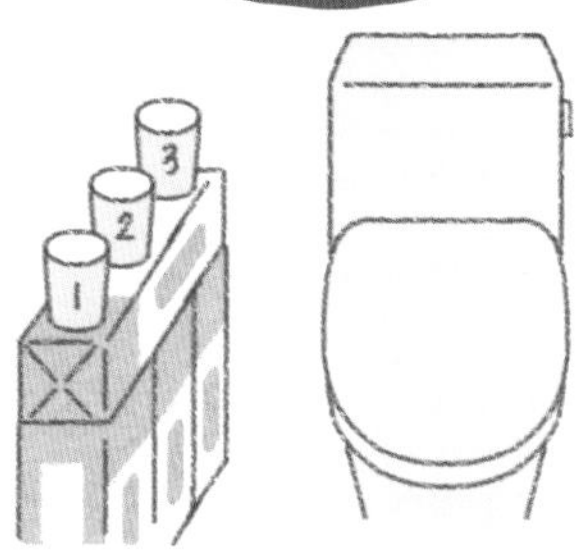

トイレットペーパーを各家庭の望ましい長さに切って、紙コップや箱に入れておく。

1回分の長さの目安を貼る

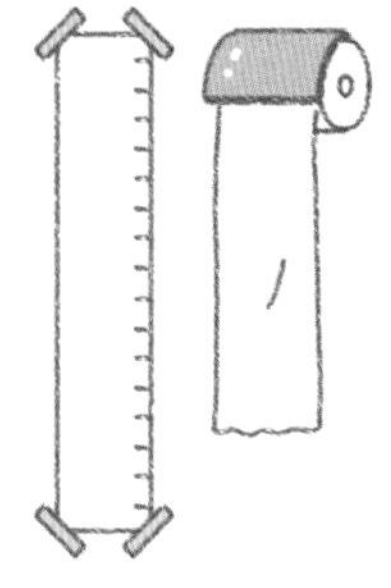

紙の長さの目安になるものを壁に貼る。

お風呂に入りたがりません

お風呂に入る目的をわかりやすく伝えてみましょう

清潔を保つ生活習慣は小さいうちから身につけておきたいものです。けれども、小さな子どもは、お風呂に入る目的が自然にはわかりません。例えば、感覚が過敏なために、シャワーを痛く感じる子どももいます。お風呂に入る目的がわからないと、ただつらい思いをするためだけにお風呂に入ることになります。その子の苦手なことは取り除き、入浴の必要性をわかりやすく伝えていきましょう。

理由を探る

どうしてお風呂に入りたがらないのか観察しましょう

その子がお風呂の何をいやだと感じているのか、よく観察してみましょう。例えば、感覚に過敏さがある子どもの場合は、一般的なシャワーの水圧でも、バシバシたたかれているような激しい痛みを感じることがあります。顔が濡れるのが苦手だったり、目を閉じると不安になったりする子もいます。湯船は身体が沈みそうで怖くて入れないけれど、シャワーなら大丈夫という子もいます。お湯を人にかけられるのは苦手でも、自分でかけるのは大丈夫という子もいます。または、切り替えることが苦手で、そのときしている遊びに夢中になって、お風呂になかなか入れない子や、ほかの部屋とは違う雰囲気をつらく感じる子もいます。その子の様子をよく観察して、その子に合う支援で、苦手な部分をできるだけ取り除いてあげましょう。

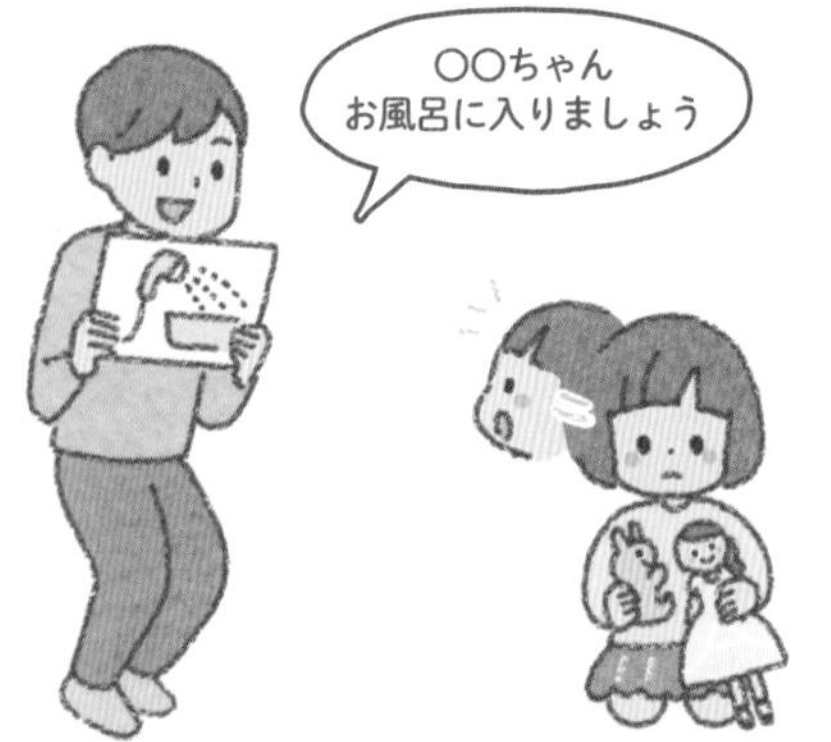

遊びに夢中になって、気持ちが切り替えられない子には、「お風呂」の絵カードを見せて、お風呂に注意を向ける工夫もしてみましょう。

お風呂の苦手なことをやわらげるには

お湯が顔や身体にかかるのが苦手なときは…

シャワーハットを使ってみる

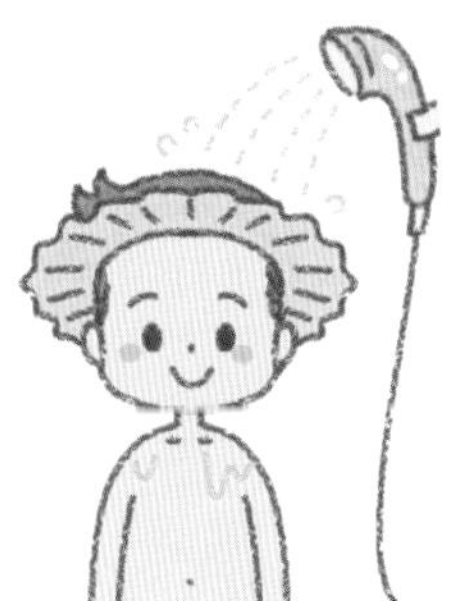

顔にお湯がかからず、耳にもお湯が入りにくくなります。

ガーゼなどを濡らしてやさしく身体を拭く

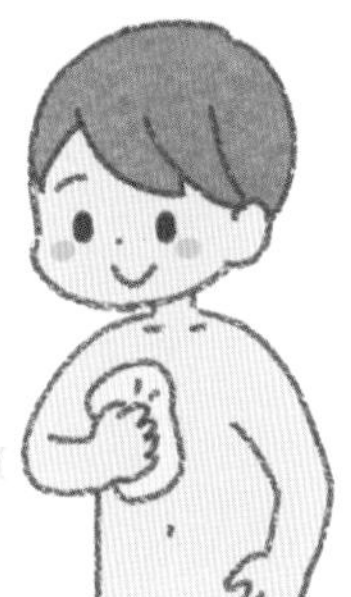

その子が好む肌ざわりの布を使って身体をやさしく拭きましょう。

シャワーの強い水圧が苦手なときは…

おけにくんだお湯を静かにかける

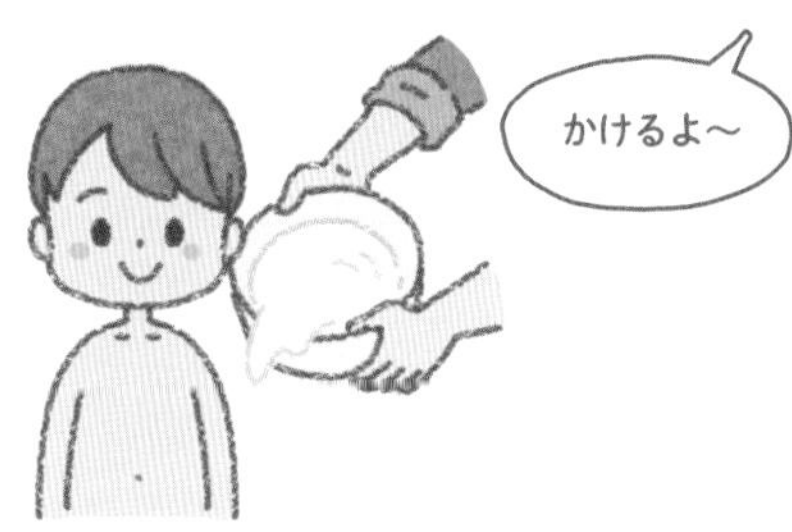

いきなりお湯をかけずに「これからお湯をかけます」と声をかけてから、かけましょう。

シャワーヘッドを水圧が弱くなるタイプに替える

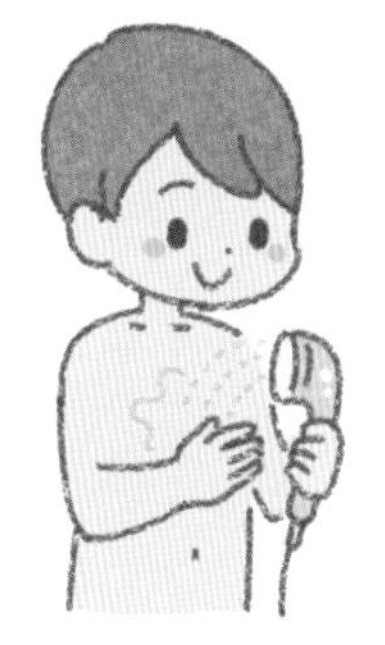

赤ちゃん用のシャワーヘッドを利用するのもひとつです。

言葉がけ

清潔を保つ意味をわかりやすく伝えましょう

小さな子どもは、お風呂に入る理由が自然にはわかりません。それがわからないと、ただいやな思いをするためだけにお風呂に入ることになります。そこで、例えば、お風呂に入った後に、きれいになったことを伝える言葉がけをしてみましょう。「きれいになったね！」「お風呂をよくがんばったね！」「いいにおい！」など、お風呂に入ったことで、周囲からほめられるなど、「お風呂に入ること」＝「よいこと」ということが伝わるような働きかけをしていきましょう。

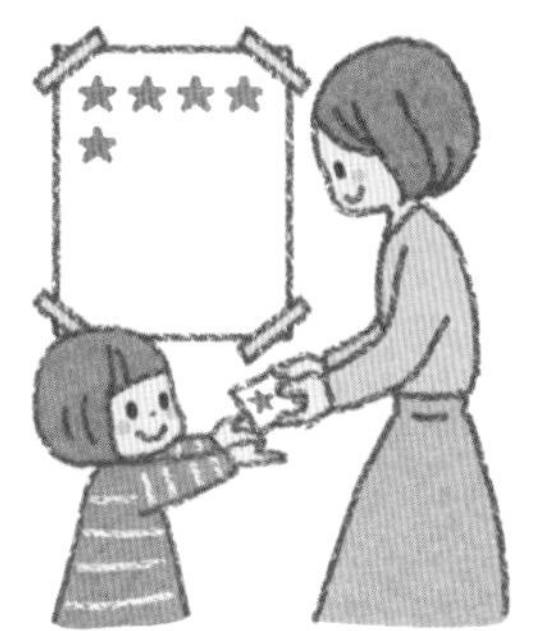

お風呂に入れたら「ごほうびシール」をもらうことにするのもひとつです。シールが増えていくことで自信もついていきます。

お風呂ですることがわからないようです

お風呂ですることがわかると安心できます

お風呂で何をするのかがわからないために、不安になってしまう子には、「髪を洗うよ」「次は顔を洗うよ」と、お家の人がさりげなく声をかけてあげましょう。また、髪を洗った後は、何をするんだったっけ?と、次にすることが途中でわからなくなる子もいます。そういう子には、絵カードなどを使って、一連の流れを示し、具体的に何をするのかがわかる工夫をしてみましょう。

見てわかる工夫

お風呂ですることを絵カードにして伝えてみましょう

お風呂ですることがわからなくて不安になる子には、お風呂に入る前や、お風呂に入っているときに、絵カードを見せながら説明してみましょう。一覧にするとお風呂の最初から最後までが見通せますし、何をしたらお風呂が終わるのかがわかるので、安心できます。1枚ずつの絵カードにすると、めくりながら使えますので、自分が今何をしているのかがわかりやすくなります。絵カードの人物がイラストの場合、自分のことだとわからない場合があります。そういうときは、その子の写真を使う（最初の1枚だけでもOK）のもひとつです。お風呂の中で使うときは、絵カードにラミネートフィルムを貼ると、防水加工ができます。ラミネートフィルムは100円ショップでも購入できます（アイロンや専用の機材が必要ないタイプもあります）。

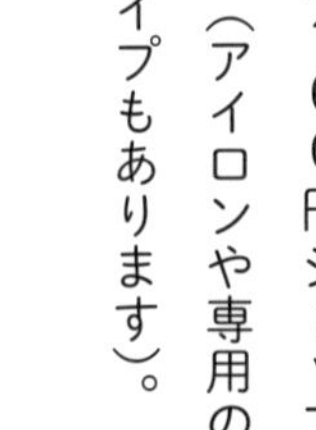

1枚ずつの絵カードにすると、めくりながら使えるので、今、自分が何をしているのかがわかりやすくなります。

おふろのはいりかた

※あくまでも一例です

1 トイレにいく

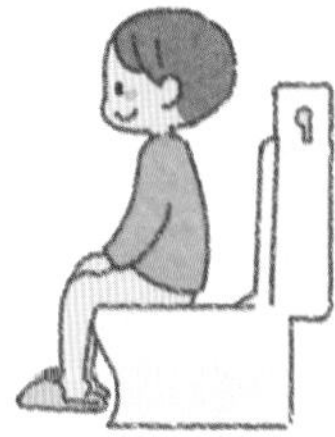

2 ふくをぬぐ

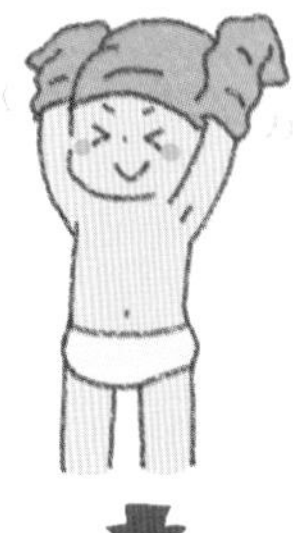

3 おゆをかける。
おしりをあらう

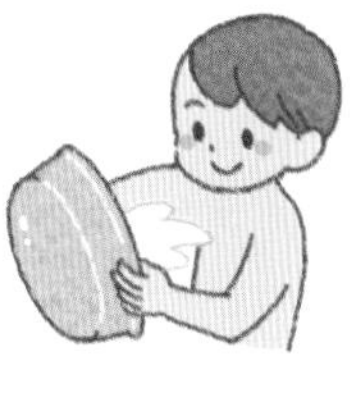

4 ゆぶねにはいる

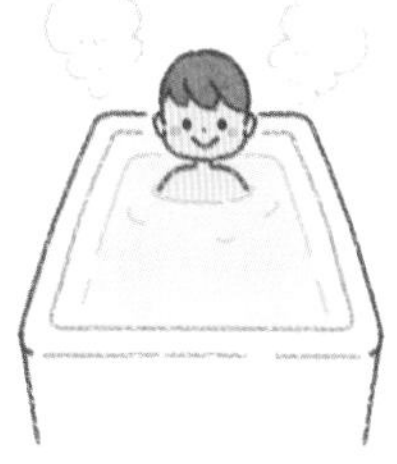

5 あたまをあらう

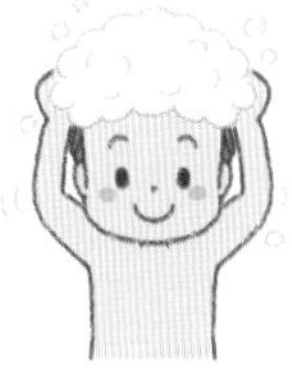

6 あわをながす

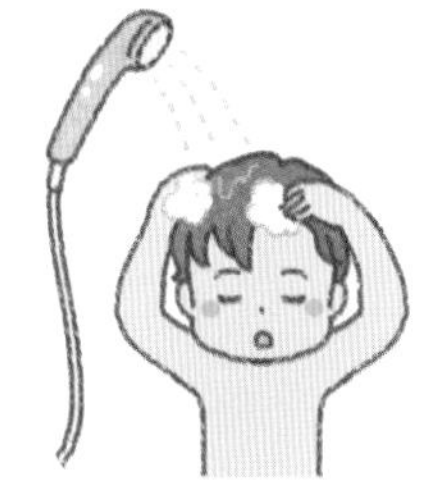

7 かおをあらう

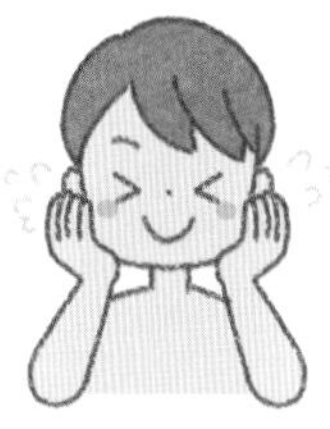

8 からだをあらう

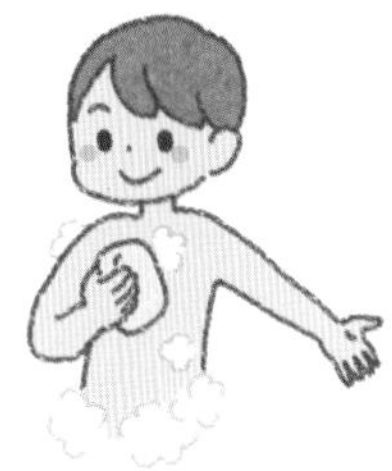

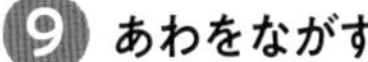

9 あわをながす

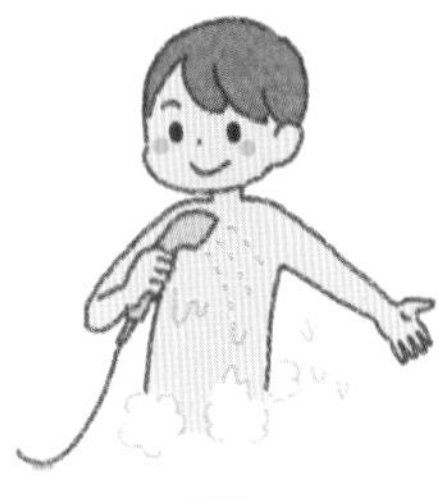

10 ゆぶねにはいる

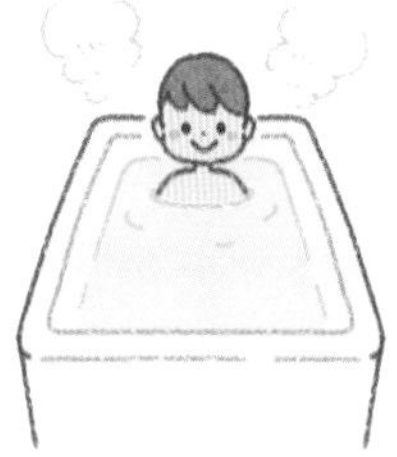

11 からだをふく

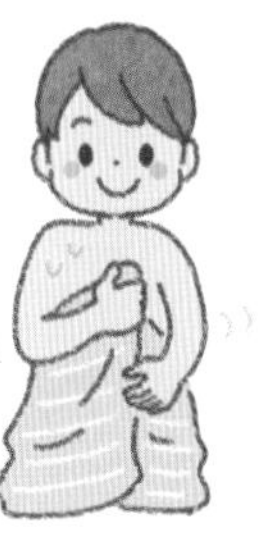

12 パジャマをきる

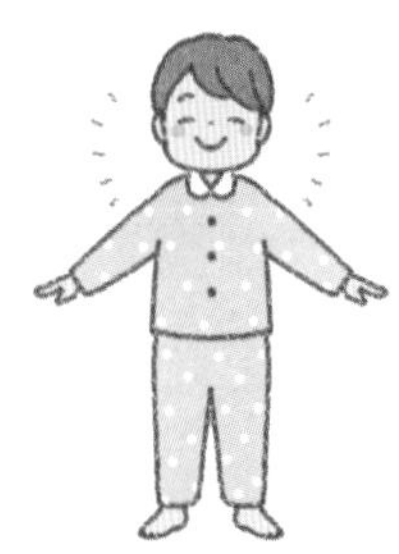

見てわかる工夫

洗い方も具体的に絵カードにして伝えましょう

身体や髪の洗い方を、自然に覚えていくことが難しいときは、身体や髪の洗い方を、その子が取り組みやすい順番で絵カードにしてみましょう。絵カードにすることで、見通しが立ち、終わり方もわかりますので、「いつまでも洗わなければいけないのでは…」という不安もやわらぎます。1枚ずつめくれるカード（P52）にすると、自分がどこを洗ったのかもわかりやすくなります。ボディソープや石けんの泡立てが苦手な子には、最初から泡で出るタイプのボディソープを使うのもひとつです。感覚が過敏で、タオルで身体を洗うのがつらいという子の場合は、泡を手につけて、手で身体を洗うといいでしょう（背中など子どもの手が届きにくいところは、お家の人が洗ってあげましょう）。

からだのあらいかた

※あくまでも一例です

1 タオルにボディーソープをつける

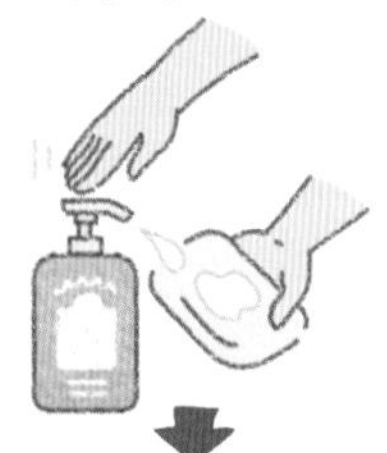

2 うでとわきのしたをあらう

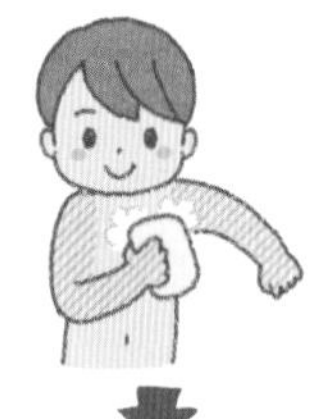

3 くびとくびのうしろをあらう

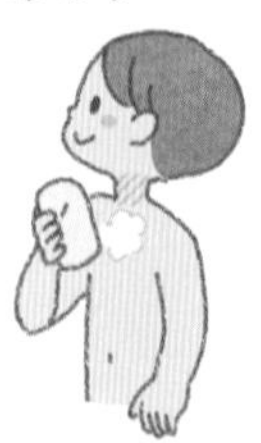

4 むねをあらう

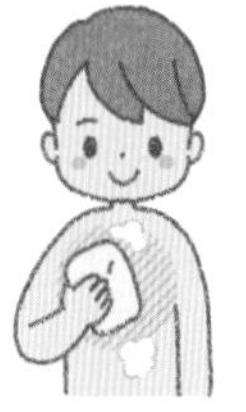

5 おなかをあらう

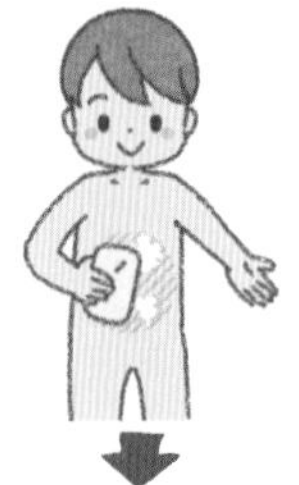

6 せなかをあらう

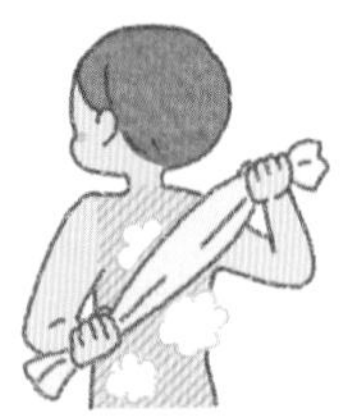

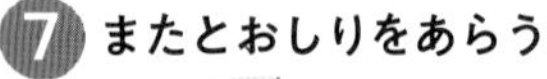

7 またとおしりをあらう

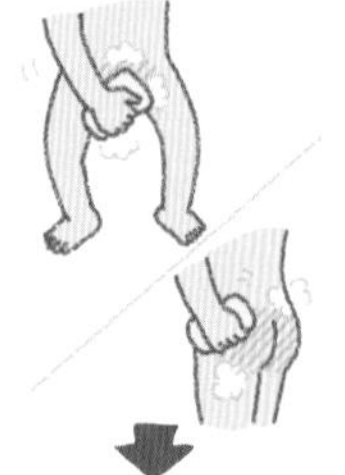

8 あしとあしのうらをあらう

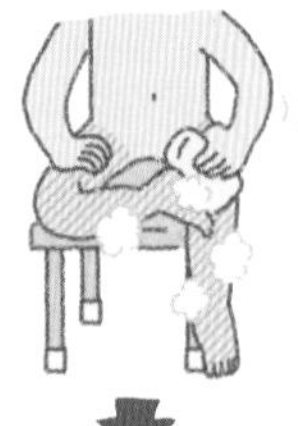

9 あわをながす

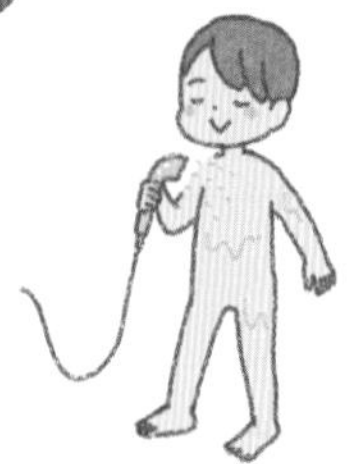

見てわかる工夫

シャンプーが苦手なら髪を濡らすことからはじめてみましょう

シャンプー剤が苦手な場合は、お湯ですすぐだけでも、髪と地肌の汚れの多くは落ちますので、シャワーをじっくりかけることからはじめてみましょう。シャンプー剤も、泡で出るタイプなら手軽です。洗い忘れがないように、「耳の上は？」「頭の後ろは？」と声をかけたり、手が届きにくいところはお家の人が洗ってあげたりしましょう。

見てわかる工夫

身体の拭き方も絵カードでわかりやすく伝えて

十分に拭かずに濡れたまま過ごしていると、湯冷めをしたり、床が濡れたりして転倒する危険もあります。髪や身体の拭き方も、その子が取り組みやすい順番で絵カードにしてみましょう。

かみのあらいかた

※あくまでも一例です

1 かみをぬらす
2 シャンプーを てにとる
3 あたまの うえをあらう
4 あたまの よこをあらう
5 あたまの うしろをあらう
6 あわをながす

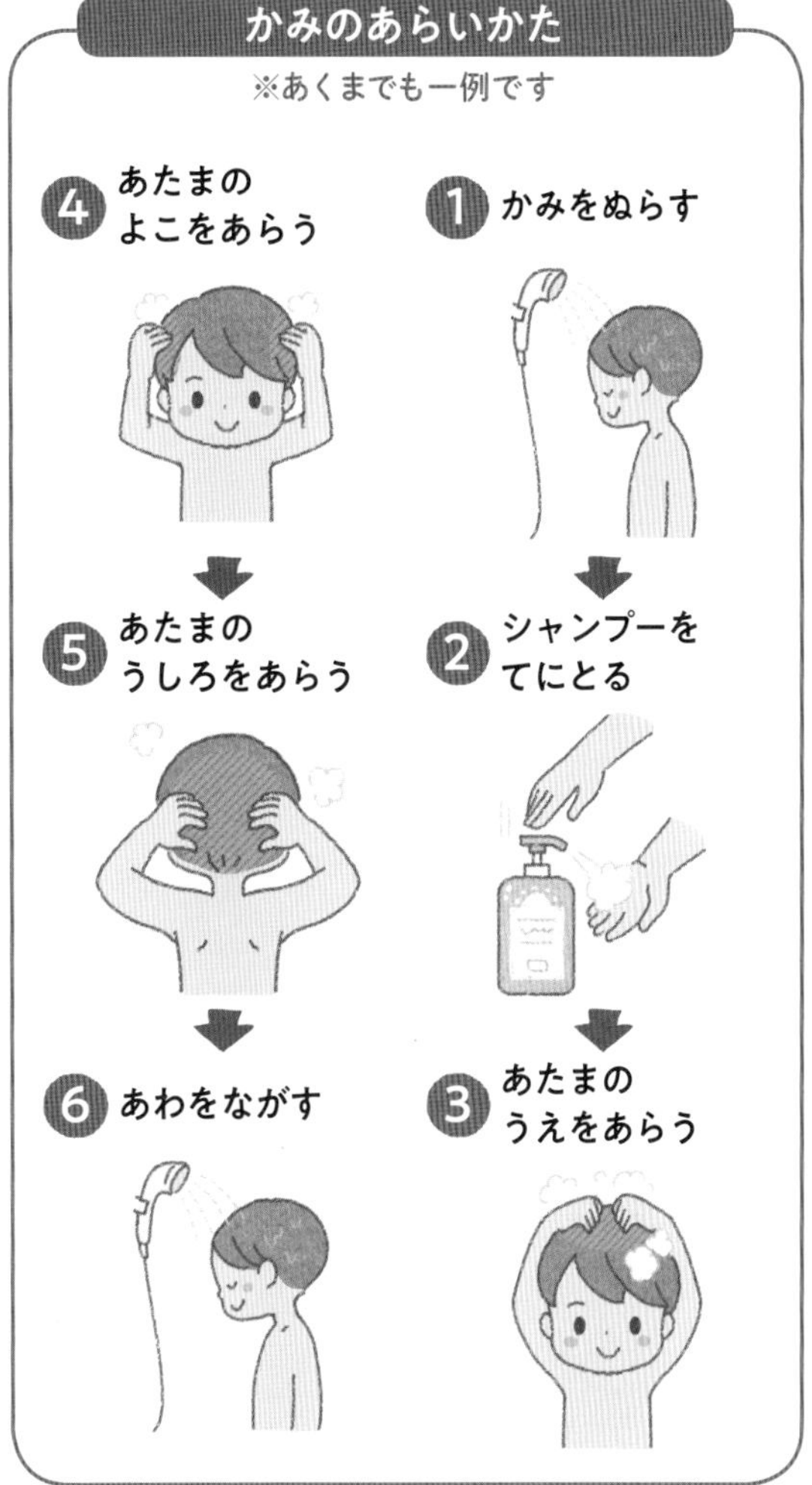

かみとからだのふきかた

※あくまでも一例です

1 かみをふく
2 せなかをふく
3 うでと おなかをふく

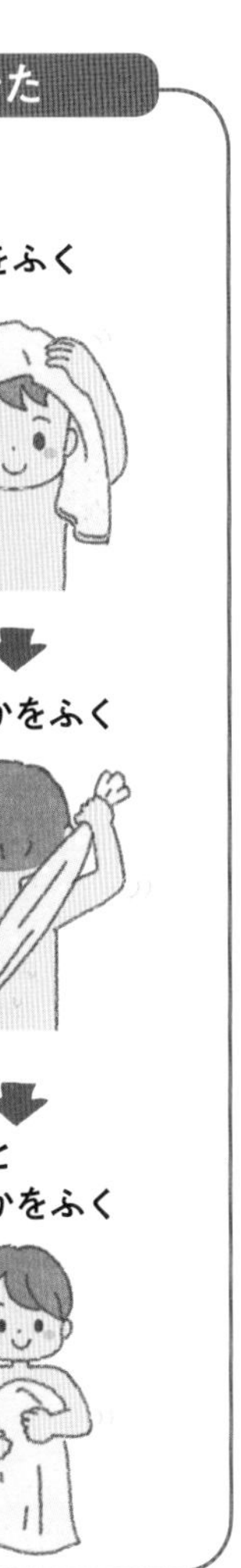

4 おしりと またをふく

5 あしをふく

6 ぬれたタオルを かごにいれる

身だしなみを気にしません。同じ服を何日も着ようとします

スモールステップ

プラスの言葉がけで身だしなみを整える理由とやり方を伝えて

清潔感のある身だしなみや服装は、社会では重視される要素のひとつです。園や学校でも、不潔さやだらしない印象は、いじめやからかいにつながることがあります。感覚過敏の特性をもつ子の場合は、水が怖い、服がチクチクするなどの理由で、すすんで顔を洗ったり服を着替えたりしないことがあります。泥汚れなどがないと服がきれいに見えて、着替える必要がないと思う子もいます。けれども、生活にメリハリをつけたり、気分を切り替えたりするときにも、身だしなみを整える習慣は役立ちます。小さな子どもは身だしなみを整える理由が自然にはわかりません。「顔を洗うと目が覚めるね」「服を着替えると気持ちいいね」「寝ぐせがないとかっこいいね」など、身じたくを整える理由をプラスの言葉がけで伝えながら、根気よく伝え続けることが大切です。

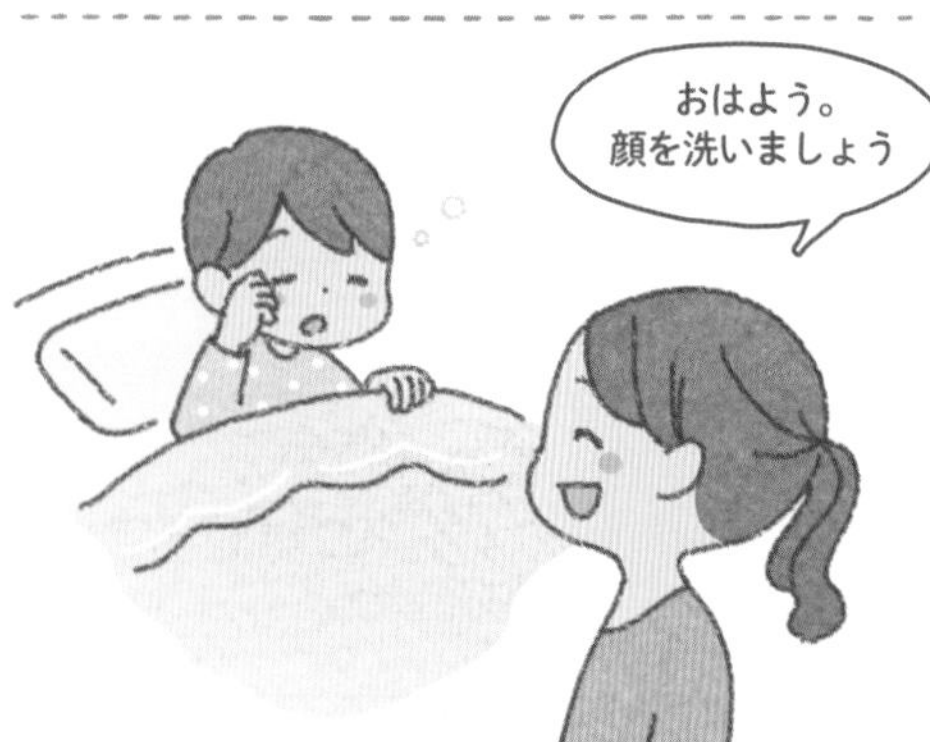

身だしなみを整える習慣は、一朝一夕に身につきません。プラスの言葉がけをしながら、根気よく取り組みましょう。

プラスの言葉がけでその子に合う工夫を考えましょう

身だしなみを整える習慣は小さいうちから身につけたいものです。しかし、感覚が過敏なために、水を怖がったり、特定の素材の服しか着たがらなかったりする子もいます。また、「ほかの人は、自分のことをどんなふうに見ているのかな」という視点をもちにくい子もいます。子どもによって理由は異なりますので、その子の様子をよく観察して、プラスの言葉がけをしながら工夫していきましょう。

見てわかる工夫

身だしなみのチェックリストをつくるのもひとつ

身だしなみを整えたら、それがきちんとできているか、絵カードで確認できるようにしてみましょう。例えば、身だしなみを整えたら、鏡の前に立って、絵カードに沿って身だしなみを確認していきます。「目のまわりに目ヤニはありませんか？」「口のまわりに歯みがき粉はついていませんか？」「シャツの前と後ろはあっていますか？」など、お家の人が明るく質問し、子どもが鏡を見て確認するのもひとつです。

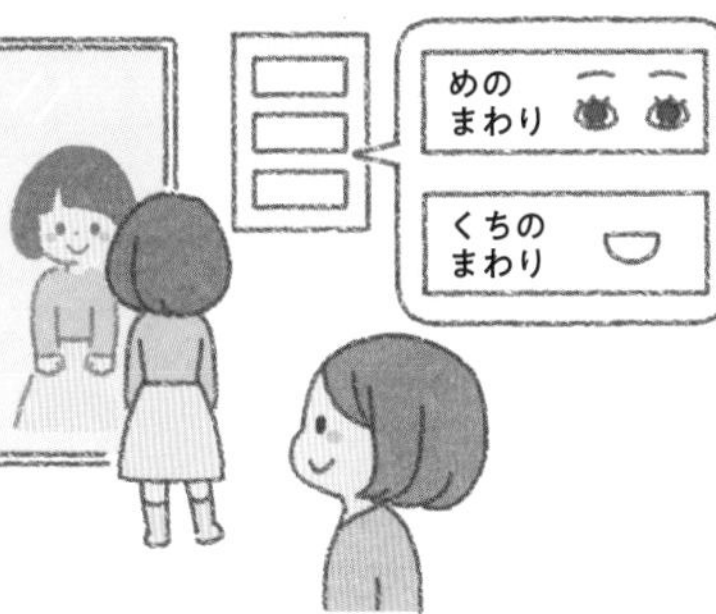

身だしなみを整えることが苦痛にならないように、ゲーム感覚で楽しく取り組みましょう。ちゃんとできたらほめることも大切です。

環境を整える

その子の好きな着心地の服を数枚用意してみる

同じ服ばかりを着たがる場合は、その子なりの理由がきっとあるはずですので、よく観察して、その理由を探ってみましょう。もしかしたら、服の肌ざわりが、ほかの服とは少し違っているのかもしれませんし、縫い目や洗濯表示のタグなどが苦手なのかもしれません。また、見た目にはちょうどいいサイズに見えていても、子ども本人には、微妙に大きかったり小さかったりして、それが着たくない一因になっていることもあります。

子ども本人がよく着たがる服と同じものを複数枚用意したり、タグなどが気になる場合は切ったりするのもひとつです。

やる気を引き出す

子ども本人に好きな服を選んでもらう

肌ざわり以外にも、色や柄にこだわりをもっている子どももいます。好みは子ども本人が一番わかっていますので、一緒に服を買いに行って、子ども本人に選んでもらうのもひとつです。

また、ボロボロ、クタクタになった服の感触が心地よくて、そうした服を好んで着る子どももいます。下着などは裏返すと着られるという子もいます。

成長するにつれて、着られる服が増えたり、苦手な服も少しの時間なら着られるようになったりするなど、許容範囲が少しずつ広がっていくことが多いものです。小さいうちは、着心地優先で、子ども本人が好む服を着せてもよいかもしれません。制服や式典などで、どうしても決まった服を着なければならないときは、本人に頼むか、園や学校と事前に相談しましょう。

身だしなみを不安なくするために

顔を洗う

水を怖がるときは濡れタオルでやさしく拭きましょう

顔に水をつけることが怖いために、顔を洗えない子どもがいます。そういうときは、濡らして絞ったタオルでやさしく顔を拭きましょう。最初はお家の人が拭いてあげて、慣れてきたら自分ひとりでも拭けるようにしていきましょう。水の冷たさが刺激になっていやがるときは、肌あたりのよいタオルをぬるま湯で濡らして絞って使うといいでしょう。最後に目や鼻、口の周りに汚れが残っていないか、お家の人が確認してあげましょう。

かっこよくなったね～

最初は、お家の人に拭いてもらいながら、少しずつ自分でもできるようにしていきましょう。

ヘアケア

鏡の前で何をしているのかがわかるように

ぼさぼさの髪は、だらしない印象を与えてしまいます。地肌にあたるブラシを痛がる子には、先が丸くなっているブラシを選んだり、手ぐしで整えてあげたりするだけでも髪の印象が変わります。髪のからまりがとれやすくなる寝ぐせ直し用のミストスプレーを使うのもひとつです。不安を感じやすい子には、事前に絵カードなどで、何をするのかを説明し、鏡の前に子どもを立たせて髪をとかすと、何をしているのかがわかり、安心できます。

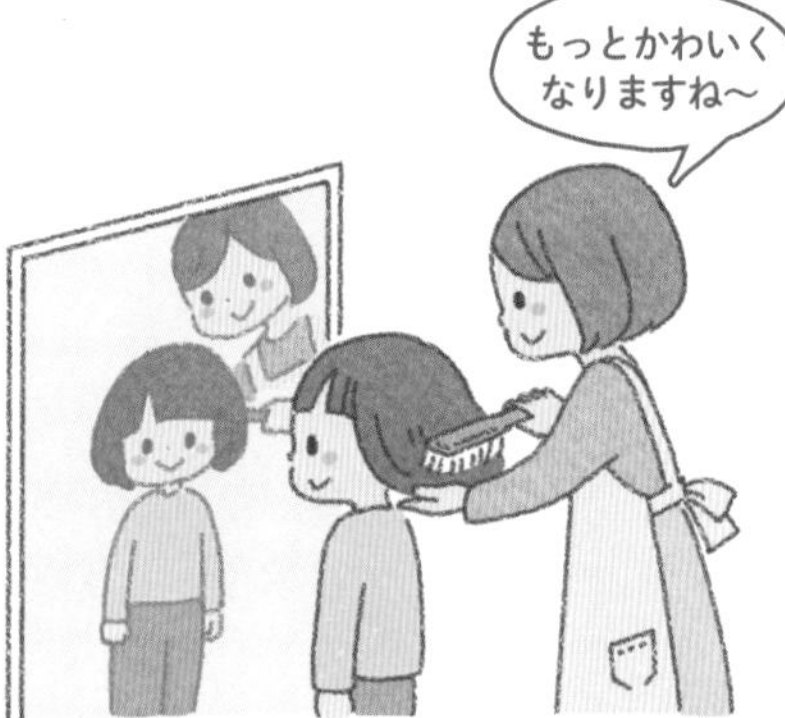

取りかかる前に、「これから髪をとかします」と伝え、「かわいくなりますね～」など、プラスの言葉がけもしましょう。

ヘアカット

ヘアカットは何をするのか事前によく説明を

人にさわられるのが苦手だったり、耳元のはさみの音が怖かったりするなど、ヘアカットが苦手な子には、絵カードなどで、これから何をするのか具体的に説明すると不安がやわらぎます。自宅で切る場合は、好きな遊びに集中している間に切ったり、一度できれいに仕上げようとせずに、数日かけて少しずつ切ったりするのもひとつです。お店で切るときは事前に相談し、人の少ない時間帯に切ってもらうと、万が一さわいだときでも気がラクです。

首にクロスがつけられない子は、クロスをつけずにそのままカットして、後で着替えるなど、臨機応変に対応しましょう。

歯をみがく

歯みがきの何が苦手なのかをよく観察しましょう

歯みがきが苦手な理由は、ひとりひとり違うと思いますので、まずは、歯みがきの何がいやなのか、子どもの様子をよく観察して原因を探りましょう。不安を感じやすい子どもには、絵カードなどを使って、これから何をするのかを具体的に説明することも大切です。また、小さいうちは、どうして歯をみがく必要があるのかがわからないこともあります。「虫歯になると歯が痛くなるよ」などと伝えると、変に怖がらせてしまい逆効果になることも。言葉がけをするときは肯定的に、「歯をみがくと虫歯にならないね」などと伝えてみましょう。どうしても歯みがきができない子で、うがいができる子は、ぬるま湯でていねいに、何度も口の中をすすぐのもひとつです。

歯みがきが不安なときはこんな方法も

いつ終わるのかがわからなくて不安になる…

歯みがきの歌を決めて、いつも同じタイミングで同じ歯をみがくと、歯みがきが進む様子がわかり、「歌が終わる＝歯みがきも終わる」と理解しやすくなります。

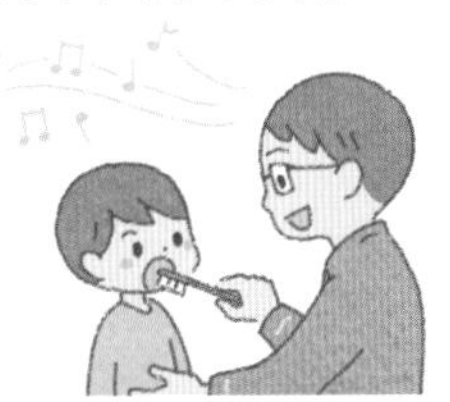

口の中に歯ブラシを入れることが不安…

歯ブラシが歯や歯茎にあたって痛がる場合は、やわらかいガーゼを濡らして指に巻き付けて歯の汚れを拭いたり、やわらかな毛質の歯ブラシでやさしくみがいたりしても。

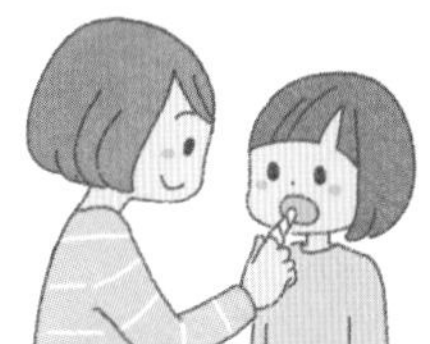

口の中が見えなくて怖い場合は、手鏡を持たせて、様子を見せながら歯をみがくのもひとつです。これから何をするのかがわかると安心できます。

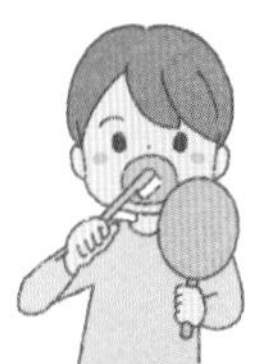

歯みがき中に歩きまわってしまう…

P36の手順書の近くなど、歯みがきの指定席を決めてあげてもいいでしょう。好きなキャラクターを貼ったり、座った姿勢を保つクッションを置いたりしても。

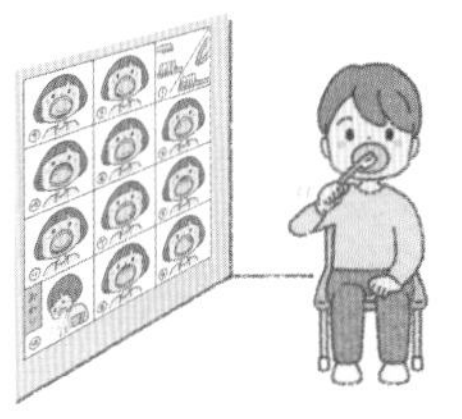

歯みがき中に身体の力が抜けてしまう…

歯をみがいているうちに、身体の力が抜けてしまう子もいます。そういうときは、例えばお家の人が床に座り、子どもにひざ枕をしながらみがいてみましょう。

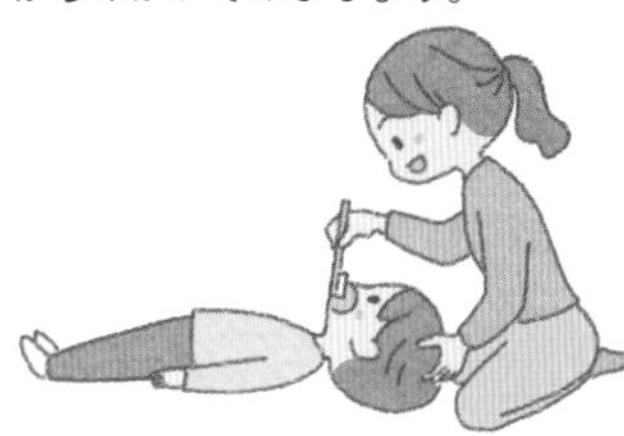

不器用さのために上手くみがけない子…

歯ブラシを口に入れることができ、みがく意欲もあるけれど、不器用さがあるために上手にみがけない子には、子ども用の電動歯ブラシを利用するのもひとつです。

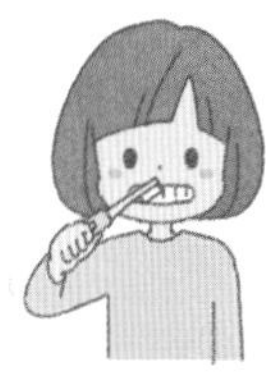

下品なことをくり返し言います。お友だちがいやがることも平気で言ってしまいます

望ましくない言動は聞こえないふりをするのもひとつです

周囲の人や友だちと、なごやかに会話できることは、大人になってからも人とつながり合って暮らしていくうえで役立つスキルです。想像することが苦手で、相手が自分の言葉をどんなふうに受け取っているかが、わかりにくい子には、会話のルールを教えることも大切です。目には見えない会話のルールを理解したり、相手の気持ちを想像したりしながら、楽しく会話する練習をしてみましょう。

スモールステップ

問題行動は無視し、望ましい言動をほめましょう

誰でもうれしいことは何度でもやってみたくなりますが、つまらないことはだんだんしなくなるものです。子どもが下品なことをくり返し言うときは、その言葉を使って、周囲の反応を楽しんでいたり、その子なりのユーモアで言っていたりすることがあります。いずれにしても、その子が何度もくり返すのは、その言葉を使ったときの周囲の反応が、その子にとって「うれしいこと」になっているからかもしれません。こういう場合は、いやがったり叱ったりせずに、問題となる言動を無視する（聞こえないふりをする）ほうが効果的です。その子が下品な言葉を使っても、周囲が反応しない状況をつくれば、だんだんつまらなくなって、言わなくなるでしょう。逆に、その子が下品な言葉ではなく、正しい言葉を使ったら、しっかりとほめて、それは望ましいことだと強く印象づけましょう。

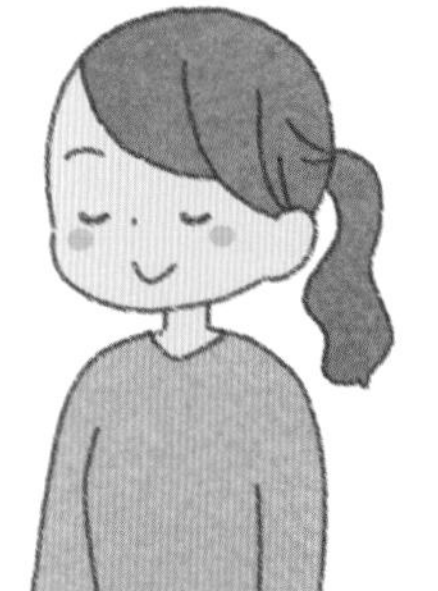
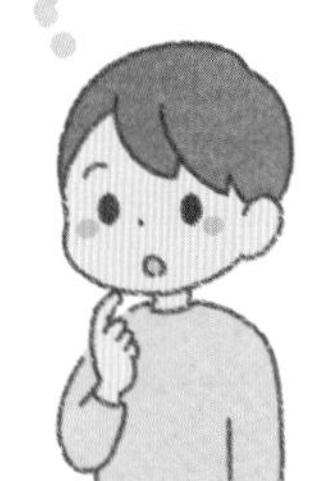

望ましくない言動は無視するほうが効果的です。
感情的にならずに、冷静に対応してみましょう。

スモールステップ
会話のルールを教えてあげることも大切です

相手の気持ちを察したり、想像したりすることが苦手な子のなかには、例えば、太っている子に「太っている」と、思ったことをすぐに口に出してしまう子どもがいます。「そういう言い方は、相手を傷つけるんだよ」と説明しても、その子にとっては、事実を言っただけなので、なかなかピンときません。また、相手の立場を自分に置き換えることが苦手な子の場合は、「自分がそう言われたらどう思う？」と問いかけられても、「私は太っていないから、そんなことは言われない」などと言ってしまいます。そういうときは、会話（メール、SNS、手紙も）では、容姿や身体の特徴、成績や運動の苦手さなどをあらわす言葉を使わないこと、うわさ話をしないこと、そして、そのルールはほかの人も守っていることを、その子が理解しやすい言葉で根気強く伝えていきましょう。もし、どうしても言いたくなったら、「お家に帰ってから、お母さん（お父さん）だけに言ってね」と伝えましょう。

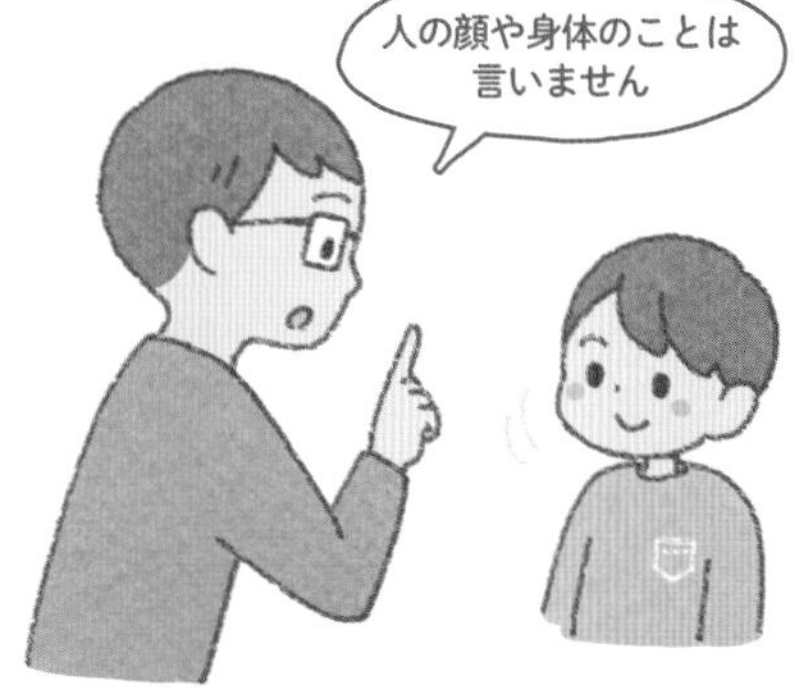

経験から学ぶことは難しいので、教えてもらわないとわかりません。教えてもらえれば、少しずつできるようになっていきます。

こんなことは話題にしません

体形のことについて

太っている、小さいなど

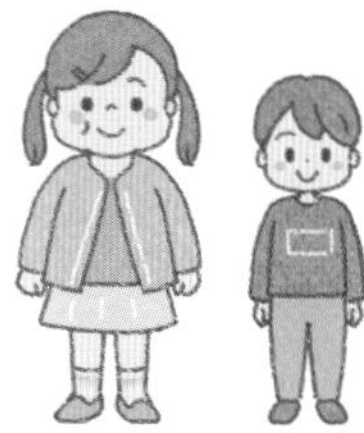

見た目について

メガネをかけている、
髪型（くせ毛）、肌の色など

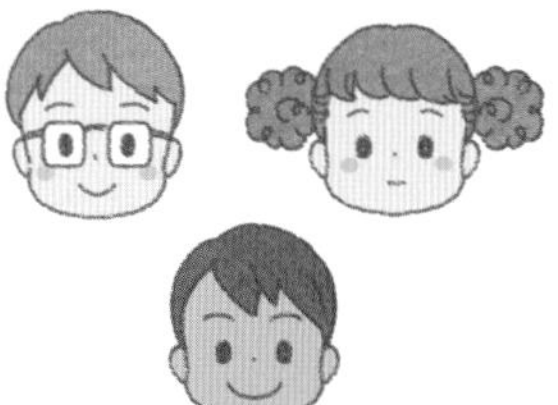

相手の苦手なことや失敗

逆上がりができない、
おもらしをしてしまったなど

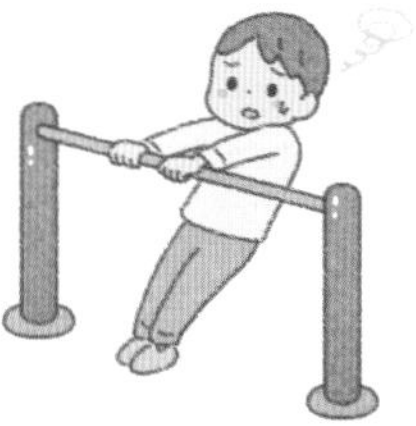

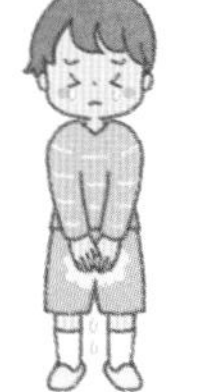

人づてに聞いたこと

「○○ちゃんって、△△したんだって！」

といったうわさ話

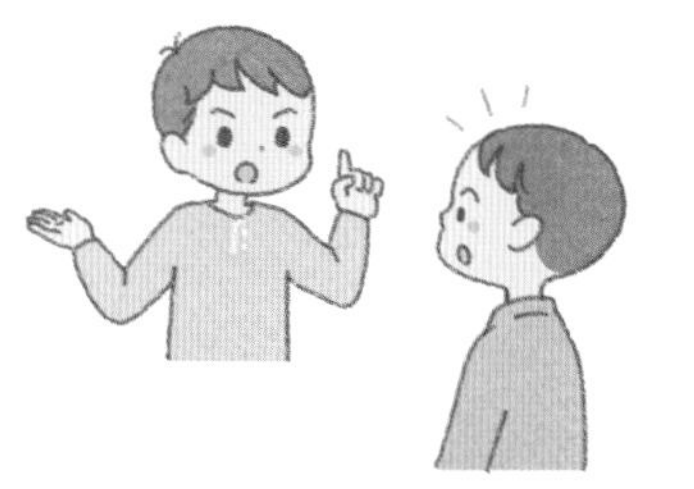

スモールステップ

相手の喜怒哀楽がわからないのかもしれません

相手の表情や身ぶり、手ぶり、まなざし、声の調子から、相手の感情を読み取ることが苦手な子の場合は、相手が悲しんでいたり、怒ったりしていても、それになかなか気づくことができません。結果として、相手の気持ちを無視した言動をとってしまいます。また、私たちは成長とともに、礼儀として、あからさまに泣いたりいやな顔をしたりすることは控えるようになります。そのぶん、状況を理解したり、相手の気持ちを察したりすることがより必要になるのですが、想像することが苦手な子の場合は、相手の気持ちや状況がますますわかりにくくなってしまいます。まずは、根気よく表情から感情を読み取ることを意識してみましょう。すぐにうまくはできないかもしれませんが、ある日、「そういうことか！」と納得できるようになります。

言葉のイメージをイラストにして伝えてみましょう

子ども本人が、その言葉が「人を傷つける言葉にもなる」とわかっていないときは、言葉のもつイメージをイラストにして伝えてみましょう。「ありがとう」などは、あたたかみのあるふわふわしたイメージに、「バカ」などは冷たくチクチクしたイメージにすると、わかりやすくなると思います。

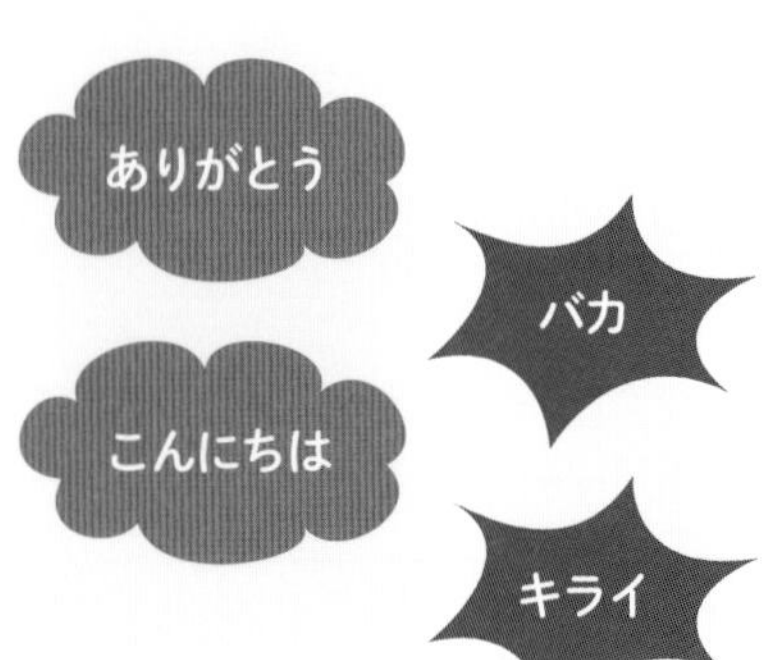

どんなきもちかな？

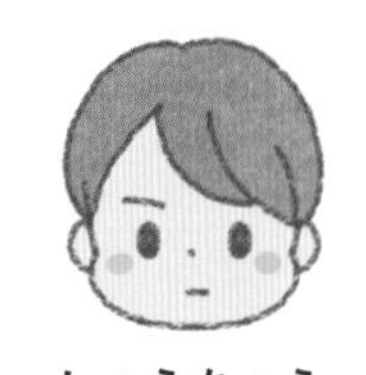

しゅうちゅうしている

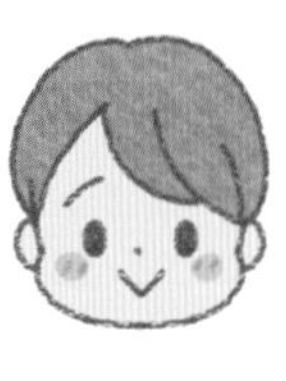

てれている

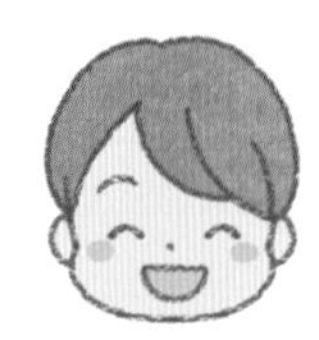

よろこんでいる

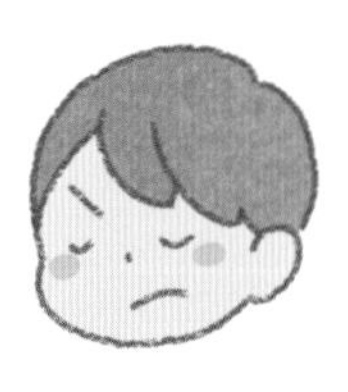

はなしたくない

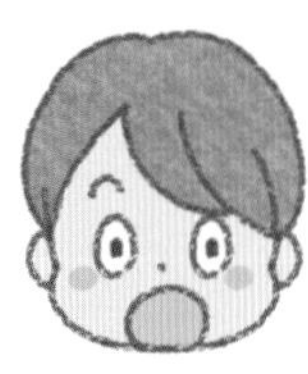

おどろいている

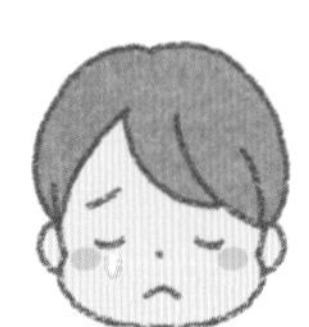

かなしんでいる

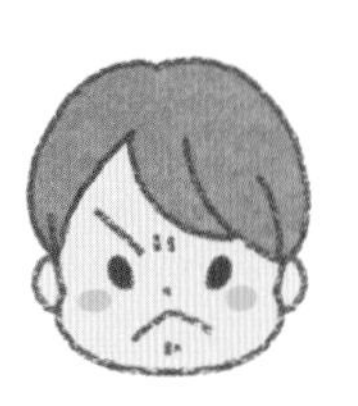

おこっている

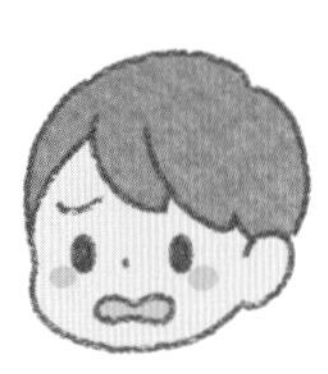

いやがっている

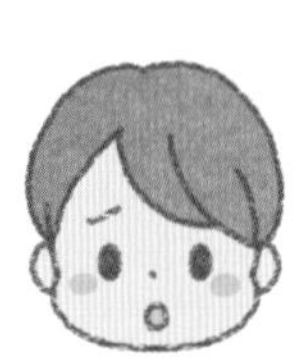

こまっている

※あくまでも一例です

イラストや写真を使って、「この顔のときは、どんな気持ち？」など、表情と感情を関連付ける練習も大切です。

言葉がけ

自分の気持ちが伝わる言葉を覚えましょう

お家でその子がよく使う言葉があると思います。困っているように見えるのに、「あっちいけ！」と言う習慣がついている子には、言い換え表をつくって望ましい表現を伝えていくことが大切です。例えば、「あっちいけ！」を「ひとりになりたいです」、「バカ！」を「やりたくありません」と言い換えることができれば、子ども本人も困った状況を乗り切るきっかけをつかめますし、周囲の人もその子の思いを理解しやすくなるので、支援がしやすくなります。大人になってからも、わからないことや困ったことはたくさんあります。困ったときに周囲の人の力を借りるためには、自分の思いを言葉にして伝えることが大切です。言い換えの言葉を敬語にして覚えると、家庭以外でも大人になってからも使えます。

その子の気持ちに合う言葉に変換してみましょう

※あくまでも一例です

- ●あっちいけ！　→ひとりになりたいです
- ●バカ！・いらつく→やりたくありません
- ●ふざけんな！　→おこっています
- ●てめえ　→おかあさん、おとうさん、○○さん
- ●きも・うざ　→いやです
- ●うるせー　→しずかにしてください
- ●しらねえ！　→おしえてください

など

「やりたくない」のね
バカ！

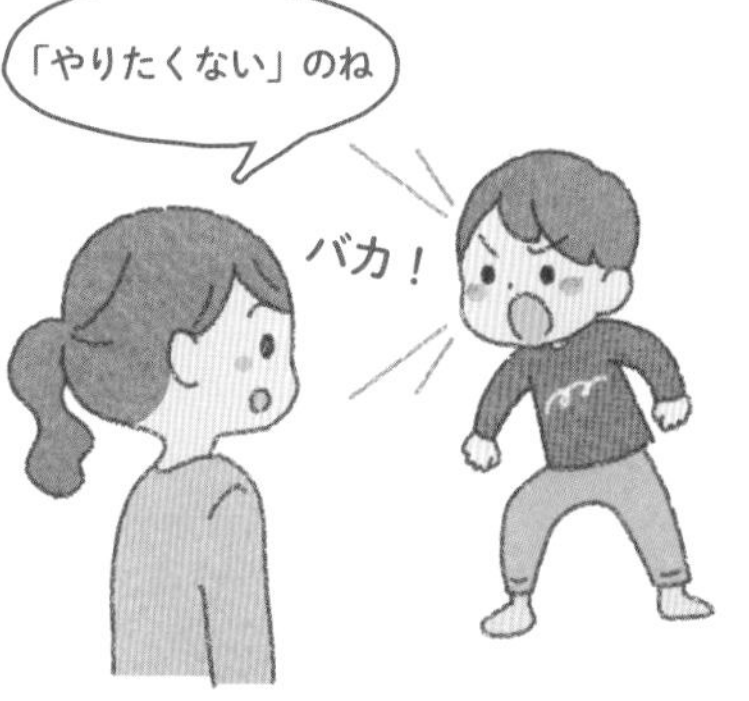

子ども本人も、自分の気持ちの伝え方がわからずに困っています。すぐに言い換えられなくても、根気よく伝えていきましょう。

理由を探る

言われた相手は悲しくなることを伝えましょう

子ども本人がいやな言葉を使ったら、どうしてその言葉を使ったのか、「いやだっていう気持ちだったの？」とじっくりたずねてみましょう。子ども本人はうまく説明できないかもしれませんが、気持ちを聞いたうえで、例えば、「でも、お父さん（お母さん）は、○○ちゃんがその言葉を使うと、とても悲しい」と、率直に伝えましょう。また、お友だちに対しては、「お友だちに『やめて』って伝えたらわかると思うよ」と正しい表現を教えましょう。

お父さんは
その言葉を聞くと悲しいです

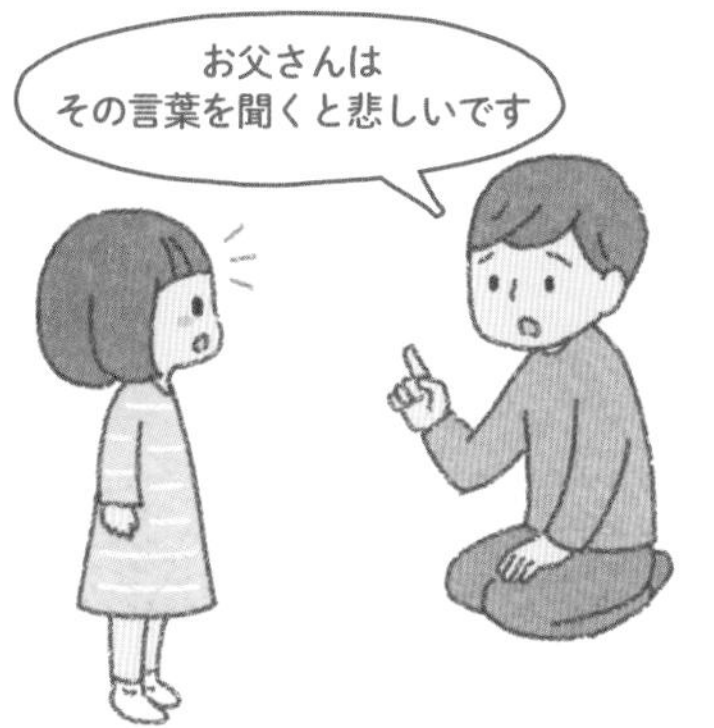

今すぐには理解できなくても、くり返し伝えることで、「この言葉は使わない」と覚えていくことはできます。

一番じゃないと気がすみません。勝ち負けにこだわります

その子にとって「1番」にどんな意味があるのかを考えて

その子が1番の「何」にこだわっているのかをよく観察しましょう。もしかしたら、「自分が最初にやること」にこだわっている場合もあります。また、1番になれなかったときに、お気に入りの席に座れないなど、不安のあらわれとして1番にこだわる場合もあります。「こだわり」が目立つときは、不安も強いときです。その子の不安をやわらげたり、ありのままを受けとめたりすることも大切です。

理由を探る

1番にこだわるのは不安のあらわれかもしれません

1番にこだわる理由は、ひとりひとり異なります。あくまでも仮の理解ですが、もしかしたら、自分がしたいことを、誰かが先にすると不安になってしまうのかもしれません。他者の言動をコントロールすることは難しいので、1番になることで、自分の世界をコントロールして、不安をやわらげたいと思っているのかもしれません。また、「1番はよいものだ」と学習したときに、「それ以外はダメ」と誤って理解してしまい、その結果、1番にこだわり続けているのかもしれません。そんなときは、その子には、「1番でなくてもいいんだよ」「君の希望を聞いてかなえたい」ということをくり返し伝えながら、その子が安心できる環境を提供することが大切です。

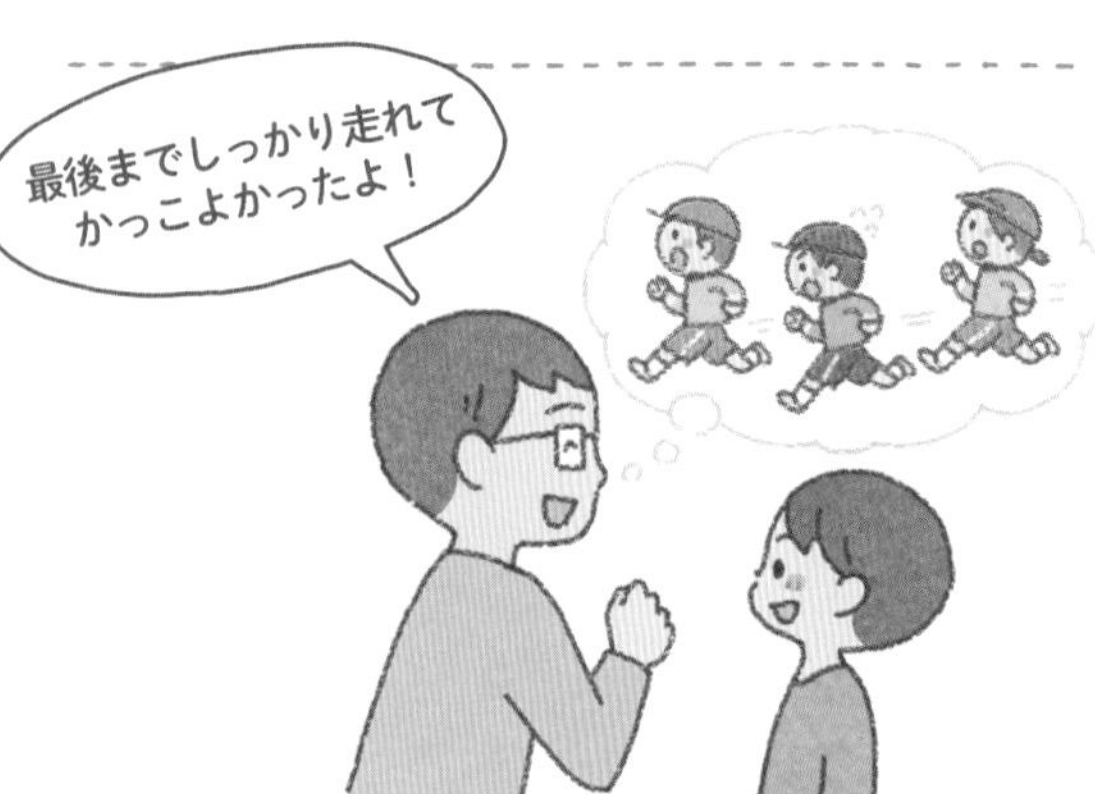

その子の行動をみて、結果ではなく、取り組み方でキラリと光るものがあったら、そこをきちんとほめることも大切です。

「負けても大丈夫」ということを最初に伝えましょう

言葉がけ

負けることがあたかも世界の終わりのように感じ、全否定されたと考えて、不安になる子には、競争をする前に、「負けても（1番にならなくても）あなたが大切な存在であることに変わりはない」ということを、ていねいに説明しましょう。負けても特別困ったことにならない経験を積めれば、安心して負けることができます。

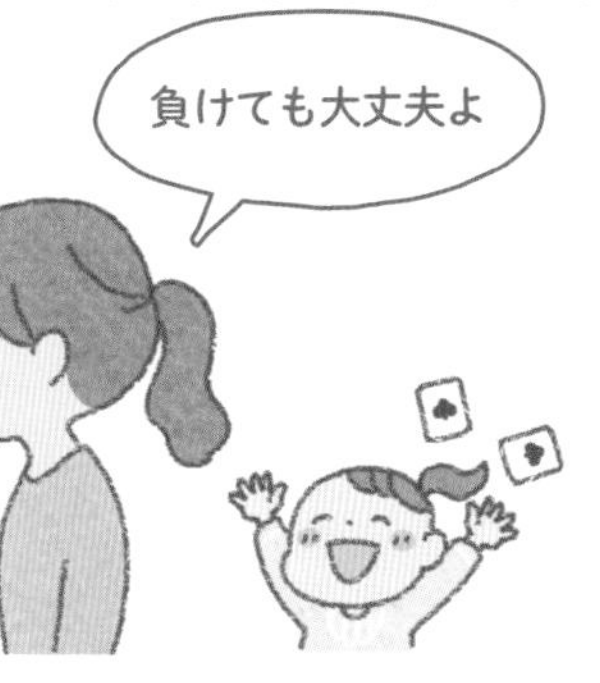

負けても叱られたり、怒られたりしないということ、次に勝つかもしれないことがわかると、不安は小さくなるかもしれません。

1番の「何」にこだわっているのかを観察しましょう

理由を探る

並んだときの1番前、1番前の席、1番になれると座れる椅子など、特定の何かにこだわりをもっている場合もあります。その子のこだわりが本当は順番ではなく場所のほうにあり、その場所だと不安にならず、安心して過ごせるようなら、その場所を優先してあげるのもひとつです。

このいすがいいの

可能なら、その子が好きな場所を「○○ちゃんの場所」と決めてあげましょう。自分の場所を確保することで不安がやわらぎます。

今の君でいいんだよと教えてあげましょう

言葉がけ

まずは子ども本人が、日々の生活を送るうえで、「『今のぼく』『今のわたし』でいいのだ」という安心感を手に入れる必要があります。順番のほかにも、いろいろなこだわりがありますが、「こだわり」は、言い換えればその子にとっての精神安定剤です。こだわりが目立つときは、不安も強いときです。こだわりの強弱を周囲がチェックすることで、子ども本人の安心度がわかるはずです。安心感は、肯定されて、丸ごと認められて、ほめられて育ちます。目の前のその子をありのまま受けとめましょう。例えば、1番でなくても、笑顔が素敵だったり、人を助けたり、落とし物を届けてくれたり、素晴らしい人はたくさんいます。子ども本人は、自分からは気づけないので、そのつど、くり返し教えてあげましょう。

ひとりで遊んでいることが多く、同年代の子どもとも一緒に遊びません

期しない動きに絶えず刺激されることになり、不安を感じやすい環境といえます。無理に遊ばせようとせずに、その子がどうしてひとりで遊びたいのか、その理由を考えてみましょう。

理由を探る

ひとりのほうが安心できるのかもしれません

その子がいつもひとりで遊びたがるようなら、きっと理由があるはずです。例えば、小さな子どもは、自分が動きたいように動きますし、遊んでいるときも、キャーキャー、ワーワーと、大きな声を素直に出します。同年代の子ども同士で遊ぶと、目の前に自分が遊びたいおもちゃがあれば、悪気なく手に取ることもありますし、相手のペースに合わせて遊ぶことも少ないでしょう。それは無邪気でほほえましい様子ですが、さまざまな感覚にかたよりがあったり、見通しを立てにくかったりする子どもにとっては、大きな音や予

不安なく過ごしたいという思いのあらわれかもしれません

お家の人にとって、ひとりで遊んでいるわが子を見ると心配になるかもしれません。けれども、その子がいつもひとりで遊びたがるのであれば、きっと理由があるはずです。例えば、不安を感じやすい子の場合、同年代の子どもたちから発せられる予期しない大きな声や音、動きは大きなストレスになります。もしかしたら、不安なく過ごしたいという思いのあらわれなのかもしれません。

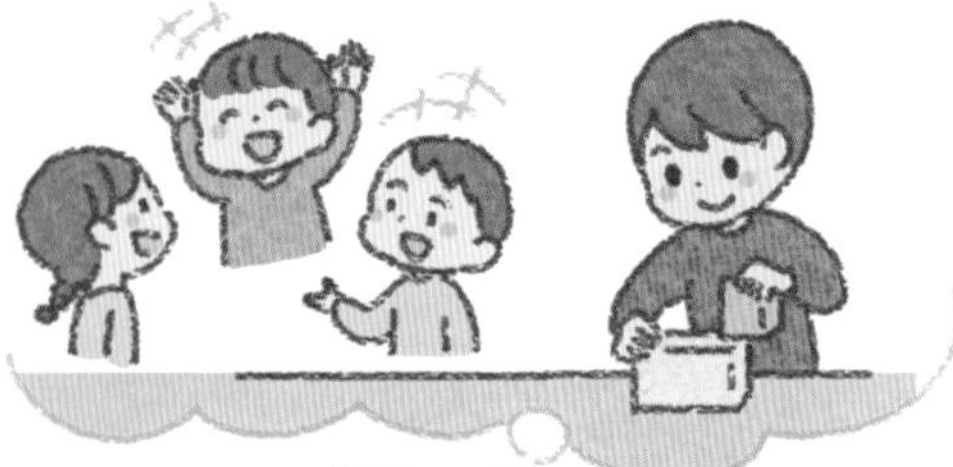

その子がひとりで過ごしたい理由がきっとあるはずです。その理由を探りながら、不安に感じていることをやわらげていきましょう。

スモールステップ

最初はお友だちのそばで遊ぶことからはじめてみましょう

人への関心が薄い子どものなかには、「友だちと一緒に遊びたい」という思いが湧き上がってこない子どもがいます。その場合は、無理に遊ばせようとせずに、子ども本人が友だちと遊びたいと思えるようになるまで、じっくり待ってあげることも大切です。それがその子の「安心」につながります。次のステップとしては、最初は、ほかの友だちが遊んでいる気配を感じながら、ひとり遊びをするところからはじめてみましょう。お友だちと一緒に「いられる」ことからはじめて、少しずつ、友だちとふれ合う時間を増やしていきます。人はひとりでは生きていけません。自分のことを知っている人がいるということは、実はとても心強いことですし、苦手なことがあれば周囲の人に助けを求めるということも大切なことです。少しずつ取り組んでいきましょう。

まずは、お友だちが遊んでいるそばで、絵を描いたり、積み木で遊んだり、ひとりで遊ぶことからはじめてみましょう。

スモールステップ

ごく短い時間だけほかの子どもと一緒に遊んでみる

5分ほどのごく短い時間から、ほかの子どもと一緒に過ごしてみるのも一案です。ただ、子ども本人は、本当はひとりで、自分のペースで安心して遊びたいと思っているかもしれません。ほかの子どもとかかわる時間をつくる場合は、常に子ども本人が安心できる大人がそばにいることが重要です。そのうえで、絵本の読み聞かせや紙芝居など、ほかの子どもも静かになる活動からかかわりをもったり、その子が電車のことが好きなら、電車のことが好きそうな子を誘ってみたりするのもひとつです。無理やり長く参加させようとすると、そのことがいやな記憶として残り、かえって人を避けるようになることもあります。子ども本人がいやがるときは、無理強いをせずに、少しずつかかわりを増やしていきましょう。また、ひとりでいられる場所を保証してあげることも大切です。

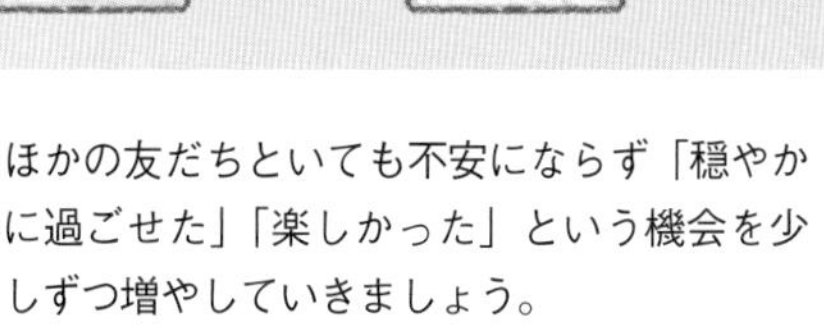

ほかの友だちといても不安にならず「穏やかに過ごせた」「楽しかった」という機会を少しずつ増やしていきましょう。

集団行動が苦手です。遠足にも行きたがりません

ふだんと違う雰囲気に不安になることがあります

はじめてのことや、集団で行動する遠足や運動会の練習など、ふだんとは異なる環境にとまどいやすく、大きな不安を感じる子どもがいます。想像力を発揮して、はじめてのことにワクワクしたり、「こうなったらああしよう」と柔軟に考えたりすることが難しいのです。その子の心細さに寄り添い、早めに説明をしたり、部分参加を認めてもらったりすることも大切です。

予告する

行事の内容は早めに伝えて一緒に確認しましょう

例えば遠足の場合、その子にとってはじめて行く場所が目的地になることがあると思います。場所だけでなく、移動手段も、乗り慣れていない大型バスや電車を使うことがあります。想像力を発揮し、はじめてのことにワクワクして「こうなったらああしよう」と柔軟に考える子もいれば、はじめてのことに大きな不安を抱く子どももいます。不安や緊張を感じると、行事を楽しむことができませんので、そういうときは、早めに園や学校から遠足の内容を教えてもらったり、しおりを一緒に読んだりして、「○○公園に行くんだね」「園からバスに乗って行くよ」など、説明してあげましょう。前もって、当日どんな出来事があるのかを知るだけでも、遠足にのぞむ不安な気持ちが少しはラクになります。

不安が強いときは園や学校とつながることも大切です

家庭ではその子のことがよく理解されている子が、学校では不用意にかかわられることでパニックを起こしてしまうことがあります。担任や引率の先生に、園や学校での様子を聞きながら、その子の不安を少なくするにはどうすればいいのか、ふだんから話し合えるといいと思います。

遠足への参加にはこんな方法もあります

現地集合、現地解散にする

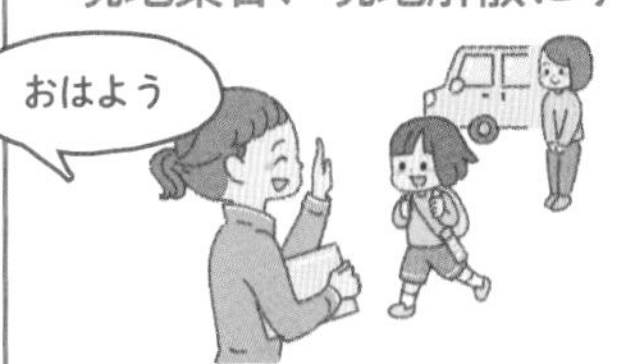

大型バスや電車など、移動中の不安がある場合は、先生の了解を得て「現地集合」「現地解散」にさせてもらうのもひとつです。お家の人も当日の様子がわかります。

現地に下見に行く

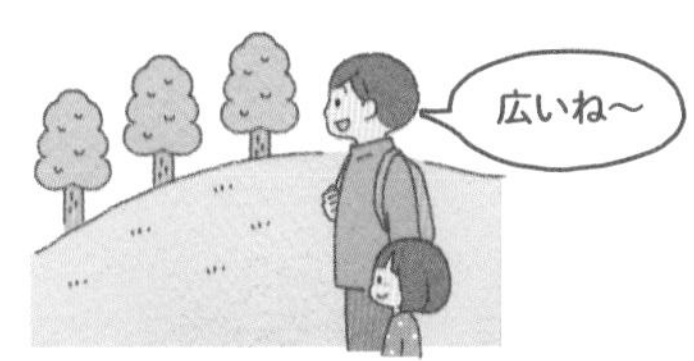

事前に現地に下見に行く方法もあります。園や学校からの距離感、現地の様子や雰囲気、トイレの場所などがわかると、とまどいが少なくなります。

オリジナルのしおりをつくる

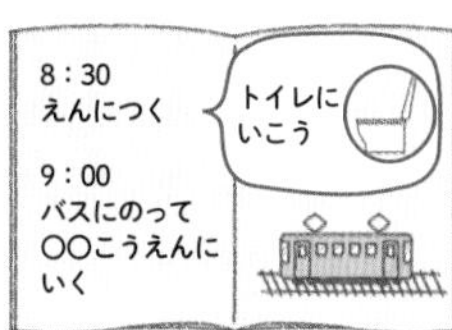

バスの乗り方やトイレのタイミング、気分が悪くなったら…など、お家の人のアドバイスを書き込んだ、オリジナルのしおりをつくって、親子で読んでみましょう。

※あくまでも一例です

見てわかる工夫

口頭だけで済ませずに目で見てわかる工夫をしましょう

目で見て理解するほうが得意な子どもの場合は、口頭だけの説明では、理解しにくく、記憶に残りにくいことがあります。「話し言葉は理解が難しく、聞こえたそばから消えてしまう…」という人もいます。予定を伝えるときは、予定表を大きく貼り出したり、具体的で簡潔な言葉にイラストや写真を添えたりして、ひと目でわかる工夫をしてみましょう。

遠足の目的地の写真を貼ったり、イラストを描いたりしたノートをつくり、当日まで見返すのもおすすめです。

スモールステップ

運動会は練習・本番を通じて、部分参加にするのもひとつです

運動会は、練習・本番を通じて、ふだんの雰囲気とは大きく異なります。慣れない環境にとまどったり、不安や緊張を感じやすかったりする子どものなかには、運動会の練習や本番に参加できない子どもがいます。大きな音が苦手な場合は、徒競走のスタートの音や、歓声もつらく感じますので、無理強いせずに、部分参加や見学を認めてもらいましょう。

強い口調を怖がるときは…

先生が指導するとき、「〇〇しない！」「ダメ！」などの言葉が飛び交うことがあります。強い口調に不安を感じる子どもは、自分が注意されていなくても怖がることがあります。強い口調での注意を控えてもらったり、「厳しく叱られると、混乱することがあります」と、事情を伝えたりしてみましょう。

お友だちに近づきすぎたり、何度も「遊ぼう」としつこく聞いたりします

言葉がけ

ほかの人との快適な距離の目安を教えましょう

私たちは、基本的には、相手との距離が近いほど、親しい関係だと感じます。そのため、それほど親しいわけではないのに、相手が自分に近づきすぎると、とまどってしまいます。けれども、そもそも近づきすぎてしまう子どものなかには、「人と人との距離」と「親しさ」との間に、微妙な関係性があることに気づけない子どももいます。悪気なく、ほかの人のパーソナルスペースにふみ込んでしまうのです。過度にスキンシップをとってしまう場合は、「近づきすぎると○○ちゃんが困っちゃうよ」「話すときは両手を広げたくらい離れたほうが伝わりやすいよ」などと伝えてみましょう。また、子ども本人はスキンシップのつもりでも、年齢が上がるにつれて、相手に異なる印象を与えてしまうことがあります。自然にはわかりませんので、そのつど教えてあげることが大切です。

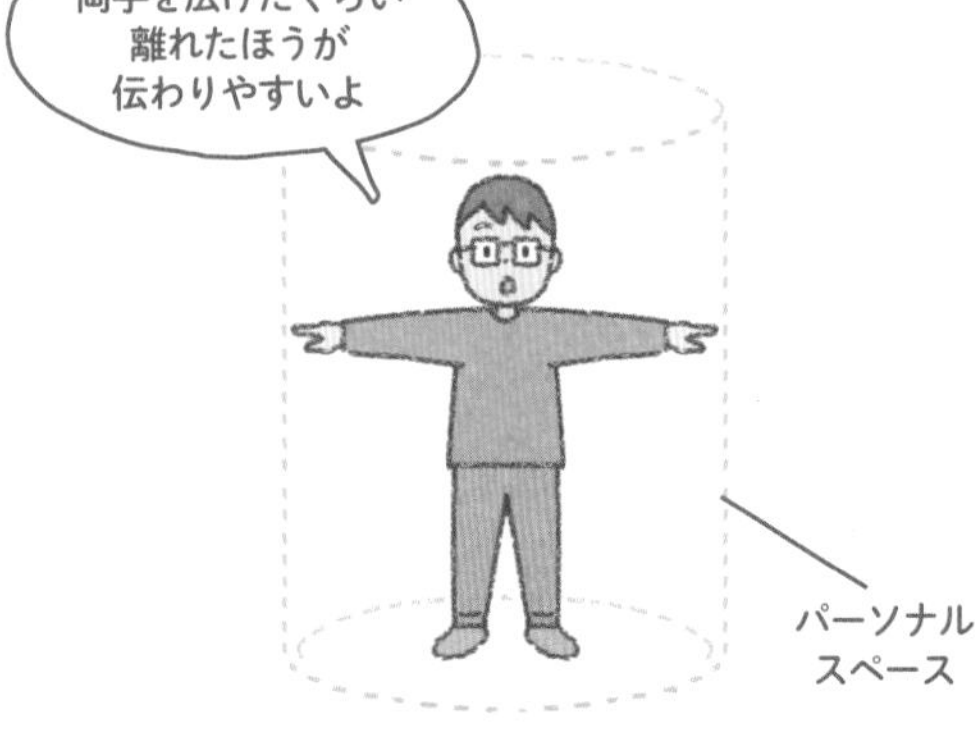

両手を広げたくらい離れたほうが伝わりやすいよ

パーソナルスペース

目に見えないことが理解しにくい子には、「両手を広げたくらい」など、具体的にパーソナルスペースを教えてあげましょう。

具体的に短い言葉で伝えてみましょう

表情を読み取ったり、人の気持ちを感じ取ったりすることが苦手な子どもは、人との適切な距離感がわからないことがあります。近づきすぎたら、そのつど、「○○ちゃん、近いよ」と簡潔に伝え、適切な距離を教えてあげましょう。また、「遊ぼう」と何度もしつこく聞いてしまう子の背景には、その子なりの不安があるのかもしれません。その子の抱えている不安を探ってみましょう。

言葉がけ

近づきすぎたら簡潔に「近いよ」と伝えてあげましょう

表情や身ぶり、手ぶり、視線、声の調子などから、相手の感情を読み取ることが苦手な子の場合（→P62）、「近づきすぎる」ということが相手を不愉快にさせることがあります。そういう場合は、「○○ちゃん、近いよ」と、具体的に、短い言葉で説明してあげましょう。

そのつど、短い言葉で具体的にはっきりと伝えてあげましょう。時間はかかるかもしれませんが、根気よく伝え続けましょう。

マナーを少しずつ覚えていきましょう

人との距離感だけでなく、マナーや礼儀正しさは、それが自然に身につけたものであれ、簡潔な言葉で説明して覚えたものであれ、相手によい印象を与え、よい人間関係をきずく土台になります。マナー違反は、小さいうちはあたたかく見守ってもらえるかもしれませんが、大人になって同じことをすると、ひんしゅくをかってしまいます。マナーや礼儀正しさは一朝一夕に身につきません。少しずつ覚えていきましょう。

理由を探る

何度もしつこく聞くのは、不安のせいかもしれません

その子が何度もお友だちに「遊ぼう」と聞く本当の理由はわかりません。あくまでも仮の理解ですが、もしかしたら、相手の子は「うん」と言ってくれたけれど、「もしかしたら遊んでもらえないんじゃないか」という不安があるのかもしれませんし、「うん」という言葉ではなく、「いいよ、遊ぼう」と答えてほしいのかもしれません。その場に、相手の子の言葉を通訳できる大人がいれば、「遊べるよ。よかったね」とその子に伝えてあげましょう。逆に、相手の子が「やだ」と言ったときは、「遊べなくて悲しいね」「こんど遊べるといいね」と伝えてあげましょう。遊べないのは残念ですが、世の中には思い通りにならないことがたくさんあります。そうした経験を重ねることも大切だと思います。

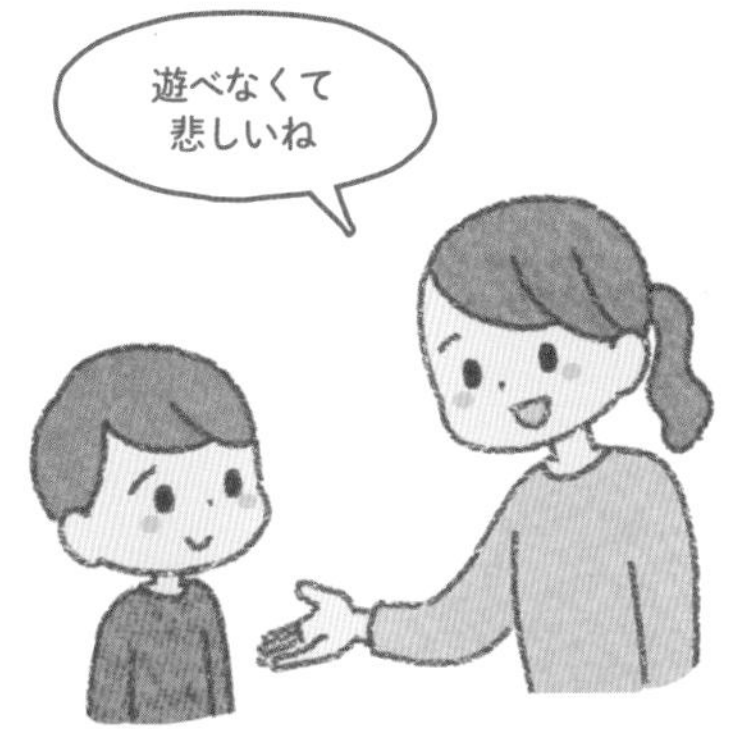

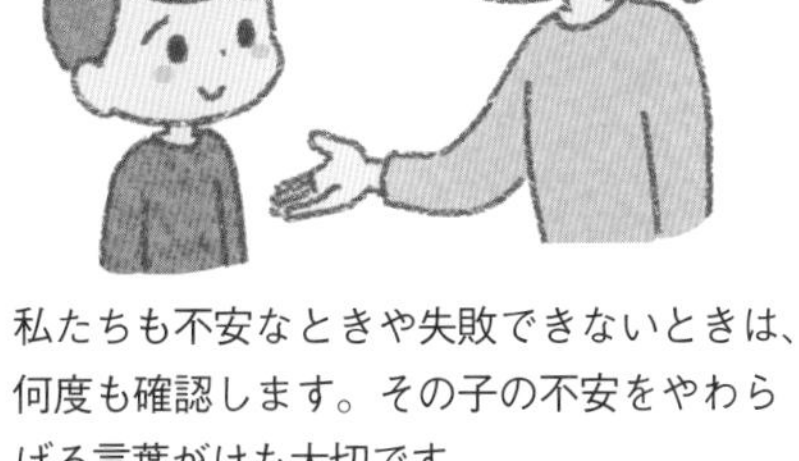

私たちも不安なときや失敗できないときは、何度も確認します。その子の不安をやわらげる言葉がけも大切です。

叱られているのにケロッとしています

その子なりに懸命に対応しているかもしれません

理由を探る

その場の雰囲気を感じとって、その場に一番ふさわしい言動をとれる子どもの場合、〝叱られているときは、おしゃべりや遊びはやめて、真剣な表情で話を聞こう〟と思うかもしれません。けれども、空気を読んだり、想像力を働かせたりすることが苦手な子どもの場合は、どんな態度で、どんな表情でその場にいればいいのかがわかりません。一見、その場にふさわしくないように思える態度も、その子が一生懸命に、その場に対応しようとしている結果であることがあります。もしかしたら、一度覚えた「つらいときこそ笑顔でいる」ということを一生懸命に守っているけなげな姿かもしれません。その場に合う表情や言葉を上手に選ぶことができると、人間関係はうまくいきますが、それが自然にできるようになる子がいる一方で、ひとつひとつ覚えていくことで対応できる子もいます。根気よく伝え続けましょう。

自然にわからないときは具体的にひとつひとつ覚えていきましょう

目に見えないものを理解することが苦手な子どもがいます。相手の気持ちや会話は目には見えません。表情や身ぶり、手ぶり、視線、声の調子などから相手の気持ちを想像することが難しいと、その場に不似合いな態度になってしまうことがあります。そういうときは、その場にふさわしい言動をひとつひとつ覚えていきましょう。自分の表情と感情のつながりを知る練習も大切です。

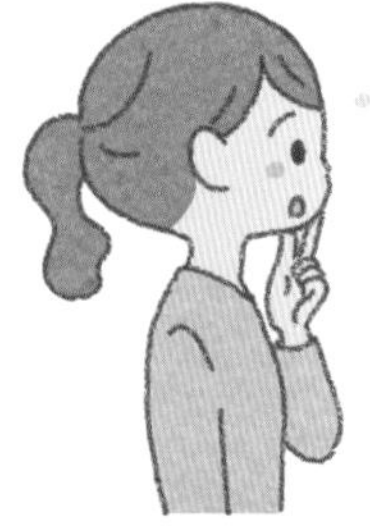

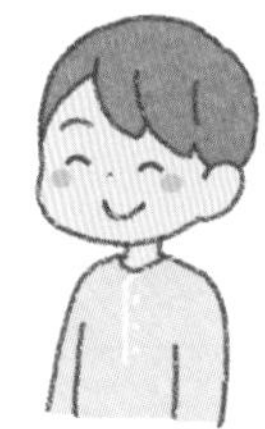

叱られているときに笑顔でいるのは、その子なりに一生懸命に、その場に対応している結果かもしれません。

理由を探る

自分の言動が周囲へ与える影響がわからないのかも

表情や身ぶり、手ぶり、視線、声の調子などから、相手の感情を読み取ることが苦手な子どもの場合（→P62）、例えば、相手が怒っていても、そのことに気づくことができません。また、自分の言動が周囲へ与える影響にも思いがいたらないため、悪気なく、相手の気持ちを無視した態度を取ってしまいがちです。例えば、子ども同士のけんかのとき、子ども本人は相手の子にきちんとあやまったつもりでも、相手の子には「へらへらしている」「まじめにあやまっていない」などと受け取られて、トラブルになることもあります。相手が怒っていたり、叱られたりしたときに、自分はどんな態度をとるといいのか、具体的に教えることも大切です。例えば、「まじめな顔をして、おしゃべりはしません」など、叱られるときのポーズを教えてもらい、上手に叱られるようになった子もいます。

自分の表情を確認することも大切です

「叱られているのにどうして笑うの？」と聞くと、「笑っていない」という子もいます。自分が、今どんな表情をしているのかがわかっていない子もいますので、一緒に鏡を見ながら喜怒哀楽の表情を確認することも大切です。

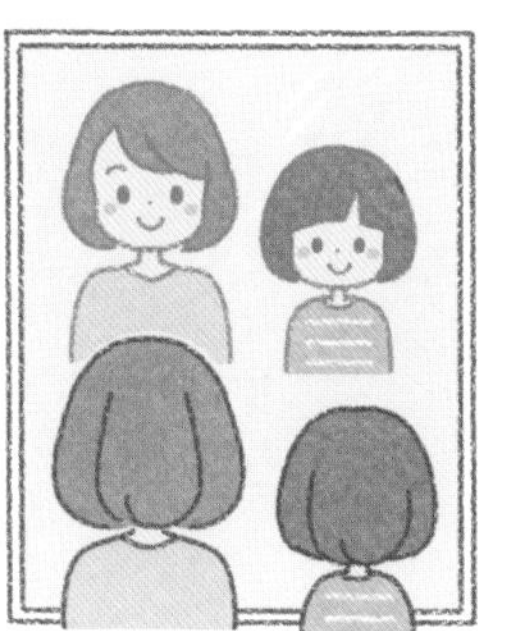

見てわかる工夫

吹き出しを使って自分の言動を考えてみる

「コミック会話」は、マンガの吹き出しを使ったコミュニケーションの支援法のひとつで、キャロル・グレイさんが考案しました。実際にあった具体的な場面をイラストに描くことで、相手との関係を客観的にとらえたり、望ましい方法を考えたりしていきます。例えば、叱られているときに、笑っている子どものイラストを見ながら、「叱っている人」や「叱られている人」の気持ちを考えたり、どうすればいいのかを考えたりしていきます。

ごめんなさい

たたきません

マンガにすることで、会話が目に見えるようになります。「こんなときはこうするといい」というルールを覚える一助にもなります。詳しくは専門書をご覧ください。

冗談で言われたことを真に受けてしまいます

理由を探る

「冗談」と「本気」がわかりにくいことがあります

私たちは、仲がよいからこそ、親しみを込めて冗談を言ったり、からかったりすることがあります。しかし、言葉を字義通りに解釈してしまう子どもの場合、相手が冗談で言っていることなのか、本気で言っていることなのかを判断することは、とても難しいことです。からかいについても、いじわるで言っているのか、親しみをこめて言っているのかを判断することは難しいことです。例えば、子ども本人が、「今日、友だちが、僕のことを『バカ』って言ったんだ！」と怒りながら訴えたら、とても驚くでしょう。けれども、そのときの状況がわかれば、また別のとらえ方ができるかもしれません。子ども本人の話によく登場するお友だちがどんな子なのかを、お家の人なりに把握しておくことも大切です。お友だちの人柄や様子がわかることで、子ども本人の話を、余裕をもって聞けるかもしれません。

お家の人も一緒にその場面を振り返ってみましょう

相手の言葉を字義通りに受けとってしまう子どもの場合、「冗談」か「本気」かを判断するのは難しいものです。そんなときは、子ども本人からそのときの様子を聞き出しながら、お家の人も一緒に振り返ってみましょう。もし、子ども本人が、いやなことをされても「いやだ」と言えないときは、断る方法をお家で具体的に練習してみましょう。園や学校の先生ともつながりましょう。

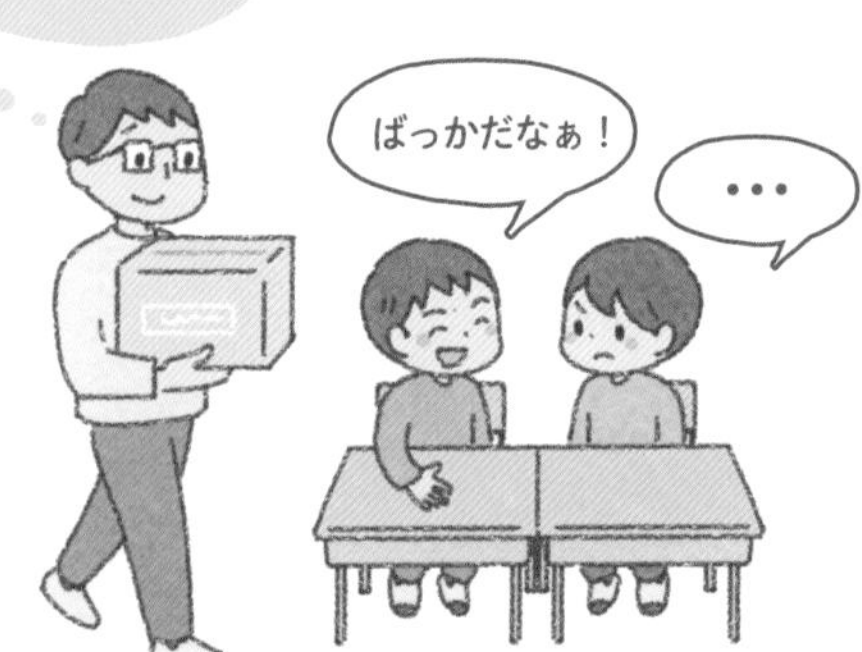

学校行事のお手伝いなどを通じて、子ども本人の話によく登場するお友だちの様子をさりげなく確認するのもひとつです。

環境を整える

からかう子と距離をとることもひとつです

友だち同士の関係にお家の人がどこまでふみこめばいいのかは、難しい面がありますが、子ども本人の様子を見ていて、気になることがあれば担任の先生に話を聞いてみましょう。からかいに気づいたときに、園や学校の先生に注意してもらったり、「〇〇ちゃん、ちょっとこっちで手伝ってほしいんだけど」と、からかう子からさりげなく引き離してもらったりするのもひとつです。子ども本人が気持ちを伝えられないときは、「〇〇ちゃんはそういうことを言われるのはいやだと思うよ」と、先生に代弁してもらってもいいのではないでしょうか。お家の人にとって、担任の先生や保健の先生など、話しやすい先生がいると、困ったときにも相談しやすく、お家の人自身の心にも余裕がもてます。

言葉がけ

子ども本人のありのままを受けとめましょう

子どもへの期待感から、いやなことをされたとき、「どうして自分で『いやだ』と言わないの！」と、叱る人がいますが、「いやだ」と言うことに、とても勇気が必要な子もいます。具体的な方法を教えてもらわずに、お家で叱られ続けると、叱られていやだなという思いと、混乱した気持ちだけが残り、自分はダメな子なんだと、かえって子どもの自信を失わせることになります。コミュニケーションをとることが苦手な子どもは、お友だちとの関係で傷ついていることもたくさんありますので、お家では、その子の思いを受けとめて、「いやだと言うのは、難しいよね」「いつでも家族は味方だよ」ということを、くり返し伝えていきましょう。耳から聞いた言葉が記憶に残りにくい子どもには、紙にエールを書いて見せる工夫も大切です。

叱らずに話を聞いて、「それはいやだったね」と気持ちを受けとめ、「あなたが大切」ということをくり返し伝えましょう。

断る練習も少しずつ重ねていきましょう

自分のしたくない遊びや苦手なことを押しつけられたときに、上手に断るのは難しいものです。「遊ぼう」「貸して」と言われて、それがいやな場合で、子ども本人がうそをつきたくない場合は、最初は「お母さんに聞いてみないとわからない」など、お家の人の都合を理由に、いったんその件を持ち帰ることにするのもひとつです。社会に出るといろいろな誘いを受けます。勧誘や保証人など、断らないと人生が大きく変わってしまうこともありますので、心の負担の少ない、自分に合う「断るスキル」をみがいていきましょう。

ルールに厳格です。ルールを守らないお友だちを怒ります

はっきりしたものはありません。もし、その子が守りたいルールが、お家のなかでのことで、規則正しい生活習慣や、お家の人を巻き込まないものなら、その子がルールを守れるように、協力してあげてほしいと思います。

規則正しい生活習慣につながるルールには協力を

- 同じ時刻に起きる、寝る
- 顔を洗う、歯をみがく、髪をとかす、身じたくを整える
- 食事をする
- 入浴する
- 趣味をもつ
- 掃除をする
- おこづかいを貯める　　など

理由を探る

どうしてルールを守りたいのか考えてみましょう

例えば、私たちも、言葉のわからない外国で、パスポートや財布、携帯電話をなくしてしまったら、心細くて不安になります。見通しを立てにくく、予期しない変化に不安や緊張を感じやすい子どもにとって、毎日の生活はまさにそのような思いの連続かもしれません。生活は変化に富んでいますから、そうした環境のなかでも変わらないルールは、その子にとって安心できるものです。ルールを手がかりに、その子なりに見通しを立てようとしたり、物事を把握したりしているのかもしれません。また、ルールほどわかりやすく、

ルールを守りたい理由がきっとあるはずです

毎日の生活は、天気も違いますし、電車やバスが遅れるなど変化に富んでいます。そんなとき、私たちは、想像力を発揮してその場の状況に対応しようとします。けれども、不安や緊張を感じやすい子どもは、そうすることが難しく、「ルール」によって自分の世界や生活を守ろうとすることがあります。その子がルールにこだわる背景に、不安が隠れていないか、よく観察してみましょう。

環境を整える

ルールは大切ですが、時には、変更があることも教えて

ルールによって生活が守られていると安心できる子どもは、ルールがあいまいになると不安になります。状況によって臨機応変にルールを変更することが苦手な子どもに対しては、ルールを変更する場合も、またルールのもとで行う必要があります。その場合、誰がルールを決めてよく、誰ならルールを変えてよいかも決めておくとよいでしょう。園や学校なら園長や校長、担任が、家庭なら親がその権限をもっているというルールにしておきましょう。

環境を整える

最後に判断する人を決めましょう

例えば、園や学校で「キャラクターが描かれた手さげ袋は使えません」というルールがあった場合、ルールを破ったAさんを厳しくとがめる子がいます。家庭にはそれぞれ事情があり、もしかしたら、お家の都合で用意できなかったのかもしれません。そういうときは、「気がついたらまず、先生に伝える」というルールにしておきます。例えば、子ども本人は先生に「Aさんがキャラクターの手さげ袋を持っている」と伝え、先生からAさんに注意してもらうようにします。もし、事情があって例外とするときも、「先生がAさんの手さげ袋は例外として認めた」と子ども本人に伝えましょう。ルールに厳しいことはけっして悪い事ではありませんが、それによって孤立しないように配慮し、「望ましい言動」を伝え続けていきましょう。そして、ルールでもうひとつ大切なことは、大人がルール違反をしたときは、必ず素直にあやまることです。「大人ならルールを破ってもごまかせる」という間違った理解をさせてはいけません。

例外もルールにのっとって行いましょう

「人のものを勝手に使ってはいけない」というルールには…

例えば、「人のものを勝手に使ってはいけない」というルールに対して、「忘れたときは鉛筆を借りてよい」というルールにします。そして、借りるときは、「『貸してください』と『ありがとう』を伝える」というルールを追加します。

ありがとう

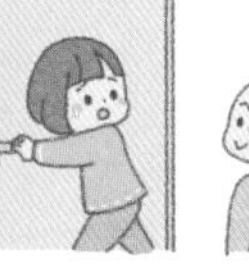

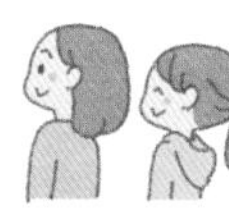

「順番を守る」というルールには…

順番は守るべきですが、例えば、おしっこがもれそうなときは、「『ごめん、先にトイレを使わせて』と言えば、使える」というルールを最初に決めておき、「ありがとう」を伝えることもルールにします。

ごめんね、さきに
つかわせて

「悪口を言わない」というルールには…

例えば、「お友だちや先生のことで困ったら、お母さんには言ってもよい」というルールにします。お母さんも子ども本人が悪口を言っても叱らず、「頭にきたんだね」と伝えて気持ちをくみましょう。

でさ〜
頭に
きたんだね

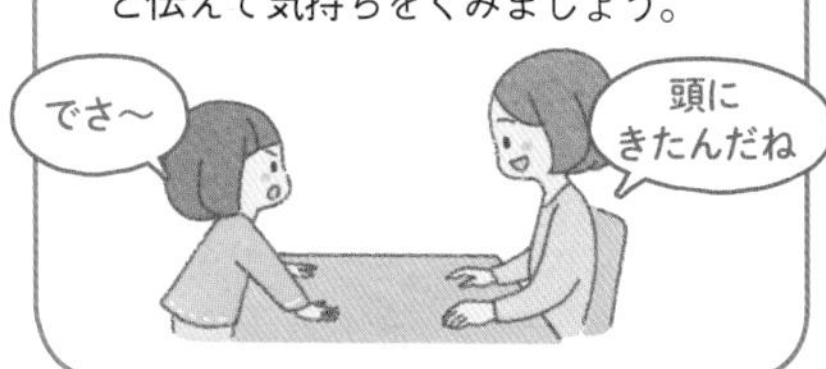

ルールを守りません。順番が待てません

ルールを守らなかったときは、友だちから、「ずるい！」「違うよ！」と注意されても、何がずるくて、何が違うのかがわからないこともあります。そんなときは、例えば、「鬼にタッチされたら、並びます」と、ルールを正しく伝え、そのようにしてもらいます。一度ではルールを覚えられないかもしれませんが、根気よく伝えていきましょう。

違うでしょ！
みんなの気持ちを考えて
なんでそんなことするの！
何度言ったらわかるの？
列の最後に並びましょう

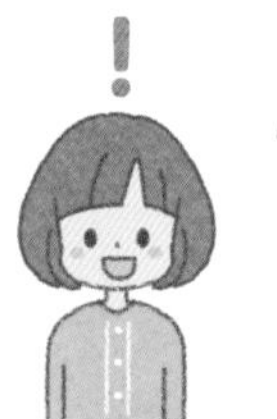

遠回しな表現がわかりにくい子もいますので、望ましいことを、短い言葉で具体的に伝えましょう。

理由を探る

ルールの意味・内容がわからないのかもしれません

ルールを守らないのは、もしかしたらそのように見えるだけであって、その子なりの理由があるのかもしれません。まずは、どういうタイミングでルールを守らないのか、観察してみましょう。同年齢の子ども同士が遊ぶには、ルールを守ってお互いにがまんしたり、相手の気持ちを思いやったりすることが必要になります。もしかしたら、その子にはルールが難しすぎて、ルールの意味がわからないのかもしれません。最初は、周囲の大人がそばにいて、一緒に遊びながら見本を見せて、ルールの内容を伝えてみるのもひとつです。

叱るよりも望ましい言動を根気よく伝えて

その子なりの理由がきっとあるはずですので、どうしてルールを守らないのか、よく観察しましょう。ルールの意味がわからなかったり、その子には難しすぎたりする場合もあります。叱るよりも、ルールを守れたらほめて、望ましい行動を根気よく印象づけていきましょう。また、ルールを理解していても、すぐに忘れてしまう子もいます。そのつど、簡潔な言葉で教えてあげることも大切です。

理由を探る

気がはやって並んでいる子が目に入らないのかも

興味のあることだけに集中しやすい子は、「早く遊びたい！」という思いが先に立って、並んでいる子が目に入らず、結果的に割り込んでしまうことがあります。友だちから、「順番だよ！」「並んで！」と注意されても、そもそも「順番に並ぶ」ということが、どういうことかわからない場合もありますので、その子のそばにいって、「○○ちゃんの後ろに並ぼうね」と正しい行動を教えましょう。「順番」が理解できたら、「すべり台で遊びたい人は多いので、順番に並びます」「ほかの子も自分の番が来るのを並んで待ってるよ」などと、正しい行動を説明します。望ましい行動がとれたら、「並べたね！」と思い切りほめましょう。逆に、かんしゃくをおこしたら、「順番を守ったら遊べます」ときっぱり伝えます。

並びます

かんしゃくを起こして、並んでいる人を責めるときは、その場から離して、ていねいにゆっくりとルールと状況を伝えましょう。

言葉がけ

忘れやすい子には望ましい方法をそのつど伝えて

注意されると「わかった」と返事をしますし、子ども本人もそのときは本当にわかったと思っていると思います。けれども、時間がたつと忘れてしまったり、遊びに夢中になるとうっかりして、「気をつけよう」という思いが続かなかったりする子もいます。同じ注意を何度もされるため、「言うことを聞かない子」「わざとやっている」と誤解されることがありますが、子ども本人も、「また忘れてしまった…」と落ち込んでいます。注意だけではなかなか身につきません。根気よく冷静に、ほめながら、望ましい行動を伝え続けていくことが大切です。

並べて
えらいね！

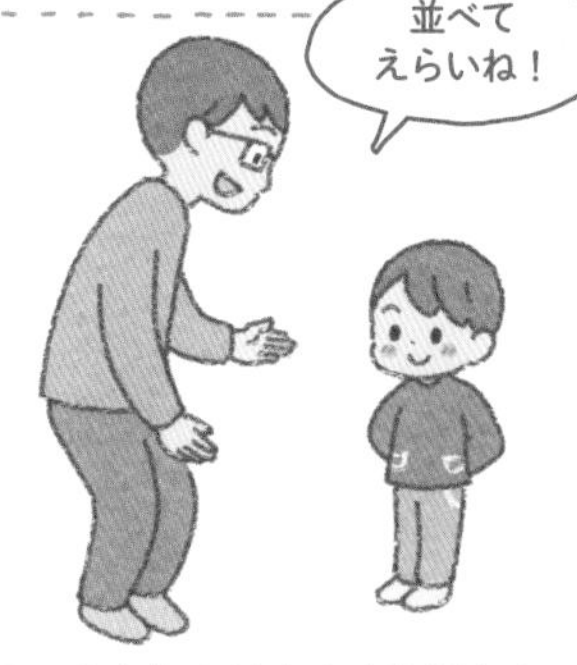

ルールをわかりやすく簡単なものに変更したり、ルールを守れたら「並べてえらいね！」と具体的にほめたりして、望ましい行動を根気よく印象づけていきましょう。

見通しが立つ工夫も大切です

遊びたいおもちゃを待っているとき、いつまで待てばいいのか見通しが立つと、子ども本人も待ちやすくなります。時計が読めるなら、「あと○分ね」「針が5のところにいったら交代ね」としたり、ストップウォッチを使ったりするのもひとつです。

ここまできたら
遊べます
うん

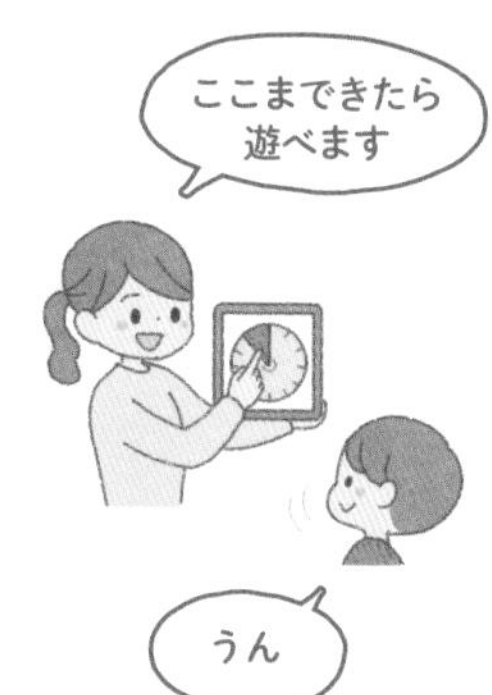

思い通りにいかないと物を投げたり、たたいたりします

暴力以外の方法で気持ちを伝える経験を積みましょう

思い通りにいかないときに、物を投げたり、相手をたたいたりすると、嫌われてしまいます。お友だちもできにくくなります。違うやり方で自分の思いを伝える方法を覚えて、よい行動は認められるという経験を重ねていきましょう。まずは、その子のそばにいて、手や足が出ないように防ぎましょう。そして、プロのスポーツ選手などの具体例を出して、「負けても暴れないね」と説明するのもひとつです。

言葉がけ

手が出るときはそばにいて防ぎましょう

思い通りにならないと、手が出てしまう子の場合は、大人がそばにいて、相手をたたいてしまう前に防ぐことが大切です。相手に暴力をふるうという、大きなつまずきを続けさせないためです。もし、暴力をふるったら、すぐに子ども本人をやさしく抱きしめて、それ以上手や足が動かないようにします。そして、「このおもちゃで遊びたかったんだよね」と、まずはその子の気持ちを理解したことを伝え、「そういうときは『貸して』って言おうね」と、見本を見せながら望ましい言動を伝えます。物を投げてしまう場合は、投げて危ないものは、手の届くところに置かないようにしましょう。物を投げることが安易なストレスの解消法になってしまうと、身体が大きくなってから対応が難しくなります。「言葉で気持ちを伝えます」と望ましい言動を伝え、それができたら、思い切りほめるようにしましょう。

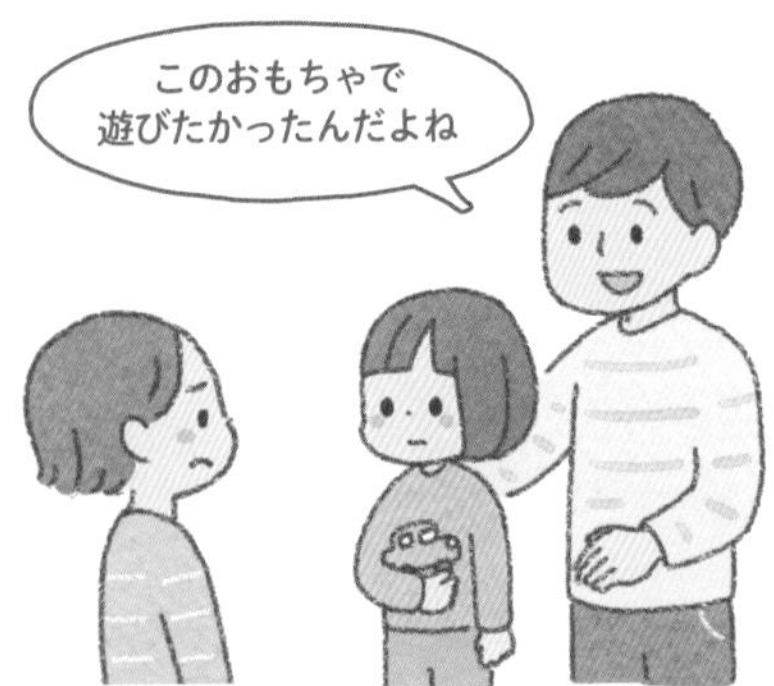

「たたくなんてダメな子！」と、否定的に叱るよりも、まずは、子ども本人の気持ちを理解していることを伝えましょう。

言葉がけ

プロの試合を例にするのもひとつです

ゲームで負けると「おまえなんか嫌いだ！」と怒ってしまう子には、「悔しかったんだね」とその子の気持ちを代弁しながら、「ゲームだから、勝つこともあれば負けることもあるんだよ」ということを伝え、「ゲームは楽しくやろうね。お友だちのことが好きだから、また遊ぼうって言おうね」と冷静にていねいに伝えていきましょう。その子が好きなプロスポーツやクイズ番組などがあればそれらを例にして、「ゲームの後どうしているかな」「負けたら悔しいけど、怒ってないよね」と説明するのもひとつです。

例えば、将棋の感想戦を見ながら、負けても怒らずに、冷静に振り返っているプロ棋士の様子を見せるのもひとつです。

スモールステップ

相手にケガをさせてしまったときは…

例えば、たたかないで自分の気持ちを伝える方法を一緒に考えて、次はその方法を「試してみよう！」と相談します。「でも、その前に、今回のことはあやまっておこうね」と伝えます。もし、ケガをさせてしまったときは、「わざとではないとお母さん（お父さん）は信じているけれど、きちんとあやまろうね」と子ども本人が落ち着くのを待って話しましょう。そして、一緒にあやまりに行きましょう。相手がからかうなど、明らかに相手が悪い場合もあります。そのときは、親と先生との間で先に相談しておく必要もあります。

「ごめんなさい」が言えないときは、お家の人が代わりにあやまり、親が「ごめんなさい」を伝えている姿を見せましょう。

言葉がけ

自分の気持ちに気づけるようにしていきましょう

小さな子どもほど、自分の気持ちを言葉にすることが難しいものです。子ども本人がかっとなった理由を想像して、「悔しい」「悲しい」「恥ずかしい」「頭にきた」など、その子の気持ちを言葉にしてみましょう。気持ちを確認した後で、「たとえ、どんなときでもたたかずに、いやなときは『いや！』、『やめて！』と言ってみよう」と望ましい方法を伝えましょう。

全否定する言葉は使いません

「ダメな子！」「最低！」など、子ども本人を全否定する言葉は、使わないようにしましょう。言った側は忘れても、言われた側はずっと忘れられないものです。その後の親子関係のしこりにならないように、気をつけましょう。

電車でのマナーをどう伝えたらいいでしょうか

絵カードなどで事前に説明してみましょう

電車での移動は、ふだんの生活とは違うことが多いものです。はじめてのことにとまどいや不安を感じやすい子どもは、ストレスによって、マナーを無視したように見える行動を起こしやすくなりがちです。そうなると、その子にとっても、お家の人にとっても、つらい時間となってしまいます。前もって電車での移動について説明し、その子のストレスが減るような工夫もしていきましょう。

予告する

絵や写真を使って何をするのか事前に伝えましょう

はじめてのことに不安を感じやすかったり、想定外のことが起きると混乱しやすかったりする子には、あらかじめ、改札の通り方やホームでの電車の待ち方などを伝えて、見通しをもたせる工夫をしてみましょう。小学生になったらきっぷの買い方（チャージの仕方）も伝えて、最寄り駅の写真や絵を使い、それを見ながら、「ここにＩＣカードをタッチします」など、駅や電車でどんなことをするのかを伝えておくといいでしょう。また、「この場所から外を眺めたい」「この席に座りたい」というこだわりがある子の場合は、必ずしもその場所が空いているとは限りませんので、例えば、はじめから「電車ではドアのそばに立つ」とお家のルールとして決めてしまうのもひとつです。事故や点検などで車内にしばらく待機する場合があること、そのときはどのように過ごすのか、ということも伝えておきましょう。

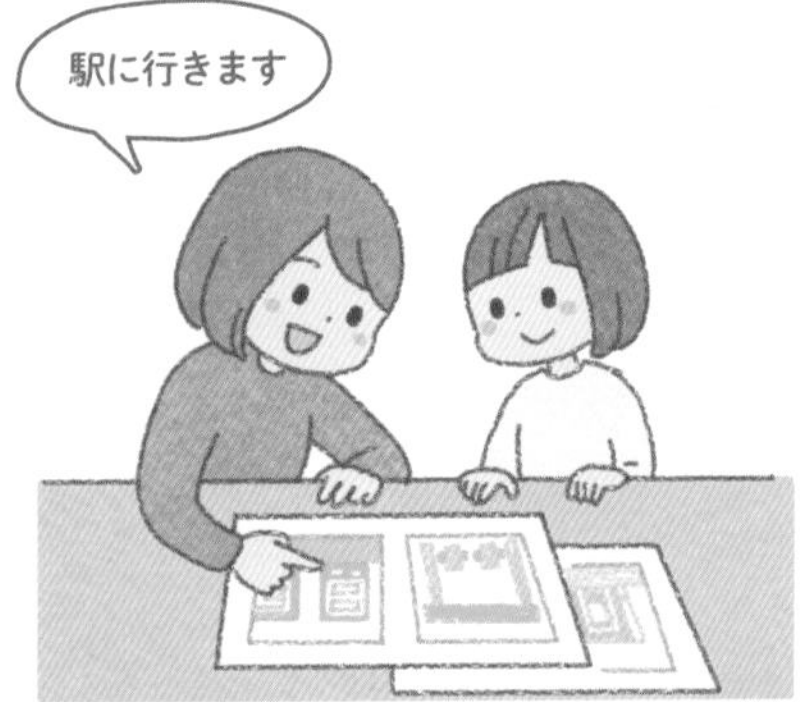

一度に話すととまどいますので、簡潔に話すことも大切です。話が聞けたら、「最後まで聞けてえらいね！」としっかりほめましょう。

でんしゃののりかた

※あくまでも一例です

電車移動の一連の流れを、絵カードで説明してみましょう。
してはいけないことには、大きく ✕ を描くとわかりやすくなります。

1 えきにいく

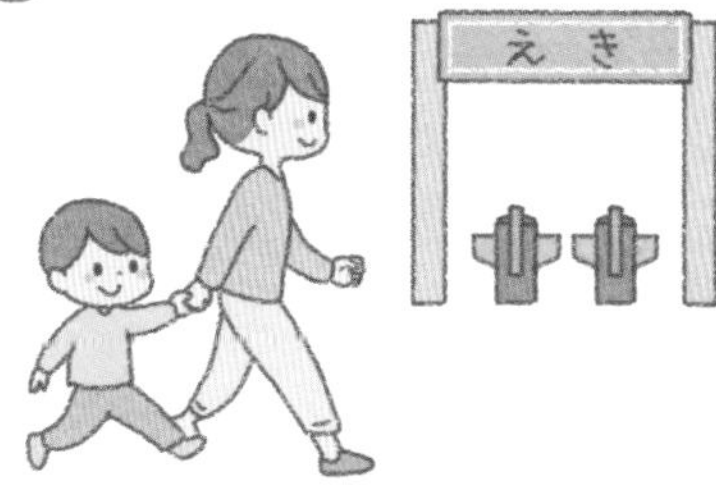

2 きっぷをかう／りょうきんをチャージする

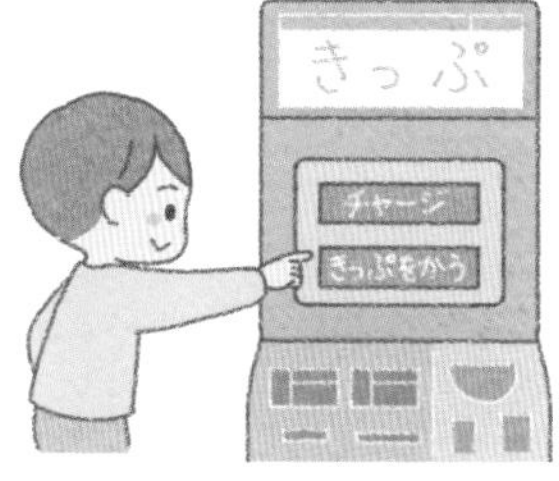

3 かいさつをとおる

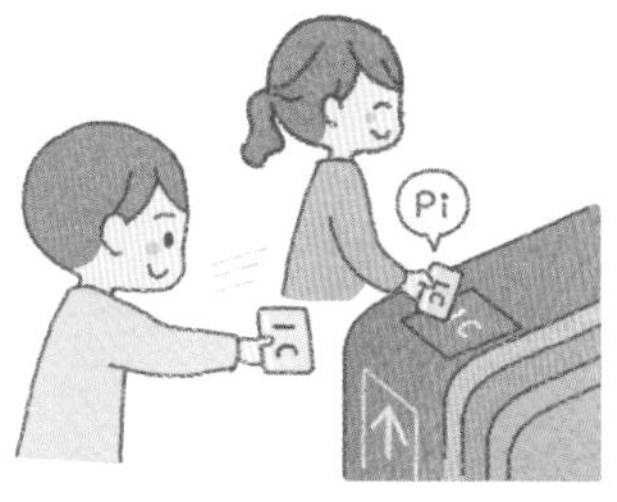

4 ホームでまつ。でんしゃにのる

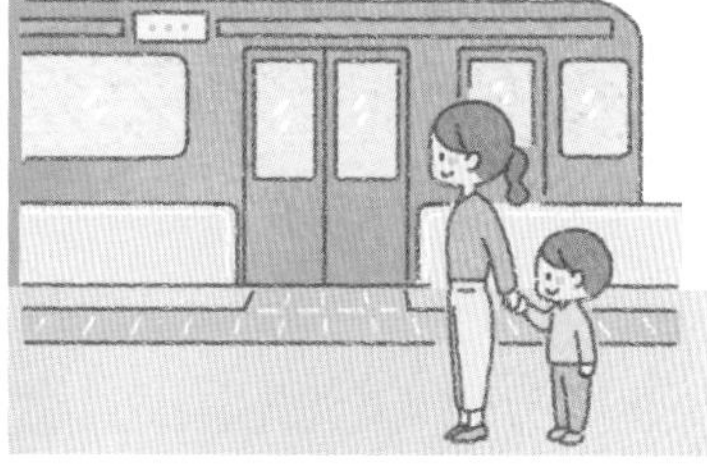

5 でんしゃのなかでのすごしかた

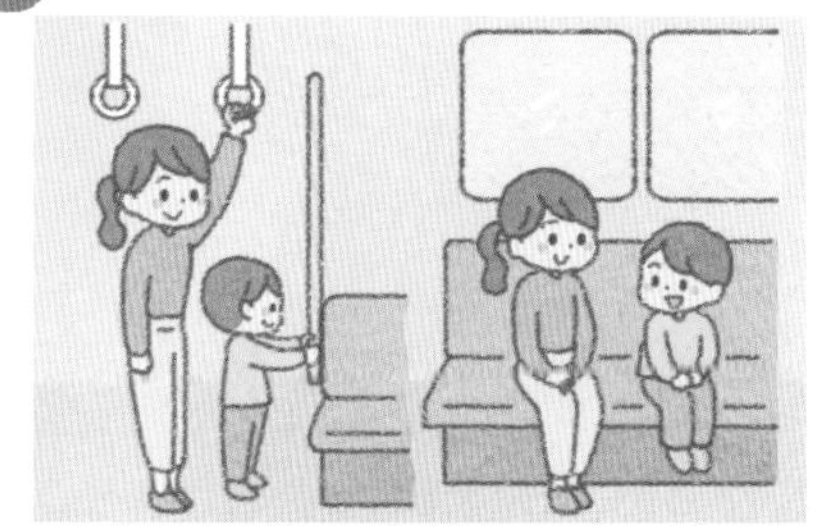

おおきなこえでおしゃべりはしません

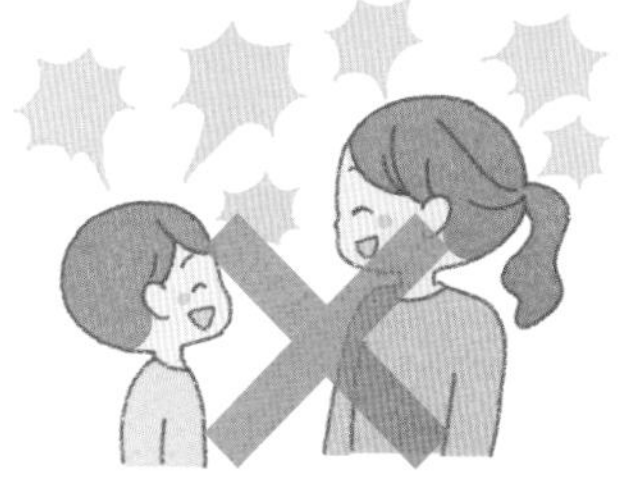

いすのうえにたちません

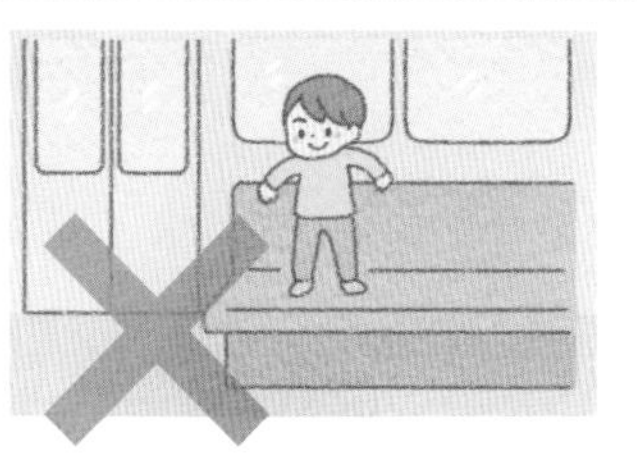

6 でんしゃをおりる

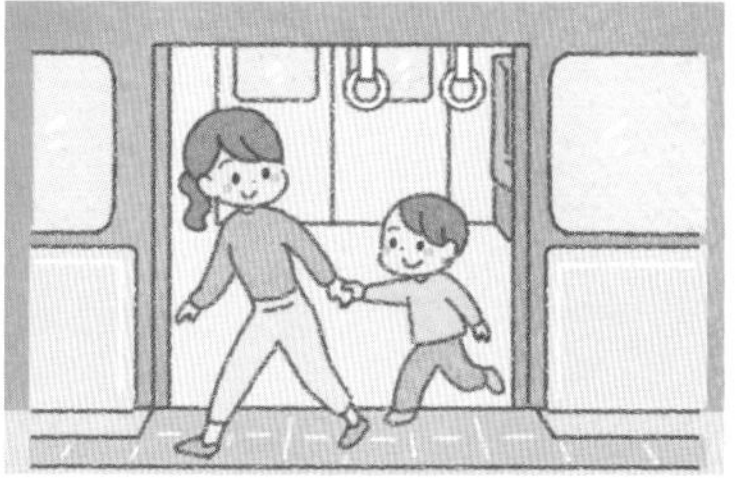

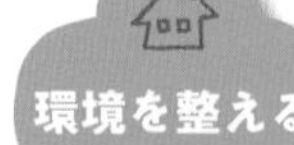

環境を整える

その子が楽しく過ごせる工夫をしましょう

電車に乗ることが好きな子にとっては、流れる景色や運転手さんが運転している様子を眺めるだけで、楽しい時間になります。けれども、地下鉄で景色が見えなかったり、電車に乗ることが好きではなかったりする子にとっては、目的地に着くまでは退屈な時間になりがちです。そういうときは、その子が車内で楽しく過ごせるように、その子が好きなものを携帯しましょう。

手づくりの路線図や駅名を書いたカードを持参して、「次の駅は？」と問題を出しながら乗るのもひとつです。

環境を整える

お気に入りの絵本を読みながら目的地へ

その子のお気に入りの絵本を持って行くのもおすすめです。ふだん、電車に乗りなれていない子は、緊張しがちです。そんなときに、いつも読んでいる絵本や図鑑などがあると、不安がやわらぎます。お絵描きが好きな子は、絵を描きながら移動するのもいいでしょう。ノートと鉛筆があるだけで、楽しい時間になります。

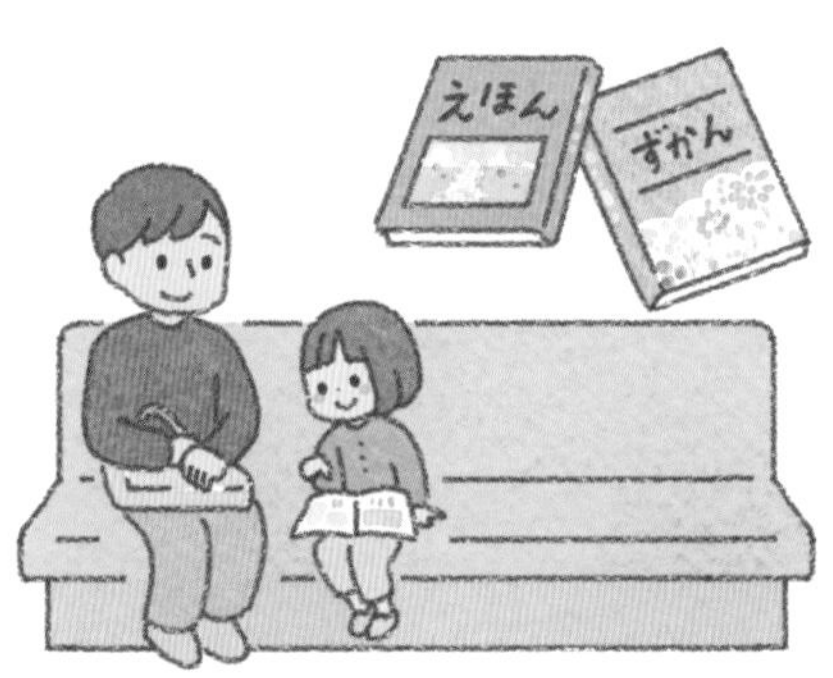

お家の人も一緒に同じ絵本を読んだり、子どもが描いた絵について「上手だね」などと話したりすると、親子の楽しい時間になります。

環境を整える

周囲の音が苦手な子にはイヤーマフを

駅には多くの人がいてざわざわしていますし、ホームや電車の中も、アナウンスや電車が通りすぎる音、人の話し声など、いろいろな音が聞こえます。聴覚に過敏さをもつ子どものなかには、周囲の音が同じボリュームで聞こえたり、ほかの人には気にならないような音（空調や走行音など）が、とても大きく聞こえたりすることがあります。不快な音をずっと聞き続けるのはとてもつらいものです。そんなときは、周囲の音を小さくしてくれる「イヤーマフ」がおすすめです。

子ども用の「イヤーマフ」は、家電量販店やオンラインショップなどで購入できます。目立ちにくい「デジタル耳栓」などもあります。

言葉がけ

ダメなことを注意するよりも望ましい行動の約束を

電車のマナーを伝えるときは、してはいけないことを伝えるよりも、望ましい行動を約束しましょう。例えば、「手をつなぎましょう」「静かにしましょう」「座席に座りましょう」「電車は並んで待ちましょう」「降りたい人が先に降りて、それから乗りたい人が順番に乗ります」「ごみは持ち帰ります」など、望ましいことを伝えると、どうするとよいのかが具体的に伝わります。

もし、子どもが約束を忘れてしまったら、「あれ？　手をつなぐお約束したよね」と、自分で約束を思い出せるようにうながしましょう。

理由を探る

「いやです」のサインを理解することも大切です

はじめてのことにとまどいやすい子の場合は、不安やストレスがたまらないようにすることが大切です。その子が「いやだな」と思ったらそれを周囲に伝え、周囲もそれを受けとめて、「次の駅で降りようね」と、すぐに行動をとれるようにしましょう。無理強いをするとパニックを起こしやすくなります。スモールステップで根気よく取り組む姿勢が大切です。自分の気持ちをうまく伝えられない子の場合は、「いやなときは、腕を胸の前でバッテンにする」など、その子なりの拒否を伝えるサインをつくっておきましょう。

移動中は、ふだんと異なる環境でがまんを重ねていないか、動作やしぐさから、その子の思いをくみ取ることも大切です。

言葉がけ

声のボリュームをあらかじめ確認しておきましょう

公共の場所では、大きな声を出さずに小さな声で話すことが求められます。けれども、声の大きさを調節することが難しかったり、空気を読むことが苦手だったりする子どもの場合は、電車の中でも大声を出してしまうことがあります。電車に乗る前に、声のボリュームを、その子が理解しやすい表現で確認しておきましょう。

「静かに話す」という表現がわかりにくい子には、「レベル１で話そうね」など、その子が理解しやすい表現で伝えてみましょう。

病院で大泣きするのでは…と心配です

とまどいや不安が大きくならないように安心できる工夫を

小さいうちは、予防接種や健診などで、病院に行くことが多いものです。病院は消毒液のにおいがしたり、使用する器具が独特の形をしていたりします。いつもと異なる雰囲気にとまどい、不安になりやすい子には、絵カードなどを使って、事前に病院でどんなことをするのかを伝え、不安をやわらげてあげましょう。お家の人が医師役になって、診察の予行演習をするのもひとつです。

スモールステップ

絵や写真を使って診察で何をするのか伝えましょう

病院ではふだんの生活とは異なることがたくさんあります。消毒液のにおいがしたり、待合室で待ったりすることもとまどいのひとつになるでしょう。こうしたことに加え、静かにしていることが求められる場所である一方で、ほかの子どもが泣いていると、その声に驚くこともあります。診察のときに服をまくり上げることや、お腹に聴診器を当てることをいやがる子もいます（大人でも予備知識のないところで、服を脱いだり身体をさわられたりするのは、不安になりますよね）。感覚に敏感さをもっていたり、見通しが立たないと不安になったりしやすい子どもには、子ども本人が心の準備ができるようにすることが大切です。病院には何のために行くのか、そこでどんなことをするのか、数日前からイラストなどを使って、具体的に目で見てわかりやすく伝えましょう。

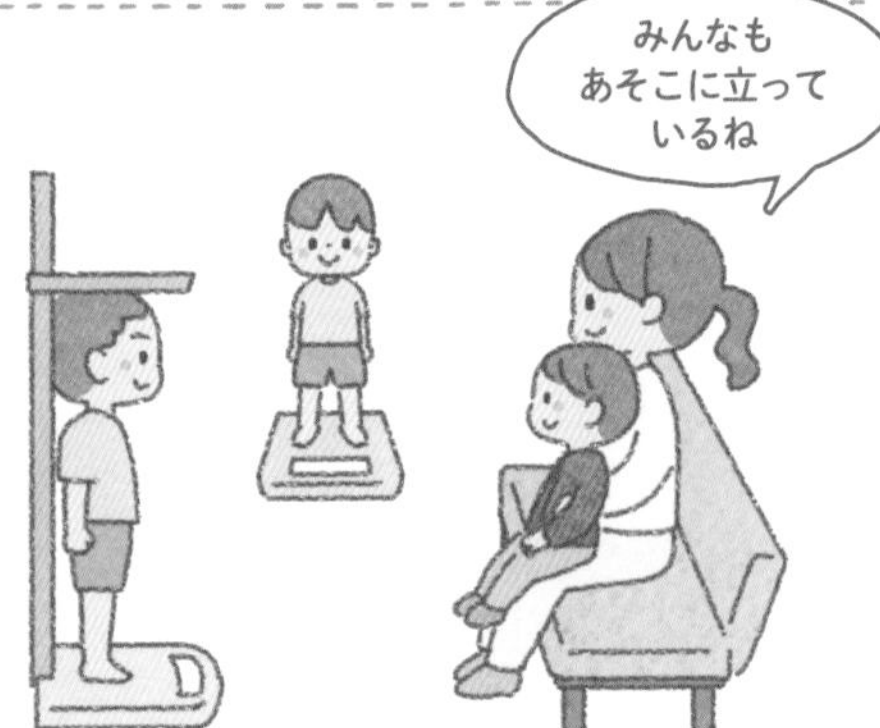

不安そうなときは、別室で休んだり、ほかの人の様子を抱っこしてゆったり眺めたりしながら、その場に慣れるようにしてみましょう。

予告する

お家の人が医師役になって予行演習を

見通しが立たないと不安が強くなる子には、お家の人が病院の先生役になって予行演習を行うのもひとつです。実際には練習通りにならないこともあるので、そのことも伝えながら練習しましょう。また、「病気になったら病院に行く」ということを察しにくい子には、「早く元気になるために、病気に詳しいお医者さんに、身体の様子をみてもらうんだよ」と伝えたり、お薬の袋を見せながら「よく効くお薬をもらうために、病院に行くんだよ」と理由を説明したりしてみましょう。

このお医者さんの
ところに行こうね

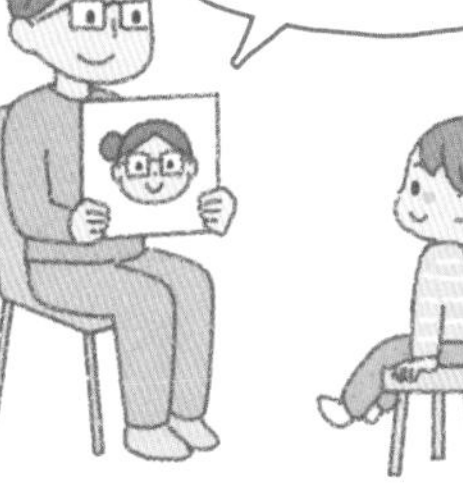

かかりつけの病院のホームページに、医師の写真があれば、それをカードにして、「このお医者さんのところへ行こうね」と伝えてみましょう。

相談する

場合によっては受診前に病院に相談してみましょう

病院によっては、診察前に個室で待たせてもらえるなどの対応をしてもらえることもあります。不安なときは、受診前に医療機関に事情を説明してみるのもひとつです。その子のことを小さい頃から知っている、かかりつけの医師が地域にいることは、病気のときに安心というだけでなく、子ども本人も知っているお医者さんなので大きくなっても受診しやすくなります。その子の成長を一緒に見守ってくれる病院や相談場所を見つけていきましょう。

それでは
こうしましょう
さわいでしまうかも
しれないのですが…

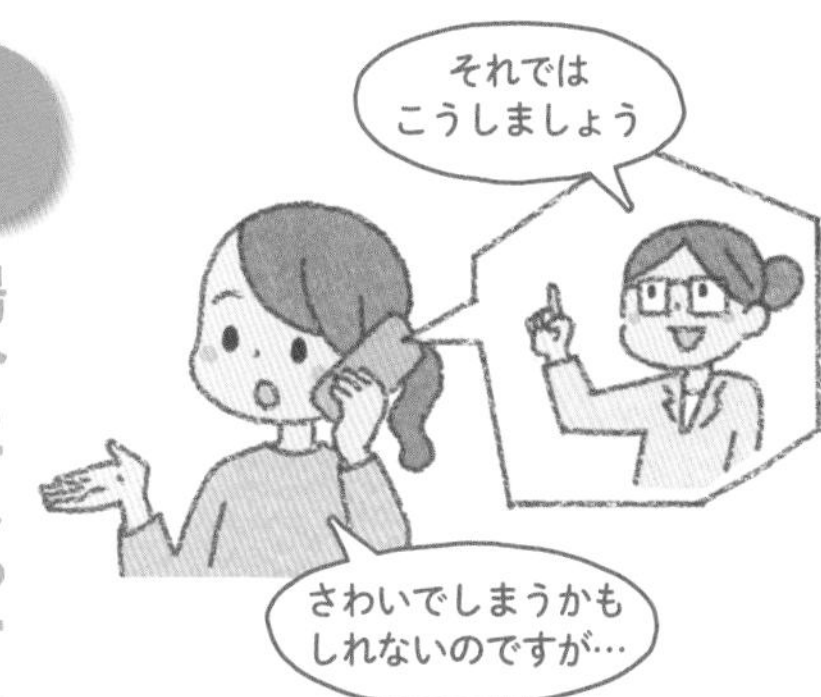

不安なときは、受診前に病院に電話をして、事情を説明してみましょう。別の入り口や個室に通してくれることもあります。

びょういんですること

※あくまでも一例です

病院で何をするのかを絵カードにしてみましょう。

1 おへやのなかにせんせいがいます

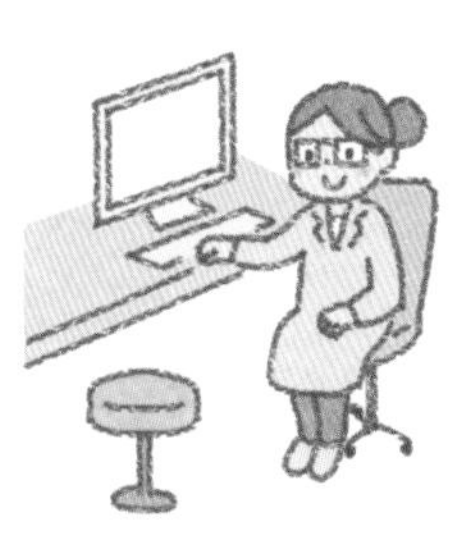

2 おなかとせなかのおとをききます

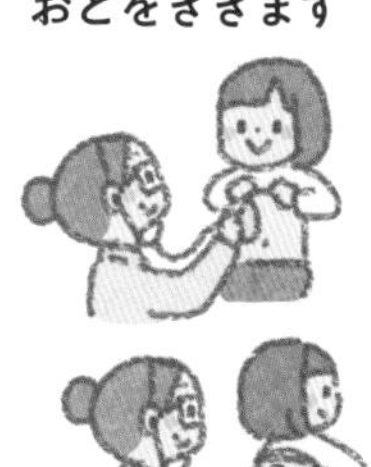

3 のどをみたりくびをさわったりします

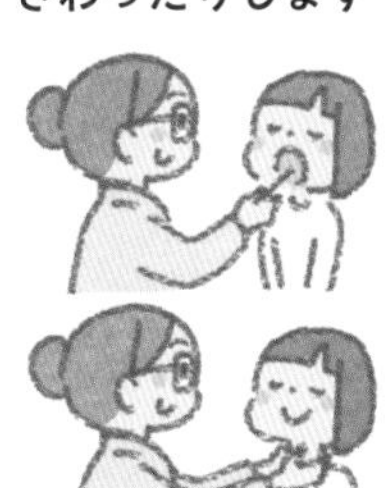

4 ベッドにねておなかをおすこともあります

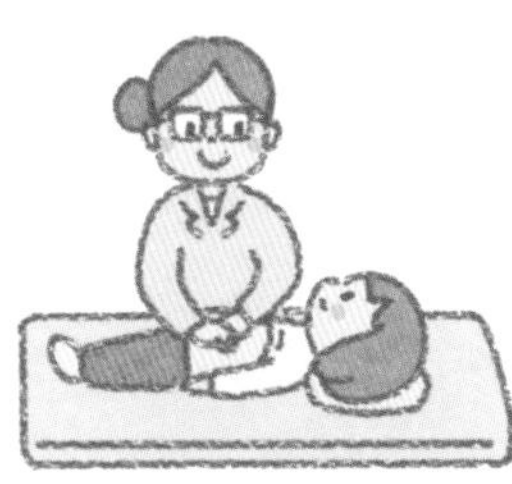

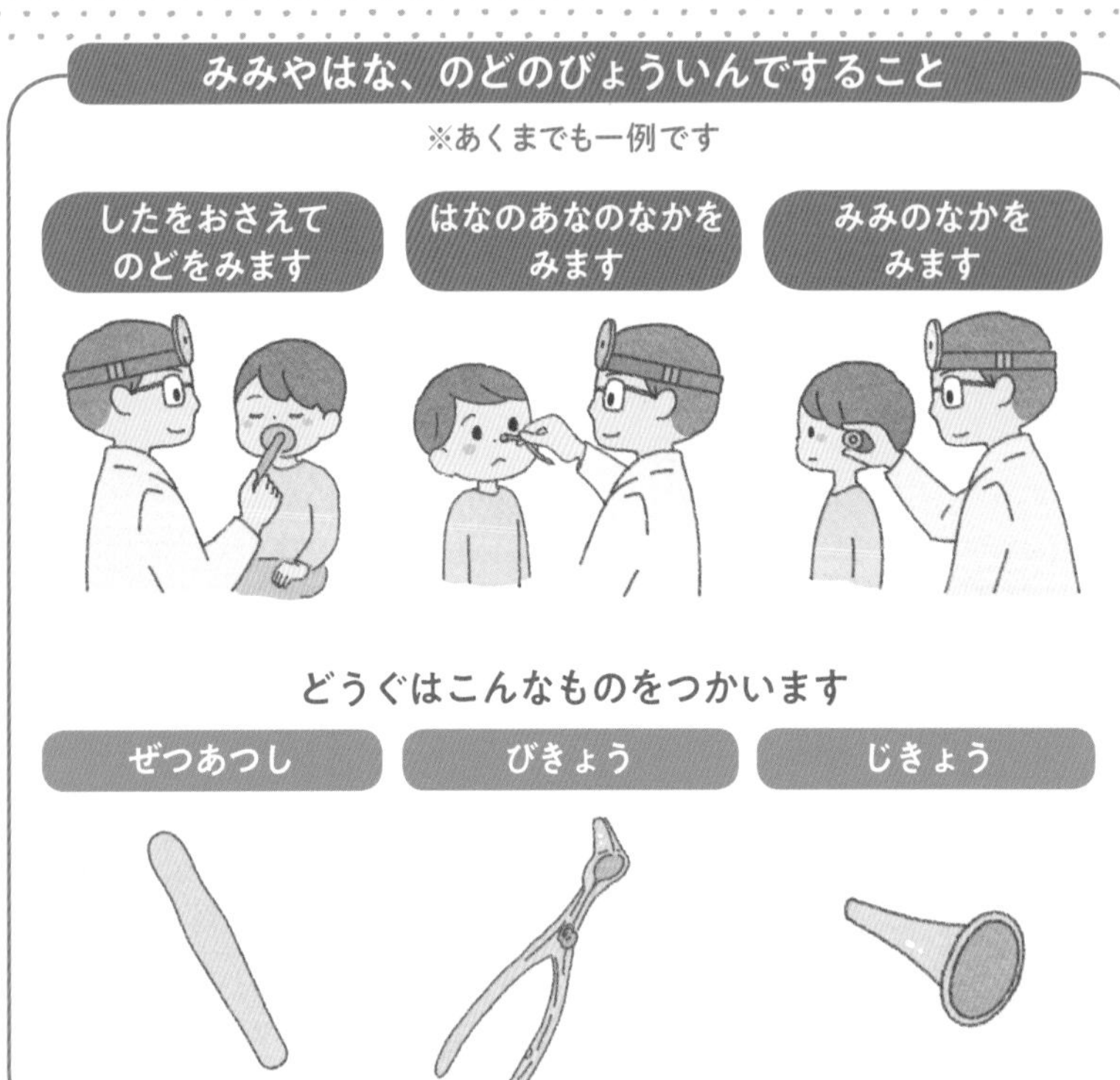

耳と鼻とのど

耳鼻咽喉科では、耳や鼻、のどの様子をよく診るために、ふだん見慣れない道具を使います。耳や鼻の治療は、自分で治療の様子を見ることができません。不安になりやすい子や耳や首にさわられるのが苦手な子には、この本のイラストなどを見せながら、耳や鼻の穴、口に道具を入れることがあることをあらかじめ伝えて、不安を減らす工夫をしてみましょう。

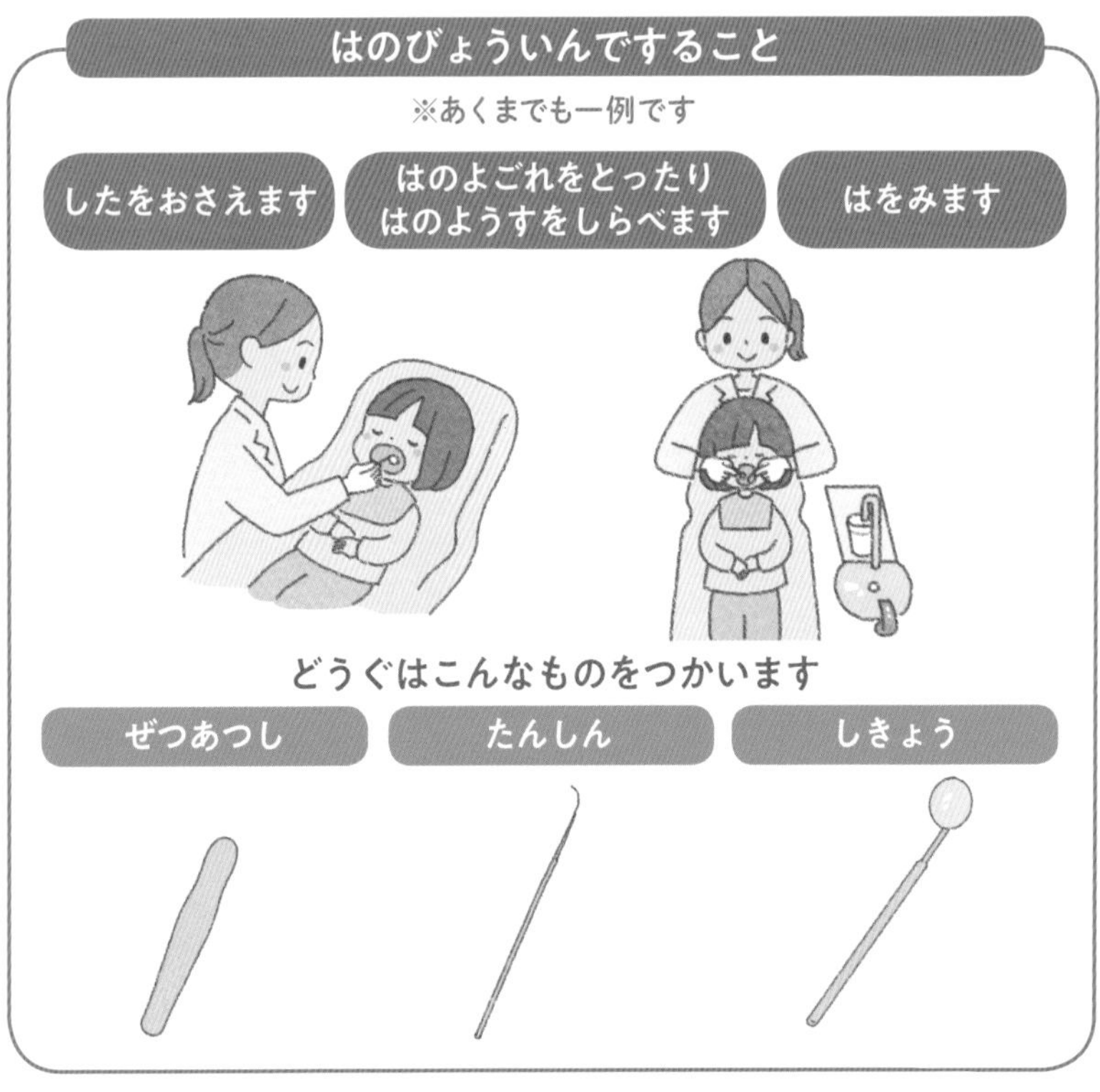

歯科では、先のとがった道具が見えたり、歯を削る道具の甲高い音が聞こえたり、口の中を強い光で照らされたりします。ふだんの生活とは環境が大きく異なりますので、事前にどんな治療をするのか説明してくれたり、音楽やアニメを流したりするなど、不安を減らす工夫を積極的にしてくれる歯科を探すのもひとつです。じっとしていられない子の場合も、子どもの治療に慣れている歯科に相談してみましょう。

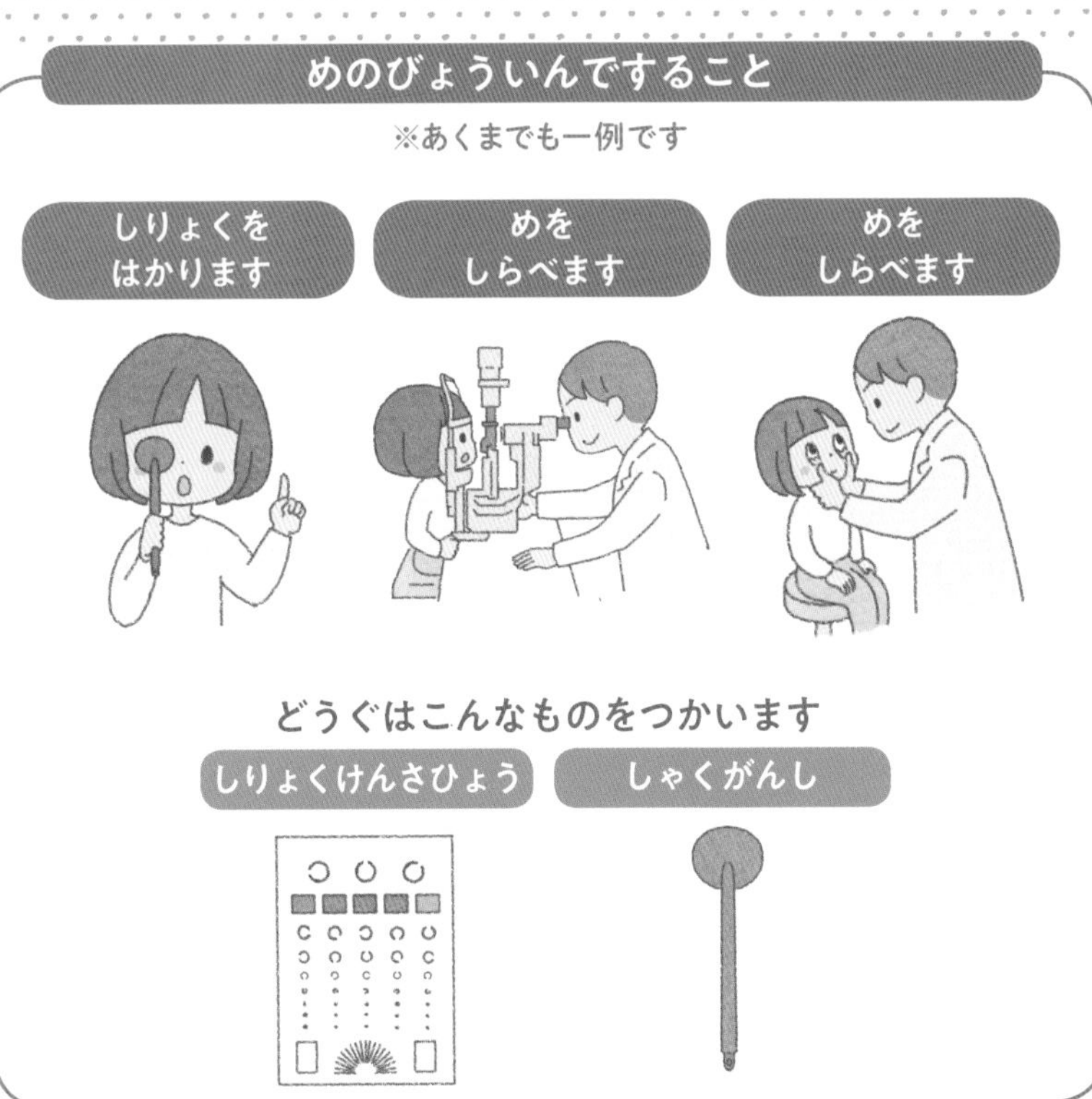

眼

弱視や斜視などを調べる視力検査のほかに、はやりめ（急性結膜炎）や、ものもらい、花粉症などで眼科にかかる機会は意外に多いものです。また、検査をするとき、明るいところで行う検査のほかに、暗いところで検査を行う場合もあります。事前に、ふだん見慣れない機械を使うことを伝え、暗い部屋で検査をしたり、目元や耳元にふれたりすることがあることも説明しておきましょう。

ちゅうしゃをするときはこんなことをします

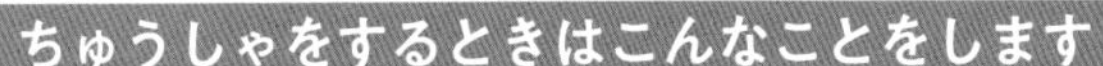

※あくまでも一例です

ちゅうしゃをします	そでをまくって うでをふきます	からだのおとを ききます
	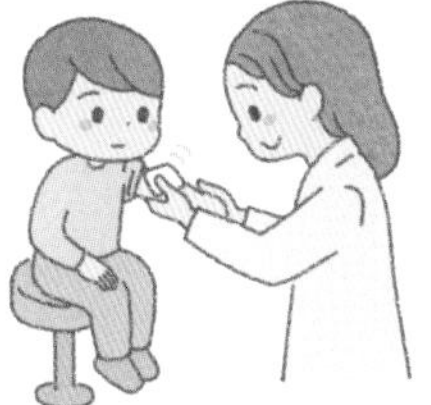	

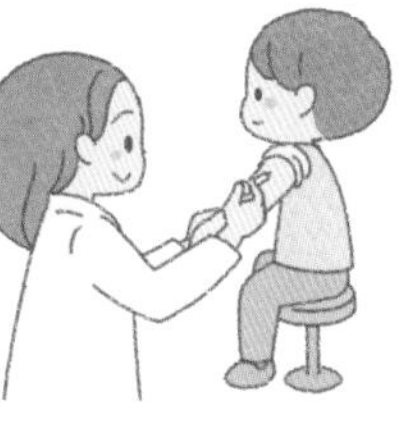

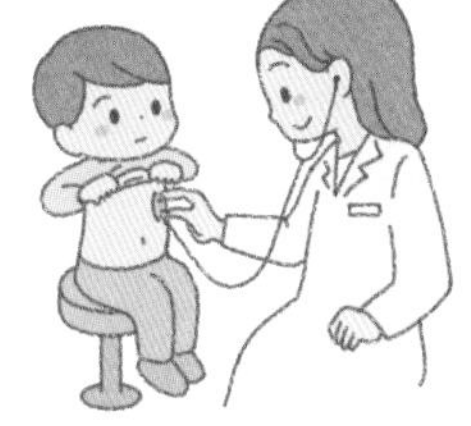

どうぐはこんなものをつかいます

ちゅうしゃき	アルコールめん	ちょうしんき
	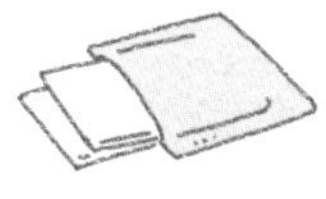	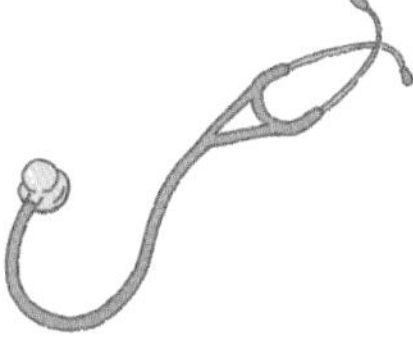

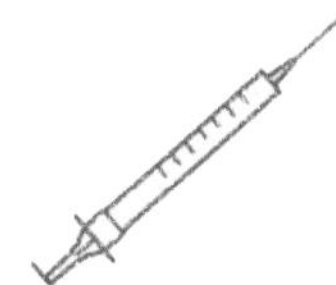

予防接種

注射を怖がる子どもは少なくありませんが、いろいろな病気を防ぐためにも、予防接種などは避けて通れません。事前に自宅で、お家の人が医師役になって予行演習をするなど、子どもの不安を最小限にする工夫をしておきましょう。新しい場所では不安が大きくなりやすいので、その子の成長を一緒に見守ってくれる、かかりつけの小児科を見つけておくと、お家の人にとっても安心です。

外出先のトイレが上手に使えません

外出先のトイレのどんなところが苦手かよく観察しましょう

使い慣れた自宅のトイレと違うことに加え、汚れている、においがきつい、暗い、といったことがあると、公共のトイレをいやがることがあります。前もって外出先で使えるきれいなトイレをいくつか探しておくと安心です。工夫しても公共のトイレが使えない場合は、自宅を出るときに必ずトイレを済ませ、いざというときのために、着替えや紙おむつ、タオルなどを用意して出かけましょう。

環境を整える

あらかじめきれいな公共トイレを探しておきましょう

外出先で利用できそうなきれいなトイレを、前もっていくつか探しておくと安心です。子どものトイレに介助が必要な場合は、個室が広めのトイレを探しておきましょう。着替え台があれば、下着やおむつを替えるときに便利です。また、ほかの人がトイレの水を流す音、ハンドドライヤーの音を怖がる子どももいます。そういうときは、「イヤーマフ」(↓P84)を使うと不快な音を小さくできます。自動で水が流れることに驚く子もいます。そんなときは、多目的トイレを利用すれば、ほかの利用者に気がねなく使え、お家の人も「水が流れるよ」と子どもに声をかけやすくなります。ひとりでトイレができる子は、比較的静かで空いていることが多い有料のトイレを利用するのもひとつです。

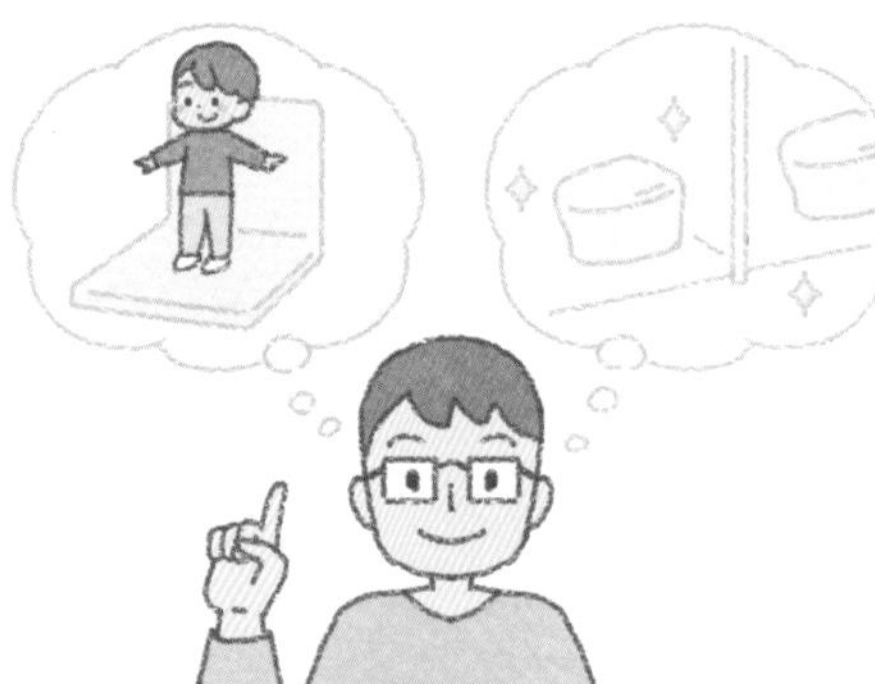

出かける前に、その子が使えるきれいなトイレをいくつか探しておくと安心です。着替え台があると、下着の交換などもラクです。

見てわかる工夫

トイレの使い方を写真やイラストで教えましょう

子どもだけでトイレを使う場合、順番待ちの列の並び方や、水の流し方がわからなくなって、パニックを起こすことがあります。自宅で写真やイラストを見て、公共トイレの使い方を教えましょう。また、自宅のトイレに公共トイレと同じ（男の子なら男性の）トイレのマークをつけておくと、異性のトイレに間違って入りにくくなります。

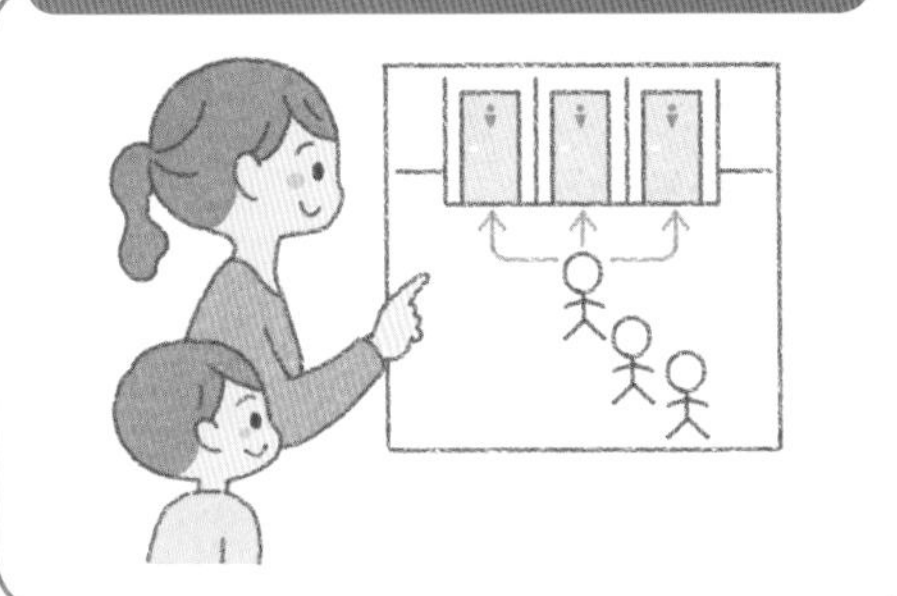

「人が並んでいたら、列の最後に並びます」「空いたところを使います」など、絵や写真を使って具体的に伝えましょう。

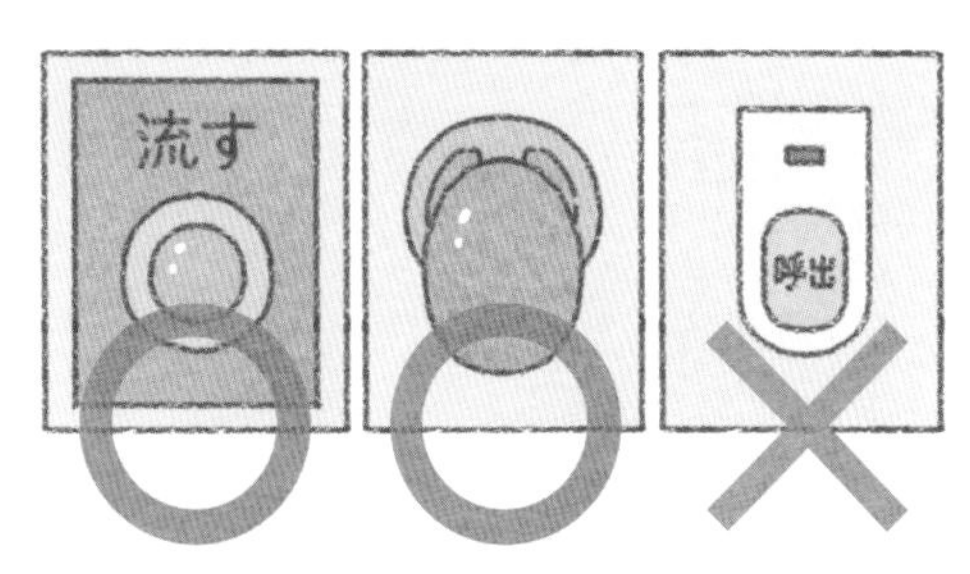

非常呼出ボタンは目立つため、水を流すボタンと間違えることがあります。非常呼出ボタンを押しても水が出ないことを教えましょう。

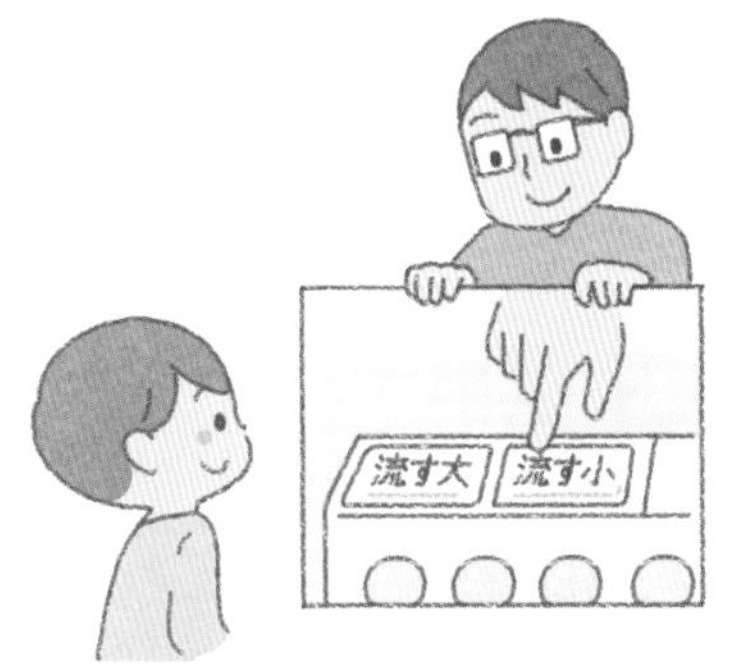

温水洗浄便座のリモコンと水を流すボタンが一体のものは、ボタンの位置が一見わかりにくいので、絵や写真でボタンの位置を確認しておきましょう。

言葉がけ

「お家の人と一緒にトイレを出る」ことを約束しましょう

子どもと一緒にトイレの個室に入ったとき、トイレを済ませた子どもが、先に鍵を開けて出ていきそうになり、ヒヤリとした経験がある人は少なくありません。お家を出る前に、「一緒にトイレに入ったら、一緒に出ます」「お母さんが『かぎを開けてください』と言うまでかぎにさわりません」など、トイレの約束ごとをつくって、確認しておきましょう。

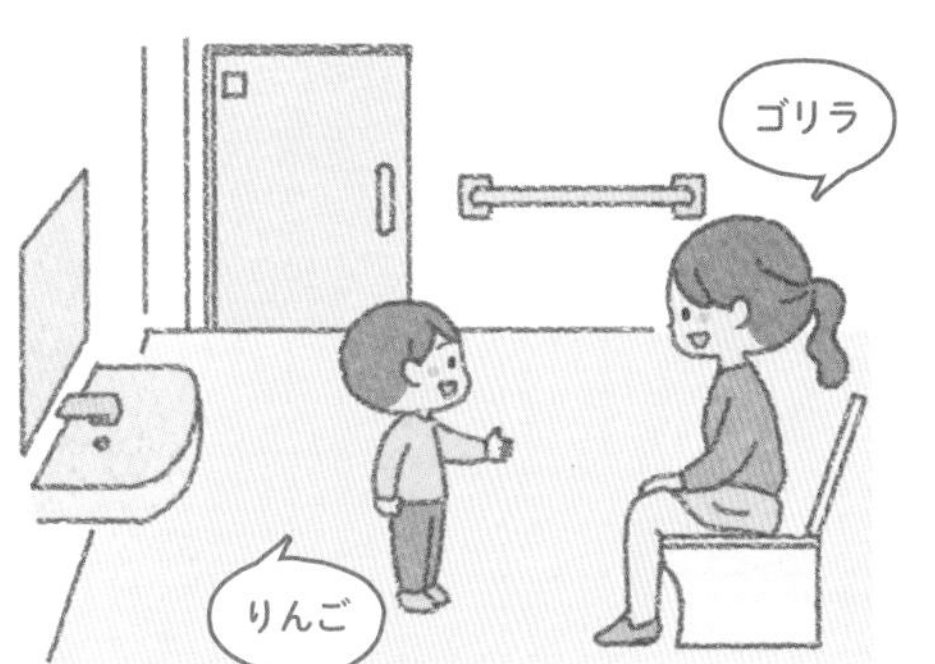

多目的トイレは大きく、出入口のドアから便座までが離れています。しりとりなどをして、子どもの気をひくのもひとつです。

外出先での気がかり

入ってはいけない場所、さわってはいけないものを伝えるには…

望ましい行動をくり返し伝え、しっかりほめて

感情や欲求のコントロールが苦手な子どもは、入ってはいけない場所に入ろうとしたり、さわってはいけないものにさわったりすることがあります。そんなときに役立つのが大きな「×」と「○」です。悪い行動だけでなく、よい行動を示すことで、望ましい行動もわかります。さわりたい（入りたい）と思ったときに、お家の人や園の先生など、周囲の大人を呼べる体制をとっておくことも大切です。

見てわかる工夫

見てすぐわかる○×カードで伝えましょう

家の外には、危険な場所が多くあります。信号や踏切など、ひとりで出歩くようになったら気になる場所は、見てすぐわかる○×カードをつくり、「よい行動」と「悪い行動」をくり返し確認しましょう。そして、実際に気になる場所へ行くときも、○×カードを見せて、「よい行動」と「悪い行動」を再確認してからでかけましょう。自転車に乗れるようになると、早いスピードで道を走ったり、車道で自転車をとめたりすることも大変危険です。交通ルールや自転車の正しい乗り方も、くり返し伝えましょう。

ふみきりのまちかた

※あくまでも一例です

ふみきりからはなれてまちます

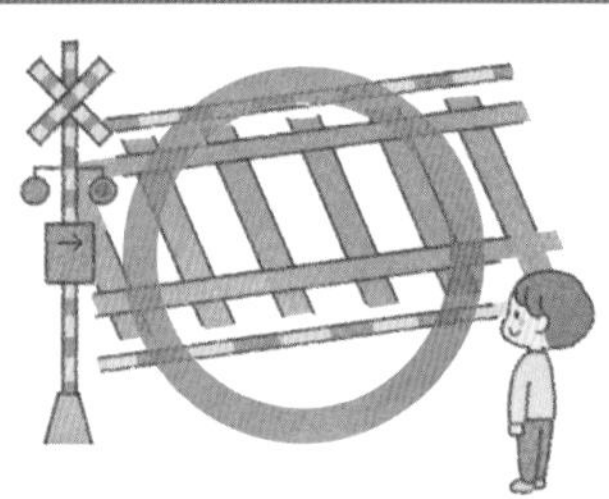

ふみきりのそばにはいきません

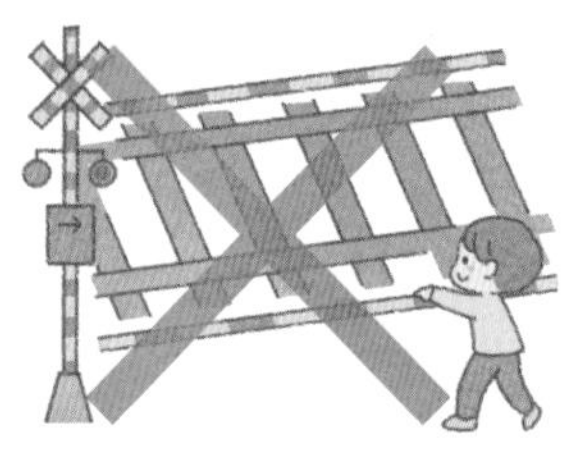

踏切のイラストに、待つ場所を描き込みましょう。「よい行動」には大きな○を、「悪い行動」には大きな×を上から描きます。

見てわかる工夫

標識が好きな子には標識やマークで示してみましょう

感情や欲求のコントロールが苦手な子どものなかには、「さわってはいけない」とわかっていても、さわってしまうことがあります。そんなときに、さわりたい気持ちをおさえやすくするのが、「×マーク」や標識です。目で見てすぐにわかるので、さわったり入ったりしてはいけないことに、気づきやすくなります。標識が好きな子には、「×マーク」に加えて、「進入禁止」や「止まれ」の交通標識、「さわるな。危険」などのマークで示すのもひとつです。さわらずにいられたら、「さわらなかったね」とほめて、ごほうびシール（↓P33）を貼り出すなど、できたことが目で見てわかる工夫をするのもおすすめです。ほめられたりシールが増えたりしていくことが、自信につながっていきます。

入らない、さわらないようにする工夫

※あくまでも一例です

止まれ
STOP

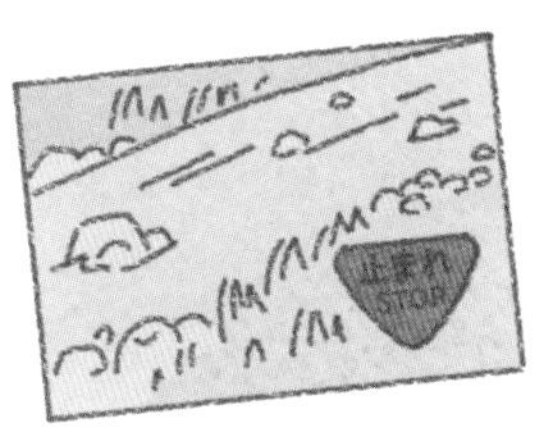

行ってほしくない場所は写真を撮り、それに大きな「×」を描いたり、「止まれ」「進入禁止」の標識を描いたりして、確認しましょう。

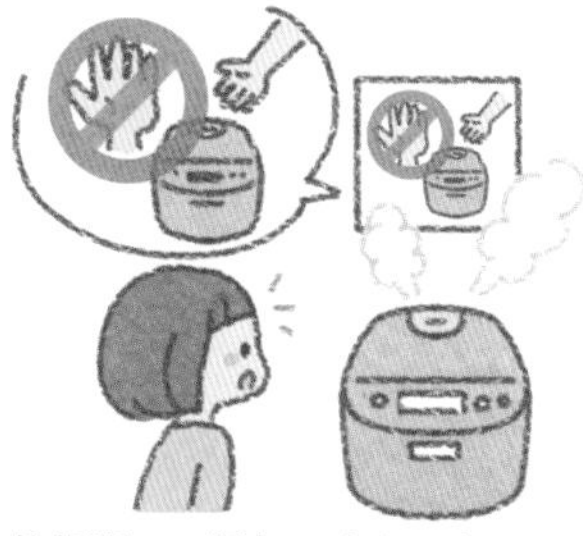

炊飯器は、湯気にさわるとやけどをしてしまいます。炊飯器のそばに、大きな「×」や「さわるな。危険」の絵を貼り出してみましょう。

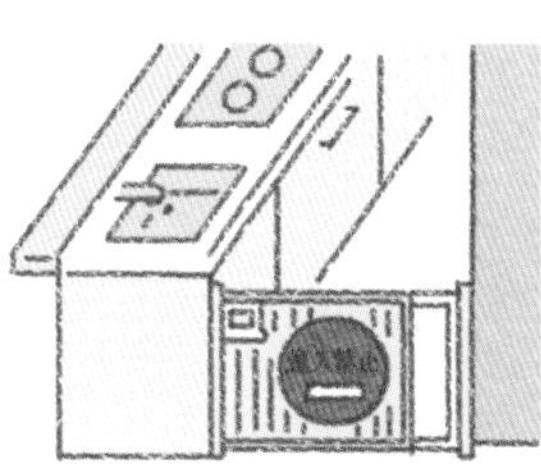

入ってはいけない場所には、ベビーゲートをつけたり、ゲートに「進入禁止」の標識を貼ったりしてみましょう。

言葉がけ

ボタンやスイッチが気になったら大人を呼ぶ約束を

火災報知器や非常ボタンなどは、押したいときに押していいわけではありません。「非常の場合」にだけ押します。しかし、「非常」ということが理解しにくかったり、少し立ち止まって「今は押していいときかな」と考えたりすることが苦手な子どもは、ボタンがあると押してしまうことがあります。ボタンが気になったら、周囲の大人を呼ぶ約束にして、お家の人や先生など、それができたらしっかりほめ、「今は火事ではないので押しません」と答えて、望ましい行動を習慣づけていきましょう。

大人に聞けてえらいね！
今は火事ではないので
押しません
おしていい？

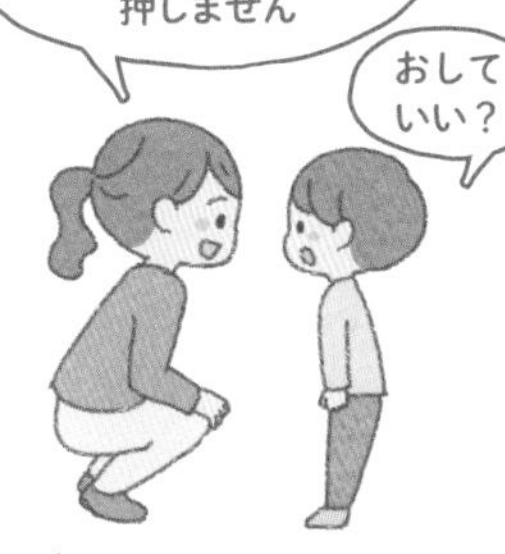

お家の人や園の先生などに「このボタンを押していいですか？」と聞けたら、大人に聞けたことをしっかりほめましょう。

スーパーなどでさわぐので、落ち着いて買い物ができません

理由を探る

その子がさわいでしまう理由を考えてみましょう

スーパーにはいろいろな商品が置かれていますので、自宅とは異なる雰囲気に、気持ちが高ぶりやすい子もいれば、不安になりやすい子もいます。自分の感情をおさえることが苦手な子どものなかには、目をひかれるものに次から次へと夢中になったり、興奮して大きな声をだしてしまったりすることもあります。一方で、例えば、店内放送の音が大きくてつらい、お惣菜のにおいがいやだ、照明がまぶしい、商品の鮮やかな色が苦手、お家の人のペースに合わせて店内を歩けないなどの理由で、イライラしたり不安になったりする子もいます。見通しが立たなくて、不安になる子には、「今日は○○を買います」「□□を買ったら帰ります」と前もって何をすると帰れるのか具体的に伝えると、不安がやわらぎます。

牛乳を買ったら
帰ります
一緒に歩けて
えらいね！

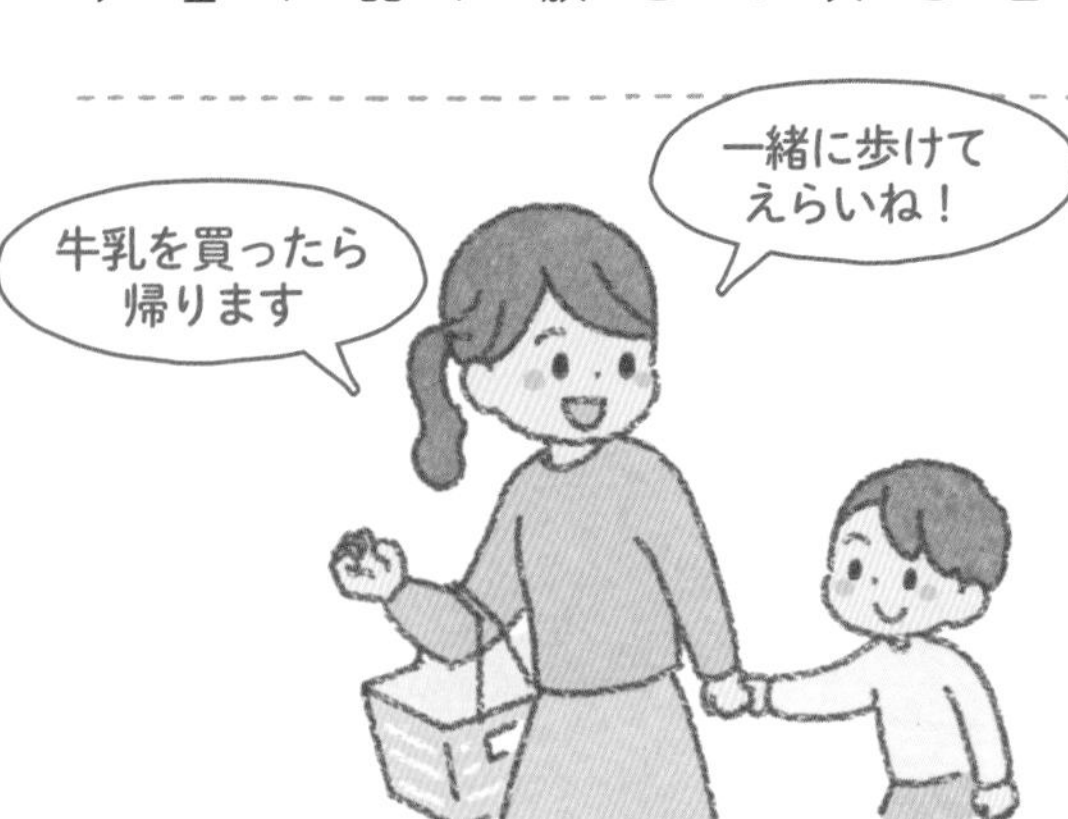

目に入るものに気持ちが向きやすい子には、「手をつなごうね」などと伝え、一緒に歩けたときはしっかりほめましょう。

親も子もお互いにラクになれる方法を考えましょう

さわぐ理由は子どもひとりひとり異なります。広い空間で走りたくなるのかもしれませんし、店内の商品が気になるのかもしれません。あるいは、特定の音やにおいがつらいことも…。成長とともに落ち着いてきますが、生活必需品の購入は日々のことですから、お家の人が気疲れするときは、ネットスーパーなどを利用して、店舗に出向く回数を今だけ減らすのもひとつです。

やる気を引き出す

目的の商品を買い物かごに入れる係になってもらう

目に映るものに気持ちが向きやすい子には、店内から商品を探してかごに入れる係になってもらうのもひとつです。目的の商品をかごに入れることができたら、「探せたね」「かごに入れられたね！」としっかりほめましょう。買う物がたくさんあると、店内を歩き回ることになりますので、子どもに係をお願いするときは、買うものを絞りましょう。レジの人にお金を渡す係もしてもらうと、自分で買い物をする経験にもなります。

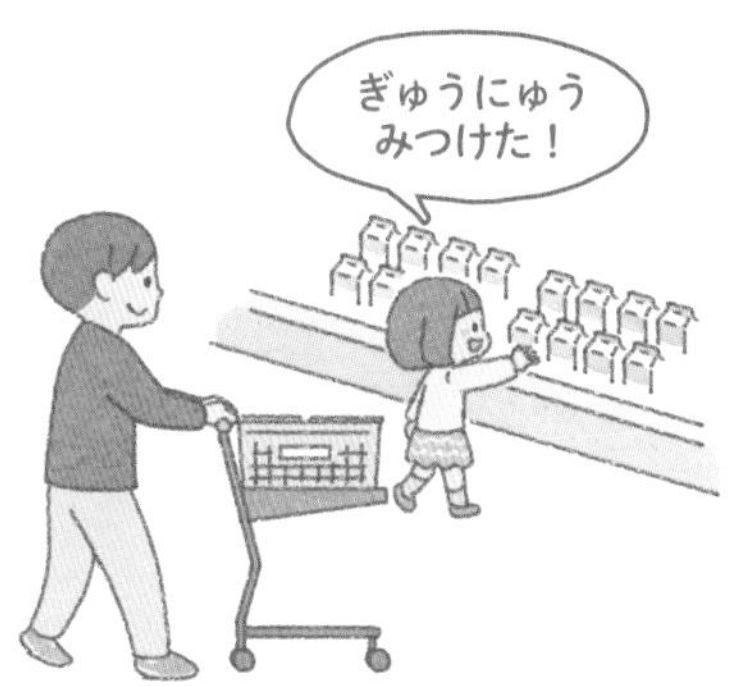

「今日は牛乳を買います」と伝えたり、買うもののイラストを渡したりして、商品を探してもらいましょう。

環境を整える

ネットスーパーなどの宅配サービスを利用するのもひとつ

興味の湧いたものを見つけると、それに向かって走り出してしまう子の場合は、お家の人が子どもから目が離せないことに加え、走り出した子どもを店内で追いかけるのもひと苦労です。購入するものが多いときは、ネットスーパーや生協などを利用するのもひとつです。パソコンや携帯電話から注文して、自宅まで届けてもらえますし、一定額以上の買い物をすると配送料が無料になるお店もあります。自宅で買い物ができるので、慌てて買うこともありません。子どもの落ち着きのなさは、成長とともに落ち着いてくることが多いといわれますが、生活必需品の購入は日々のことですから、子どもに手がかかる間は、便利なサービスを上手に利用して、今だけ店舗に行く回数を減らすのもアイデアです。

持ち帰りサービスでお家でお店の気分を楽しんでも

お店でさわいでしまい、落ち着いて食事ができないときは、ファストフードやファミリーレストランの持ち帰りサービスを利用して、自宅でお店気分を味わうのもひとつです。自宅なので、ほかの人に気をつかいませんし、子どものお行儀が少々悪くても、立ち歩いても、余裕をもって対応できます。

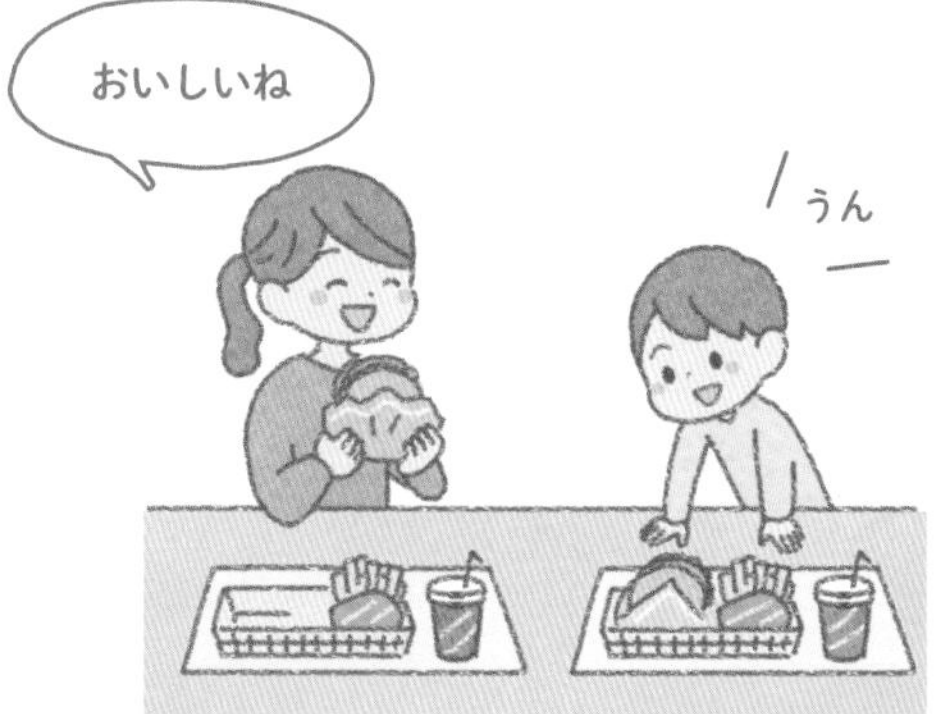

よく子どもが迷子になりますが、泣いたりせずケロッとしています

迷子になりやすい理由がきっとあるはずです

子どもが迷子になることが何度もあると、子どもと外出するのが不安になるでしょう。迷子になりやすい理由がきっとあるはずですので、その理由を考えてみましょう。不快な刺激から逃れたくて移動している場合もあります。もし、近所で迷子になるようなら、地域の人やよく行くお店の人とつながり合うことも大切です。子どもがひとりでいたら、お家の人に連絡してもらいましょう。

環境を整える

いつも行くお店には事情を伝えておきましょう

よく行くお店なら、店員さんに「迷子になりやすい」という事情を伝えておきましょう。ひとりで立っていたり、急に走り出したりしたときに、気にかけてもらいやすくなります。また、家族の誰かひとりが子どもの見張り役のようになってしまうと、その人の負担が多くなります。お家の人も安心して買い物ができるように、お家の人同士で協力し合いましょう。迷子になりやすい子どもとの買い物は、気疲れもします。ネットスーパーや生協などの宅配を利用するのもひとつです。

地域の人とつながり合うために

※あくまでも一例です

日頃から、ご近所さんや店員さんにあいさつすることからはじめて、地域の人とつながり合いましょう。

よく行くお店の人には、ひとりでいるのを見かけたら、連絡してもらえるようにお願いしておくと安心です。

理由を探る

不快な刺激のない場所や時間帯を探してみましょう

例えば、大きな音に驚いたり、人の多さに気持ちが悪くなったり、その子にとってつらいにおいがしたりすると、その場の刺激から逃げたくなって、走り出してしまう場合があります。混雑していたのでお家の人がギュッと手をにぎったら、その刺激に驚いて走り出したという子もいます。そんなときは、迷子になっても叱らずに、まずは無事だったことを喜びましょう。そして何が原因だったのかを考えて、同じ状況にならないように、次は時間帯や道を変えてみましょう。

こんなこともつらさの一因になります

※あくまでも一例です

- **におい**（一般的にはいいにおいでも不快に感じることがあります）
- **大きな音**
- **明るさ・暗さ**
- **広さ・狭さなど**

子どもによって苦手な刺激は異なります。何が不快だったのかを観察することが大切です。

つぎは
〇〇えきだね

迷子予防をしながらの外出は大変なことが多いものですが、困ったことのなかにも、親子の楽しみを見つけていきましょう。

予告する

何をするのか予告しておくことも大切です

外出する前に、遠足のときのような簡単なしおりをつくるのもアイデアです（まだ字が読めない子には絵や写真を使いましょう）。「今日は電車で〇〇駅に行きます。駅についたら□□屋さんに行きます」「買い物をしたら電車で帰ります」と、道順や乗り換え方法、街の雰囲気などを説明しておくと、見通しが立ちやすくなります。子どもの気がそれそうになったときに、しおりを見せて「あっ、そうだった！ □□屋さんに行くんだった」と思い出すこともできます。電車の場合は、遅延する場合がありますので、「電車が遅れたら、ゲームをして待ちます。音はイヤホンで聞きます」など、そのときどうするのかも、事前に話しておきましょう。そして、迷子にならずに帰れたら、思い切りほめましょう。

迷子ひもやGPS機能がついた携帯電話を利用するのもひとつです

手をつないでくれない子や、いろいろな刺激に敏感に反応してしまう子どもには、迷子ひもやGPS機能付きの携帯電話を身に着けさせて、この状況を乗り切っている人が多いようです。

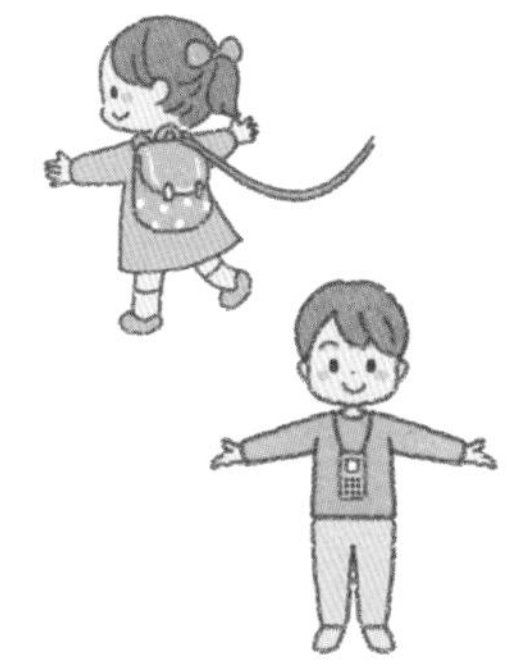

園や学校に行きたがりません。理由もわかりません…

その子なりの行きたくない理由がきっとあるはずです

わが子に「園（学校）に行きたくない」といわれたら、親としては、とてもとまどうでしょう。けれども、「行きたくない」という気持ちを素直に打ち明けてくれたのですから、まずは、その子の「行きたくない」気持ちを受けとめましょう。そして、行きたくない理由がきっとあるはずですから、心あたりのあることをさりげなく聞いてみましょう。園や学校とつながり合うことも大切です。

理由を探る

叱らずに、まずは「行きたくないんだね」と受けとめて

発達障害の特性のために、園や学校生活で困ることが多い子どもは、なんとかしてその場をやり過ごそうと試行錯誤をしながら、毎日精いっぱいがんばっています。ですので、家庭は、その子が安心してくつろげる場所であってほしいと思います。ありのままの自分を受け入れて、安心できる場所があれば、そこを基点に園や学校へも行きやすくなると思うからです（大人もそうですよね）。子どもから、「園や学校に行きたくない」といわれたら、まずは「行きたくないんだね」と、その子の言動を受けとめましょう。「どうして園（学校）に行かないの！」と叱りつけてしまうと、その子にとって安心できる場所がなくなってしまいます。自分のことを受けとめてくれる人には、本音を話しやすいものです。園や学校に行きたくない理由がきっとあるはずですので、それを打ち明けてもらうためにも、叱らないことが大切です。

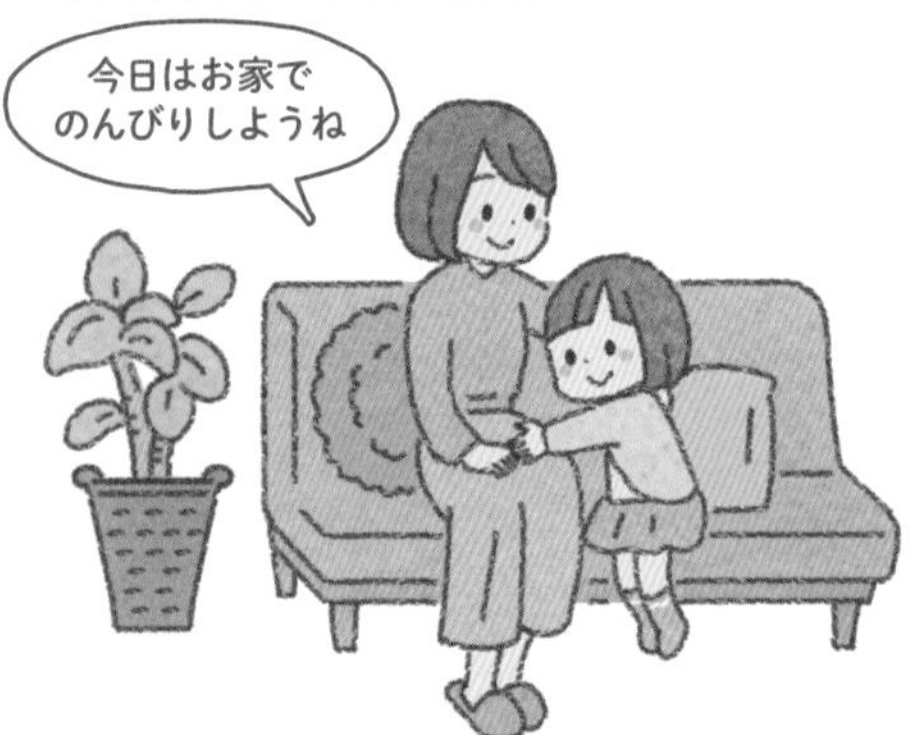

休む日は、充電のつもりで、お家でのんびり過ごしましょう。思っていた以上に、子どもが疲れていることに気づくこともあります。

理由を探る

心あたりのあることを聞いてみましょう

幼い子どもほど自分の気持ちを言葉にして周囲に伝えることがうまくできません。「どうして行きたくないの？」と聞かれても、泣いたり、「わからない」と言ったりするのが精いっぱい、ということもあるでしょう。また、自分の感情を言葉にすることが苦手な子どももいます。恥ずかしかった、悔しかった、さみしかったという言葉からは、いろいろな感情が伝わりますが、自分の気持ちに合う言葉を見つけることが苦手で、全部「やだ！」で表現する子もいます。ですので、お家の人のほうから、「お友だちとけんかしたの？」「算数の計算をしたくないの？」など、もしかしたらこうなのかな…と、心あたりのあることを、穏やかに聞いてみましょう。人間関係や勉強で困っている以外にも、例えば、送迎バスの模様が変わってバスに乗ることが怖くなった、運動会の練習でふだんの授業がなくなり不安になったなど、園や学校の様子がいつもと違うために、行きたがらなくなる場合もあります。

おおきな音がしたのかな？
あのね…うんとね…おおきなおとがしてね

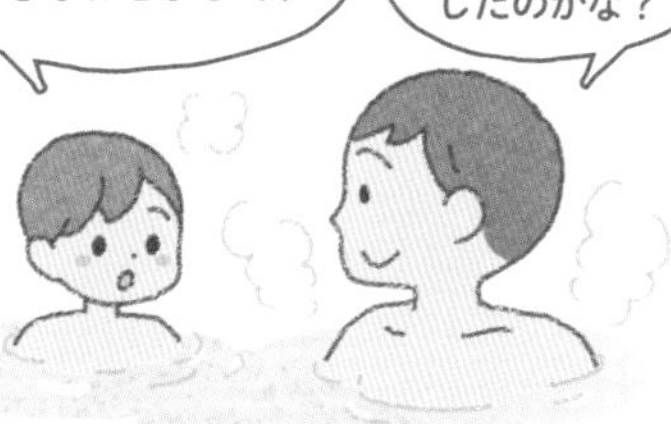

お風呂に入っているときや一緒に歩いているときなどに、ぽろっと打ち明けてくれることもあります。

理由を探る

自分の体調の悪さに気がついていないこともあります

見たり、聞いたり、においをかいだり、味わったり、ふれたりといった感覚が、とても敏感だったり、逆にとても鈍感だったりする子どもがいます。自分の体調の悪さや変化を感じにくいところがあるので、子どもの体調を気にかけることも大切です。

相談する

気になることがあれば園や学校の先生に聞いてみましょう

園や学校に欠席の連絡を入れるときに、最近の様子で気になることがなかったか、先生に聞いてみましょう。先生と直接話したり会ったりできないときは、連絡帳に書いて渡してもいいと思います。もしかしたら、「そういえば、こんなことがありました」と教えてくれるかもしれません。具体的な理由がわかってくれれば、園や学校に特性に応じた配慮をしてもらうなど、支援の方法もみえてきます。もし、いじめや人間関係などで困っているときは、これからどうしたらいいのか、園や学校とよく話し合いましょう。

そんなことがあったのですか…

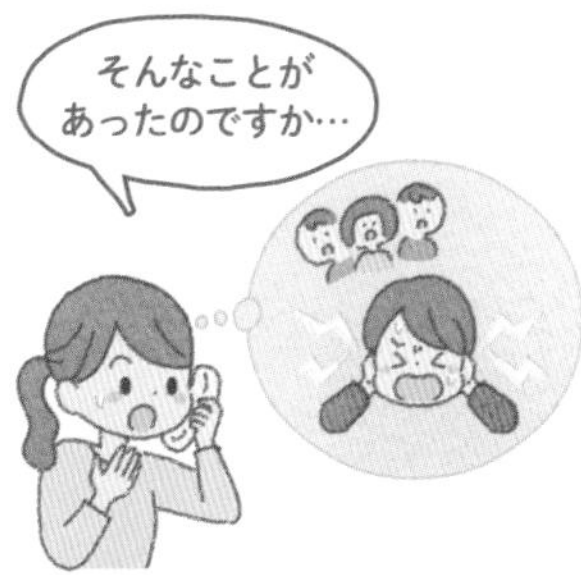

ほかの人には気にならないことでも、子ども本人はつらく感じていることもあります。園や学校の様子を聞いてみましょう。

あいさつができません。ありがとうやごめんなさいが言えません

お家の人がお手本をくり返し示してあげて

あいさつをする意味が理解できたり、声をかけ合う楽しさがわかったりすると、自分からあいさつできるようになっていくものです。まずは叱らずに、「あいさつを交わすことは楽しい」ということを、お家の人がお手本を見せながら伝えていきましょう。あいさつをするタイミングやその状況に合うあいさつの言葉がわからない子には、お家の人とオリジナルのルールを決めてもいいと思います。

スモールステップ

叱らずに気持ちよく言葉を交わす楽しさを伝えましょう

「どうしてあいさつしないの！」と叱り続けてしまうと、あいさつはつらいこと、と思い込んでしまいます。あいさつはできたほうがいいですが、まだ小さいうちは、急いで言えるようになる必要はないと思います。気にかけたいのは、その子が楽しい気分であいさつをしているかどうかです。あいさつは、相手との関係をよりよくするためのものです。「あいさつができると気分がいい」「お友だちや近所の人と仲よくなれる」ということが理解できるようになると、少しずつ自分からあいさつができるようになっていくでしょう。言い聞かせるよりも見せて伝えるほうがわかりやすいので、お家の人がくり返しお手本を示してあげましょう。

こんにちは
こんにちは。
あたたかくなりましたね
〇〇ちゃんも
「こんにちは」だね

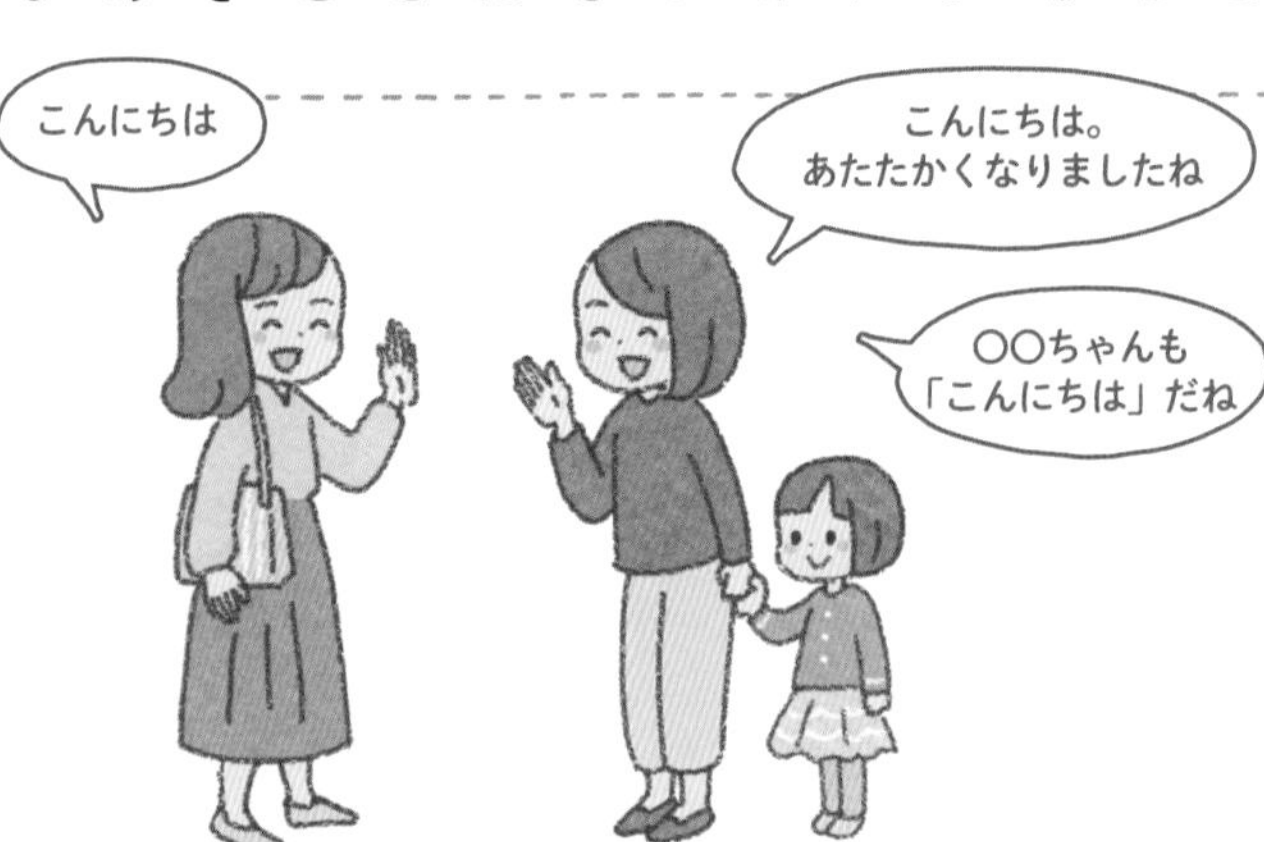

お家の人があいさつをしている様子を見せながら、「〇〇ちゃんも『こんにちは』だね」と、その子の思いを代弁してあげましょう。

見てわかる工夫
お家の人とあいさつのルールを決めてみては

あいさつは、あいまいな表現のひとつです。何時から何時までが「おはよう」と言う時間だと決められているわけではなく、どんなタイミングで「こんにちは」と使い分ければいいのかも明確ではありません。あいまいな表現が苦手な子どものなかには、道で知っている人に会うと、今は「こんにちはなの？」「こんばんはなの？」と混乱することがあります。具体的なタイミングを決めてあげるほうが安心できる子には、例えば、「朝5時〜11時までは『おはようございます』、11時から夜の17時までは『こんにちは』と言おうね」と、お家のルールとして決めてみましょう。そして、相手が同じ言葉であいさつを返さなくても怒らない、ということもルールで決めておきます。相手に声が届かないと、あいさつがかえってこないこともある、ということも伝えておくといいと思います。

朝、園や学校に行くときに、知っている人やお友だちに会ったら「おはよう」と言いましょう、と決めてもよいと思います。

言葉がけ
「ごめんなさい」をどうしていうのか具体的に伝えましょう

「ごめんなさい」は、相手の気持ちを想像したり、相手の立場に立ったりできないと、出てこない言葉のひとつです。ですので、例えば、お友だちのおもちゃを横取りした場合でも、子ども本人は、悪いことをしていると思っていないことがあります。自分が同じことをされたらいやだなというところまで思いがいたらないのです。そんなときは、お家の人がその子のかわりに、「ごめんね」と言って、お手本を見せてあげましょう。そのとき、「おもちゃをとってごめんね」と、あやまる理由も一緒に言い添えるとわかりやすいでしょう。最初はうまくごめんねが言えなくても、具体的にあやまる理由を学ぶなかで、「ごめんなさい」が言えるようになっていくと思います。

子ども本人の気持ち、相手の子の気持ちを代弁しながら、具体的にどうしてあやまるのかを伝えていきましょう。

動きがとても激しいです。外出時に手をつなぐこともいやがります

環境を整える

お家の人が疲れきらないようにすることが大切です

子どもは本来活発で、長時間じっとしていられないものです。しかし、状況とは関係なく、常に動き回ってしまう子どもがいます。動いていないと気分的に落ち着かないだけでなく、無意識のうちに身体が動いてしまうので、自分で動きをおさえることはできません。興味関心のあるほうに、すぐに身体が動いてしまうので、危険な場所へも平気で行ってしまいます。お家の人が動きの激しい子どもに寄り添うことは、大変なことです。そしてとても疲れます。気が休まることがないので気持ちもつらくなります。多動の問題は、成長とともにだんだん目立たなくなっていきますが、今、目の前のその子とこの難局を乗り切るためには、いい意味でのいい加減さが必要です。お家の人が自分を責めたり、燃え尽きたりしてしまわないように、ある程度割り切りながら、無理をせずにできることから取り組んでいきましょう。

自分を責めずに体力・気力を温存して「今」を乗り切って

動きの激しい子どもに向き合うことはとても大変なことです。体力的にも気持ちの面でもとても疲れます。多動の問題は、親のしつけや育て方の問題ではありません。動きの激しさは、成長とともに、目立たなくなっていきますが、今、動き回るその子と、この難局を乗り切るためには、いい意味でのいい加減さが必要です。自分を責めずに、望ましい行動を根気よく伝えることからはじめましょう。

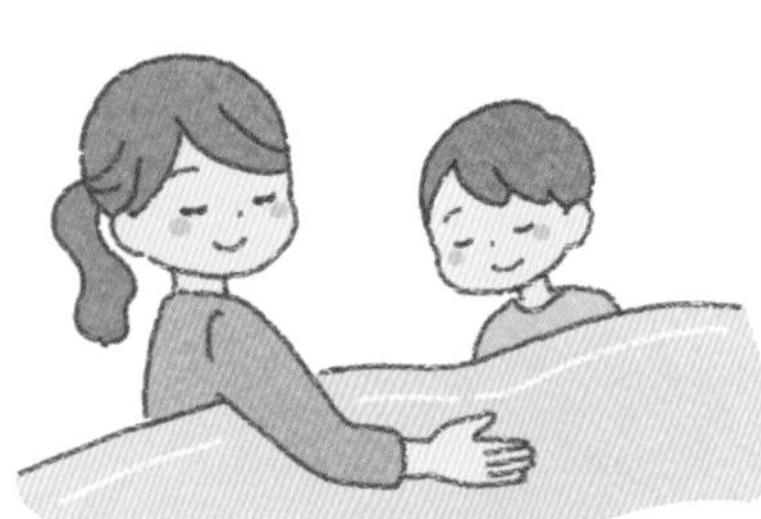

子どもがお昼寝をしたら、お家の人も横になるなどして休みましょう。お家の人が疲れきらないようにすることが大切です。

言葉がけ

「歩いて行こうね」と根気よく伝えましょう

子どもが走りだしそうな予感がしたら、先手を打って、「歩いて行こうね」と言葉をかけましょう。身体が動いてしまう前に、子ども本人に「歩くこと」を意識してもらい、急な走り出しを防ぐ方法です。その子がお家の人の言うことをきいて、少しでも歩いてくれたら、思い切りほめて、望ましい行動を印象づけましょう。けれども、口々の生活のなかでは言葉をかけても、手を握っていてもそれをふりほどいて、子どもが走り出してしまうことはあると思います。そんな場合でも、根気よく望ましい行動を伝え続けることが大切です。もし、車がたくさん走っている道路に、全速力で走り出そうとするなど、命の危険がある場合は、「止まって!」「歩いて!」と短い言葉で具体的に強めに指示を出しましょう。

見てわかる工夫

望ましい行動を絵や写真を使って説明してみましょう

見たほうが理解が深まる子どもには、絵や写真を使って、どこをどのように歩くのが望ましいのかを示してあげましょう。信号を無視してしまいがちな子は、信号機の場所がわかりにくいのかもしれません。いつも通る道のどのあたりに信号機があるのか、写真に撮って確認するのもおすすめです。

いつも通っている道でも、一度写真などで確認すると、危険な場所の理解が深まり、往復路の見通しも立ちやすくなります。

環境を整える

手をつなげない子には迷子ひもを使うのもひとつです

感覚に過敏さがあり、「ふれる感覚」にかたよりがある子どもの場合は、お家の人がやさしく手をにぎっても、強い痛みを感じて、手をつなぐことをいやがることがあります。活発に動き回る子の場合は、迷子にならないか、道路に飛び出さないか、人や自転車とぶつからないかと、お家の人は気が気ではないでしょう。ベビーカーを押していたり、荷物を持っていたりすると、容易に追いかけることはできませんので、子ども本人がいやがらないのなら、迷子ひもを使うのもひとつです。

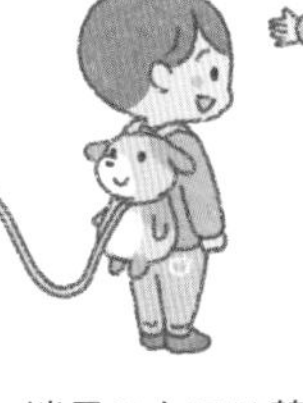

迷子ひもには賛否両論ありますが、リュックやぬいぐるみがついているものなど、一見迷子ひもに見えないデザインのものもあります。

気になる言動

これくらいはできるのでは…、と思うことができません

ここには工夫や支援が必要です。得意とするポイントも、苦手とするポイントも、ひとりひとり異なります。苦手なことを得意にするのは難しいことです。苦手なことは周囲の人や道具の助けを借りながらできるようにしていけばいいと思います。

スモールステップ

その子に合う学び方を探しましょう

自然に覚えてパッとできる子もいれば、具体的に何をすればいいのか、少しずつ教えてもらうほうができる子など、覚え方はひとりひとり異なります。自然にパッとできるようにならない子には、お家の人が、「この子はどこにつまずいているのかな」「どうやったらできるようになるのかな」ということを想像して、できるようになるところまでスモールステップで導いていきましょう。子どもは必ず成長しますので、「今できない」ということが、「この先もずっとできない」ということとイコールではありません。ただし、そ

その子の得意な学び方で、できることを増やしていきましょう

自然にいろいろなことを覚えていくタイプの子と、具体的に少しずつ教えてもらうほうが覚えやすい子、耳で聞くほうが理解できる子や、目で見たほうが理解しやすい子など、覚え方や学び方は子どもによって異なります。その子に向かない覚え方をしている場合は、叱ったからといってできるようにはなりません。その子に合う「こうすればうまくいく！」という成功体験を増やしていきましょう。

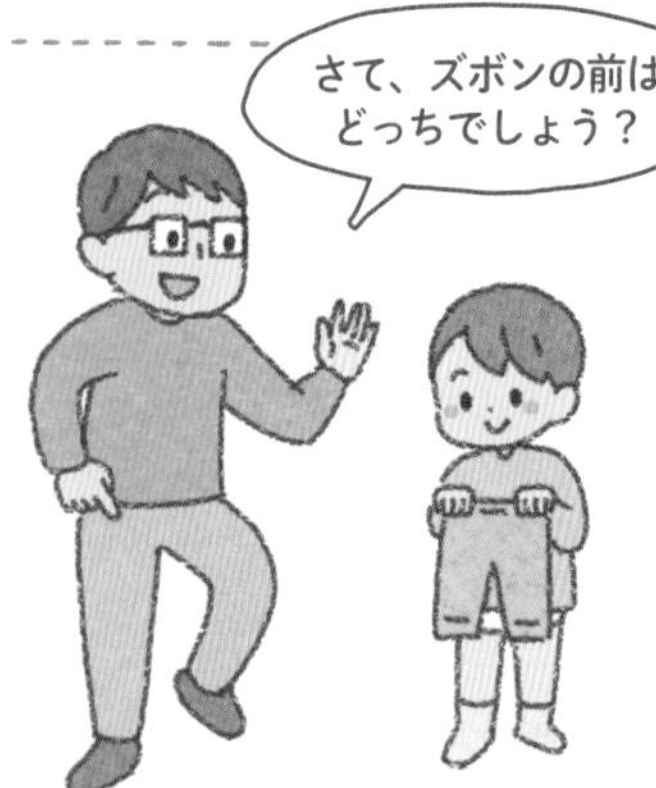

「ポケットがあるほうが前だよ」など、具体的に、スモールステップで伝えていくことが大切です。

具体的ではない指示はわかりません

「明かりをつけて」と頼んで、「つかない」と答えたので、見に行くと関係のないスイッチを一生懸命操作していたり、どこの明かりをつけてよいのかがわからずに、とまどっていたりすることがあります。話の流れで自然にわかるだろうと思いがちですが、できるだけ具体的に「このスイッチを押して」「この部屋のあかりをつけて」と伝えてあげないとわからない子もいます。

やる気を引き出す

その子に合う方法で「できた！」という経験を重ねましょう

支援や工夫が必要な子どもは、放っておいても自然にできるようにはなりません。その子の学び方に合う工夫をしながら、「こうすればうまくいく！」という経験を重ねていきましょう。例えば、いつも靴や上ばきを左右逆にはいてしまう子には、靴や上ばきのほうに工夫をしてみましょう。それでも、左右逆にはいてしまうことがあっても、「このマークをよく見てはこうね」と、根気よくくり返し言葉がけをしていきましょう。「マークをよく見ればはける！」ということが理解できるようになると、自信もついてきます。できたときは、「できたね！」「やったね！」と思い切りほめましょう。

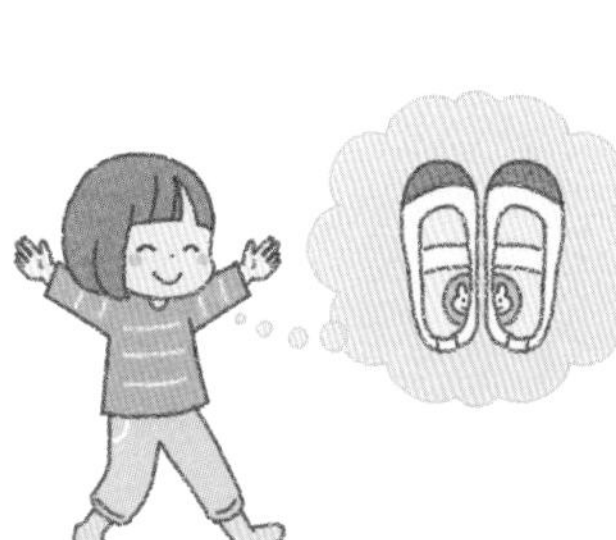

靴を正しく置くと、靴の中に描かれたイラストも正しく表示されるようにするのもひとつです。

見てわかる工夫

誰かに助けを求める方法を学ぶことも大切です

わからないときや困ったときは、そばにいる大人に「教えてほしい」「困っています」ということを伝えられるといいのですが、自分の気持ちを伝えることが苦手な子どもは、誰かに助けを求めることが苦手です。相手の気持ちを想像することが苦手な子のなかには、過去に誰かに質問をして叱られたことが記憶に残り、聞いたら怒られるのでは…と思い込んでいる子どももいます。自分で気持ちを伝えられないときは、絵カードが役に立ちます。「コミュニケーションカード」（→P167）を見せることで、自分が困っていることが相手に伝わりやすくなります。

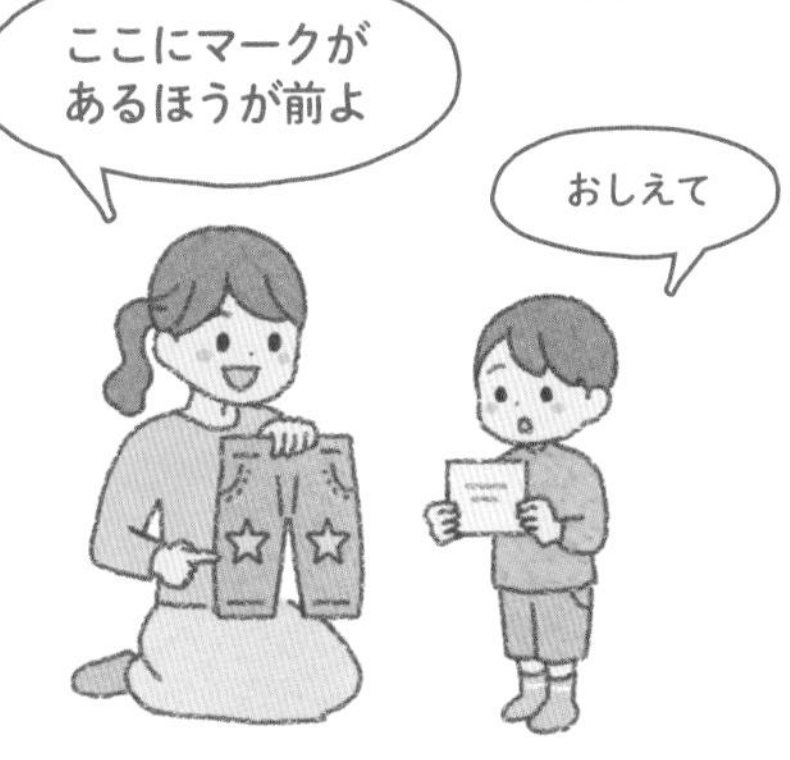

お家の人は、手伝いながら、「こうしたらうまくいくよ」ということも伝えましょう。成功体験は大きな自信になります。

お手伝いをしてくれません。手伝ってくれてもあまりうまくいきません

家事はお家の人みんなですること、とくり返し伝えましょう

相手の気持ちを察することが苦手な子どものなかには、お家の人が手伝ってほしいと思っていることに、気づきにくい子がいます。掃除はお母さんの役割だと思い込んでいる子もいるかもしれません。そんなときは、家事は、お家の人全員ですることだとくり返し伝え、その子の役割（お手伝いで何をするか）を具体的に決めてあげましょう。最初はその子が得意なことをひとつ頼むといいでしょう。

やる気を引き出す

その子の得意なことをひとつだけ頼んでみましょう

家事は「家の事」と書きます。お母さん（お父さん）だけ、あるいは、大人だけがすることではありません。毎日の家事は、家族全員で取り組むことが大切です。そうすれば、家族の誰かひとりだけに負担が集中することもありません。また、相手の表情や声の調子などから相手の感情を読み取ることが苦手な子どものなかには、例えば、「お母さんが大変そうだから手伝おう」という気持ちが湧きにくい子どももいます。そもそも自分の役割なのかお母さんの役割なのかで判断している場合もあります。まずは、この子にできそうなことをひとつ、役割として頼んでみましょう。最初からいくつも頼むと混乱しますので、まずはひとつだけにし、「テーブルにおはしを並べる」など、その子ができそうなことからはじめてみましょう。お手伝いができたら、思い切りほめましょう。

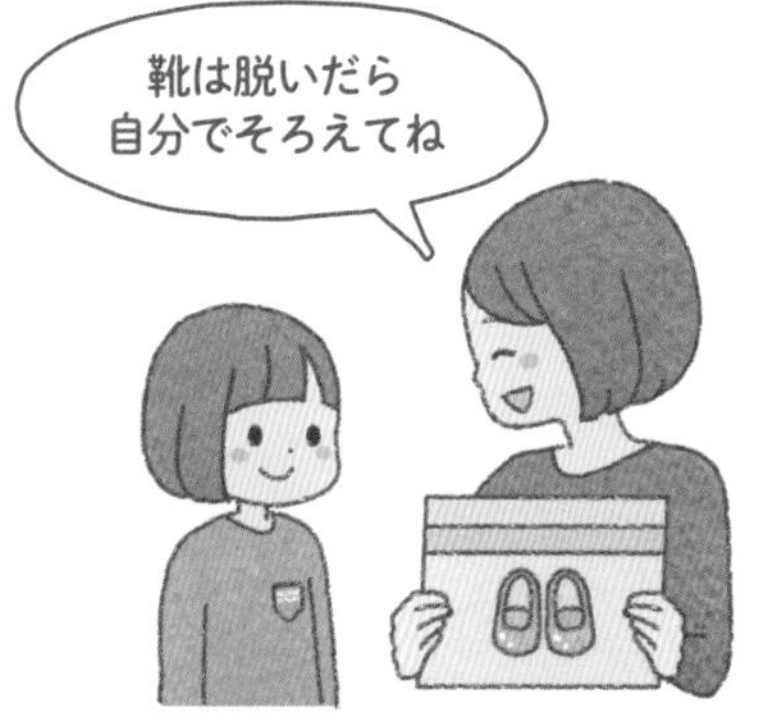

例えば、「玄関の靴を自分でそろえる」「脱いだ服を洗濯機の前に持っていく」などを、自分の役割だと自覚してもらうことも大切です。

スモールステップ

ごく簡単なことから毎日できるお手伝いを頼んでみましょう

決まった行動やパターン化した作業をするほうが得意な子どもの場合は、日々の生活のなかで、ある程度決まっていることを手伝ってもらいましょう。新聞を取りにいく、食卓におはしやお皿を並べる、ベッドの枕やかけぶとんを整える、花壇の花に水をあげる、お家の人の肩を○回叩くなどもおすすめです。また、水にふれることが好きな子どもには、野菜を洗う係になってもらうのもひとつです。

取り組みやすいお手伝い
※あくまでも一例です
おはしや食器を並べる
新聞を取る
お風呂掃除をする
カーテンを開ける

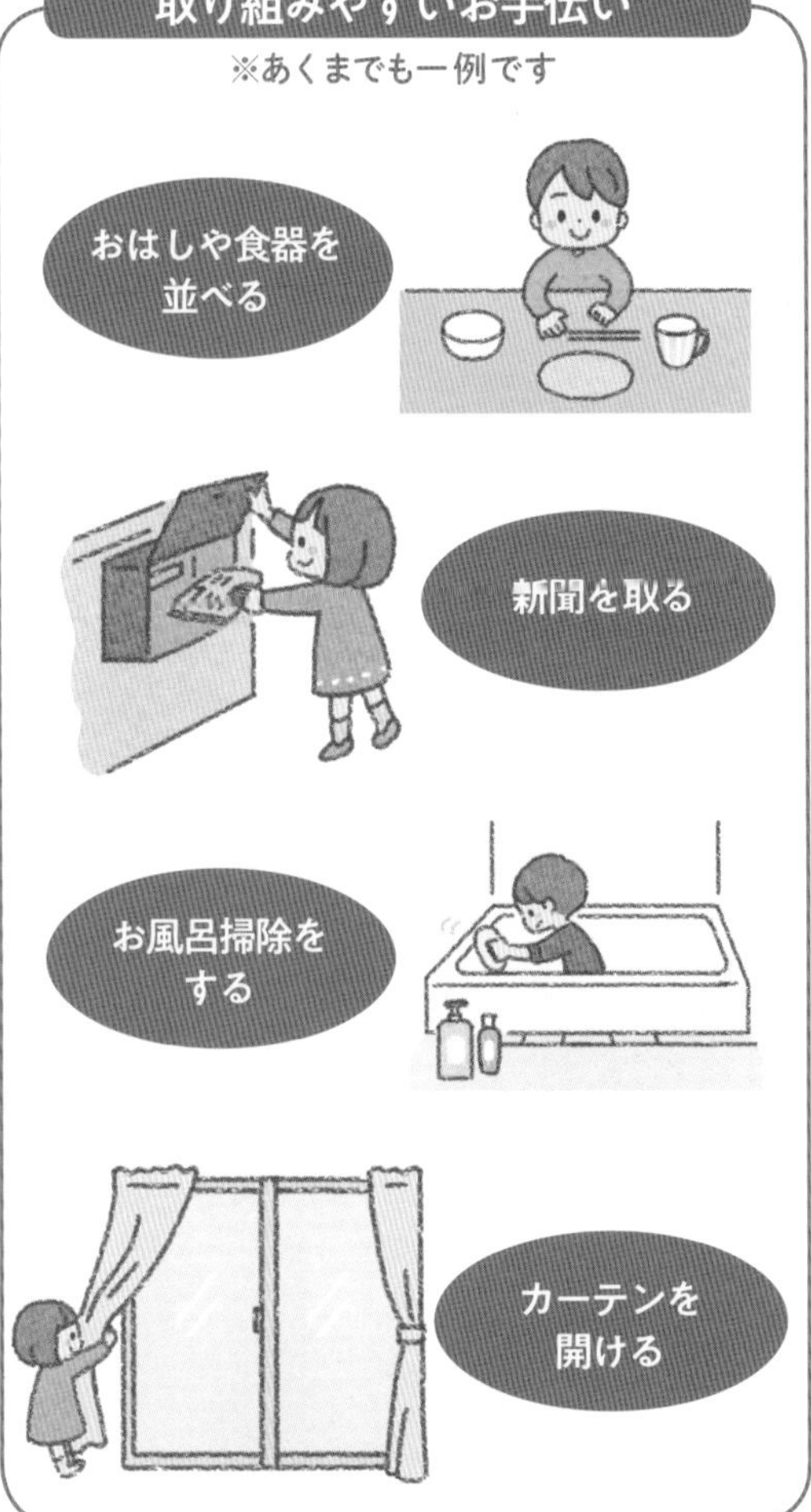

スモールステップ

失敗したときはうまくいくコツを見つけるチャンスです

最初の頃はお手伝いをしてもうまくいかず、かえって手間がかかってしまうことがあります。けれどもそれは、その子がどうしたらうまくできるようになるのかを見つけるチャンスと考えましょう。例えば、コップに牛乳を注ぐときにこぼしてしまったら、叱るよりもこぼした牛乳をどうすればいいのかを教えてあげるほうが、生活力がつきますし、お家の人もイライラしません。たとえ失敗しても、「こうすればうまくいく！」という方法を知っていると、安心してお手伝いにも取り組めるようになるでしょう。もしお皿を割ってしまったら、自分ではさわらずにお家の人を呼ぶというルールにすれば、ケガをすることも防げます。

コップはテーブルの端に置かないで倒れにくいものにしようかな

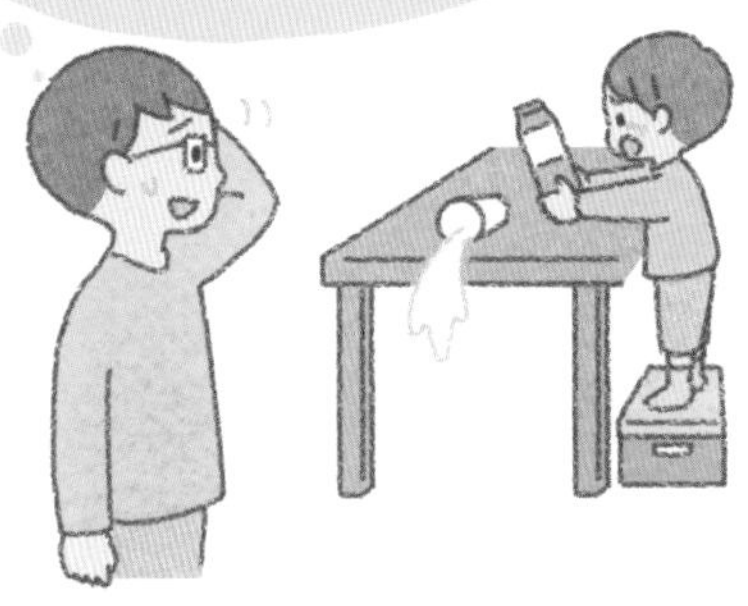

失敗を責めても、望ましい行動は身につきません。失敗したときにどうすればいいのかを教えることが大切です。

気になる言動

遊んだおもちゃを片づけません。引き出しの中も物でいっぱいです

「片づけましょう」と声をかけて一緒に片づけましょう

言葉がけ

「ちゃんと片づけなさい！」と叱れても、あいまいな言葉が苦手な子どもの場合は、何をどうすればいいのかわかりません。例えば、ぬいぐるみを片づける場合、決まった場所に置くのか、箱の中にしまうのか、望ましい片づけ方は各家庭で異なります。まずは、ぬいぐるみをどうすれば、片づけたことになるのか、各家庭でルールを決めましょう。ぬいぐるみが片づけられている状態を知っているのだから、いちいち言わなくてもわかるだろうと思いがちですが、片づいた状態を意識しなければ、覚えていないことも多いものです。このことは、私たちが、新しい仕事を引き継ぎもなく、いきなりやりなさい、と言われてとまどうことに似ているかもしれません。最初はひとつのものを片づけることからはじめましょう。そのときもお家の人が一緒に片づけることが大切です。

片づけ方を具体的に見本を見せながら伝えましょう

もしかしたら、「どうすると片づけたことになるのか」が、わからないのかもしれません。例えば、ぬいぐるみを元あった場所に置いてほしいときは、「ぬいぐるみを箱の中に入れましょう」と伝え、絵本を本棚に戻してほしいのであれば、「本棚に戻しましょう」と、具体的に伝えることが大切です。最初は、お家の人が見本を見せながら、一緒に片づけましょう。

片づけをするときは

ゲームの要素を取り入れて楽しく

床のゴミの片づけは、10、9、8……と数えながら、ゲーム感覚でゴミ箱に捨てるのもひとつです。床にゴミがなくなったら、表にシールを貼るなど、達成感が目で見てわかるようにするのもおすすめです（→P33）。

見てわかる工夫

写真や絵を使ってしまう場所をわかりやすく

例えば、収納箱におもちゃの写真や絵を貼ると、しまう場所がひと目でわかります。「このおもちゃは、この絵が描いてある箱にしまおうね」と、ひとつひとつ、具体的に、何をどこにしまえばいいのかを伝えていきましょう。そして片づけられたら、「できたね！」としっかりとほめましょう。

片づけられたねー
うさぎのぬいぐるみはここに入れましょう

「うさぎのぬいぐるみはこの箱に入れます」と言葉を添えて、お家の人が見本を見せながら一緒に片づけましょう。

スモールステップ

おおざっぱに分けることからはじめましょう

おもちゃ箱の中が、付録や景品、イラストなど、いろいろなものであふれている場合は、大ざっぱに分けることからはじめましょう。「必要なもの」と「必要ではないもの」を分けるといった、抽象的なことを考えることが苦手な子どもの場合は、ひとりで仕分けをすることは難しいものです。物には思い出がありますので、「新しい」「古い」といった、見た目で分類しきれない要素もあります。まずは、お家の人と一緒に、「1週間以内に遊んだ」「1週間以内に遊んでいない」などの要素で、ざっくりと分けてみましょう。そして、「必要なもの」「今は使わないけれど取っておくもの」など、少しずつ細かく分けていきましょう。

くつをそろえましょう

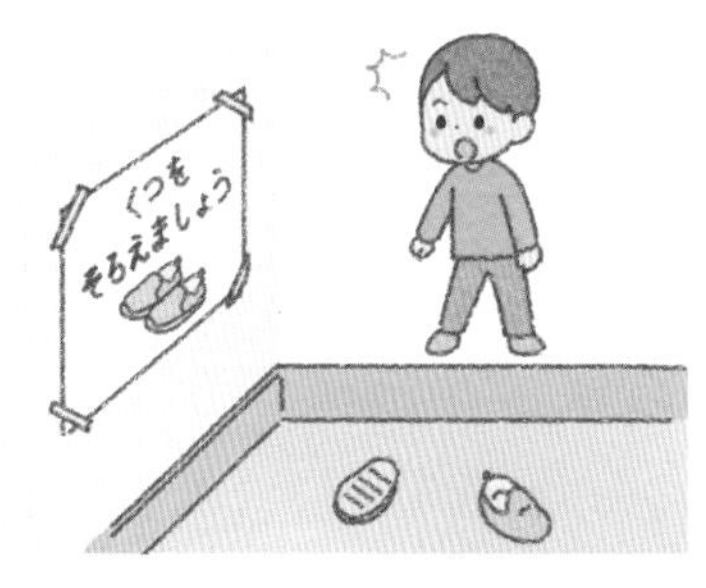

玄関で脱いだ靴はそろえるといったことも、絵や写真で伝えるとわかりやすくなります。

使いますか？
まだつかう

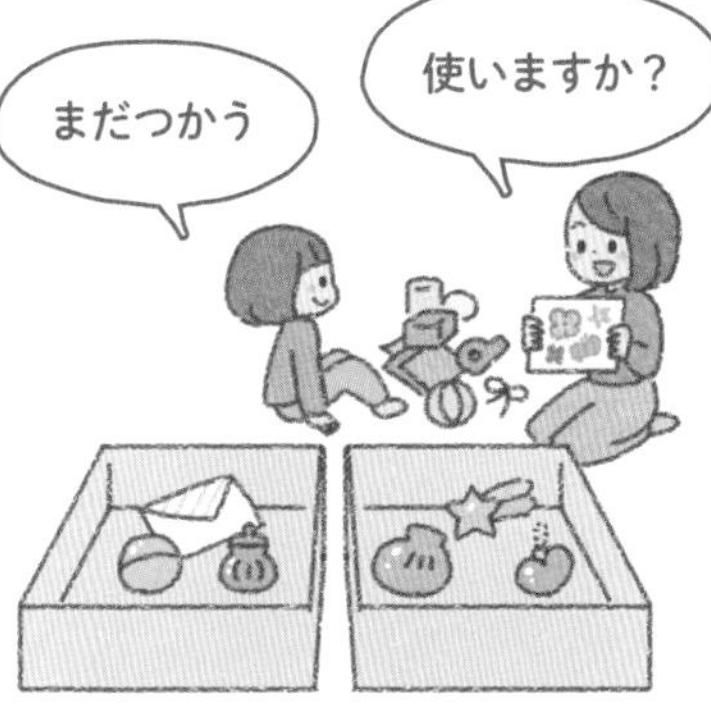

分類することが苦手だと、整理整頓することも難しくなります。最初はお家の人と一緒に分けてみましょう。

完成したおもちゃを片づけたくないときは…

写真に撮るのもひとつです

ブロックでつくった車など、せっかくつくったものを壊したくないときは、例えば、「写真に撮って、実物は片づける」というルールにしておくと、片づけやすく、後から作品を見ることもできます。

気になる言動

やりっぱなしが多いです

片づけなどが楽しくなる工夫を考えてみましょう

目に入ったものに、次から次へと気持ちが向いてしまう子は、自分から「やりっぱなしを防ごう」とは、なかなか思えません。小さな子どもに対しては、楽しみながら一緒に片づけるのもひとつです。お家の人が手渡しをしてお願いすると、片づけてくれる子もいれば、「競争しよう！」と声をかけるとはりきって片づけてくれる子もいます。片づけたあとはハイタッチで喜び合うのも楽しいひとときです。

言葉がけ

ヒントをあげて自分で気づけるようにしましょう

例えば、目の前のことに夢中になってやりっぱなしになる子どもには、お家の人が、「ドアを閉めましょう」などと声をかけたり、「ドアは？」とヒントをあげたりするのもひとつです。

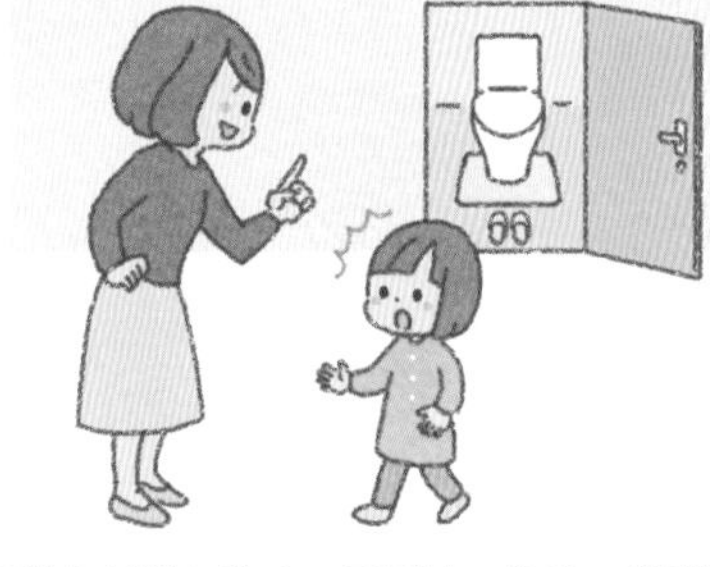

気持ちがそれやすい子には、そのつど言葉がけをして、自分で気づくチャンスをつくってあげましょう。

やる気を引き出す

片づけをゲームにして楽しく片づける

例えば、床がおもちゃでいっぱいのときは、かごに入れるだけなどの簡単なルールにして、子どもだけでなく、お家の人も一緒に片づけて、どちらが早くかごに入れられるかを競争するのもひとつです。また、玄関に靴を脱ぎ

つけっぱなしが気になるときは…

家電のタイマー機能も利用して

成長するにつれて、エアコン、テレビ、照明などのつけっぱなしも気になるかもしれません。そんなときは、タイマー機能などを利用するのもひとつです。

つぱなしにしているとき、「10数えているうちにそろえようね」と、カウントダウンゲームにすると楽しいでしょう。その子なりに上手にできたら、しっかりほめましょう。

それじゃいくよ！
10〜9〜

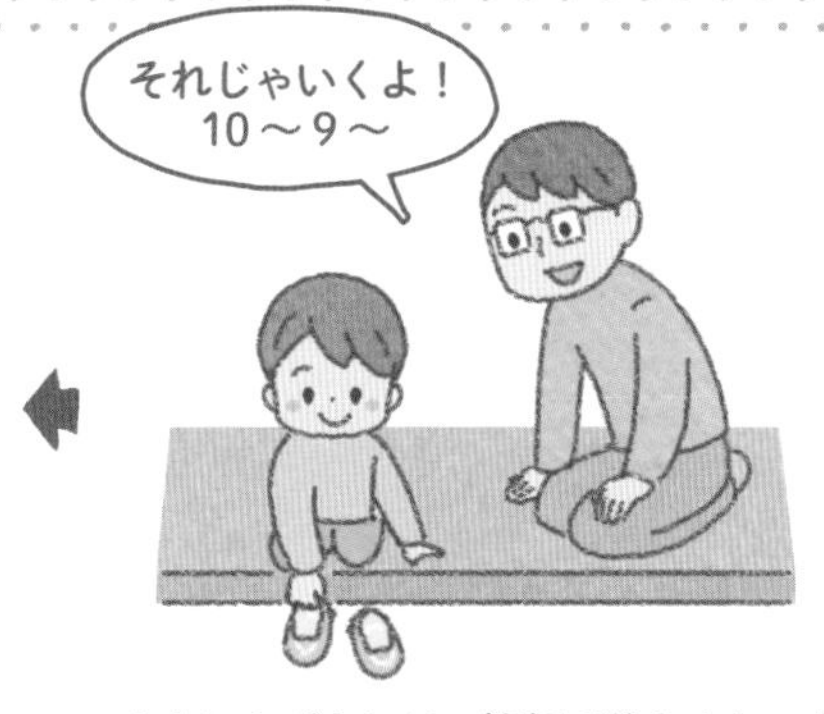

カウントダウンは、笑顔で数えましょう。数えるスピードを速くしたり、遅くしたりして、楽しい雰囲気にするのがポイントです。

ヤッタネ！

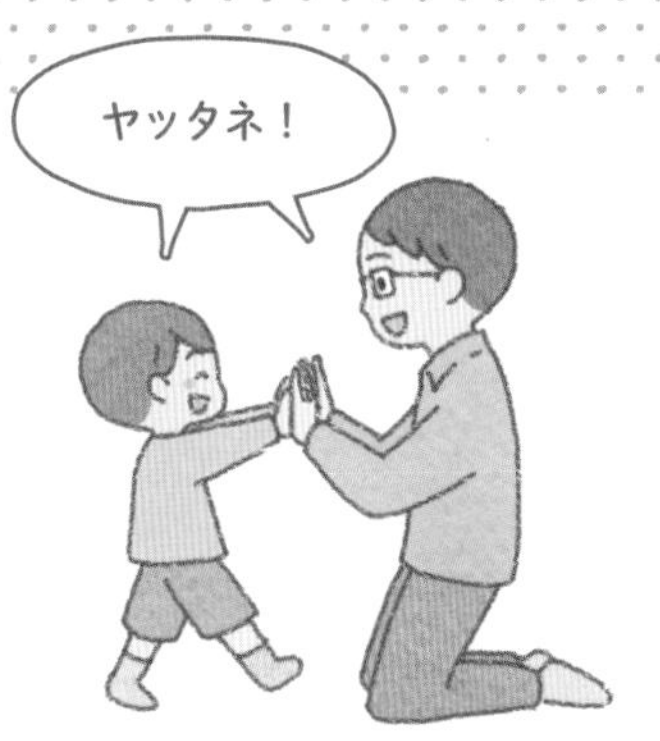

片づけられたらハイタッチなどで喜び合うとより楽しくなります。ひとりではできなくても、お家の人と一緒なら、はかどる子もいます。

やる気を引き出す

ちゃんとできたらごほうびシールをプレゼントする

例えば、靴をそろえられたら好きなシールがもらえるなど、ごほうびをつくるのもひとつです。その子が取り組みやすいものからはじめてみましょう。お家の壁にごほうびシールを貼り出すと、その子のがんばりがひと目でわかります。注意が散漫になりやすい子は、どうしても叱られやすいので、その子がほめられるきっかけを積極的につくっていくことも大切です。

シールが
増えてるね！

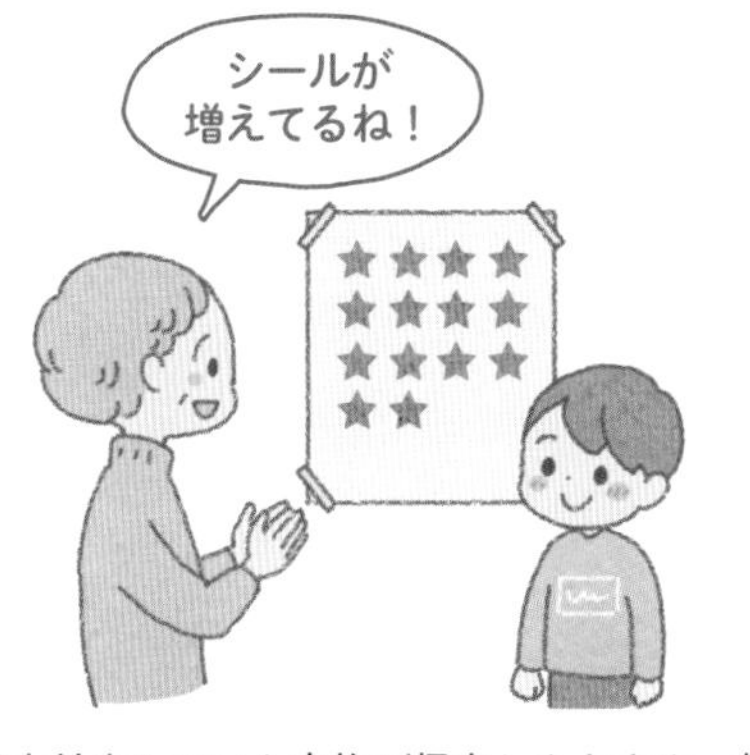

日中外出していた家族が帰宅したときや、親戚が遊びに来たときにシールを確認してもらい、ほめてもらうのもひとつです。

環境を整える

やりっぱなしにしてもいい場所をつくるのもひとつ

目で見て確認することが得意な子のなかには、戸棚の中に物をしまうと、物がなくなったように感じる子もいます。また、ほかの人には散らかっているように見えても、子ども本人は、何がどこにあるのかがわかっていて、その子なりの整理ができている場合もあります。そんなときは、例えば、床にテープで囲いをつくり、「囲いの中の物は、お家の人が勝手に捨てない」というルールにしたり、おもちゃの片づけは「大きな箱に入れればＯＫ」としたりするのもひとつです。

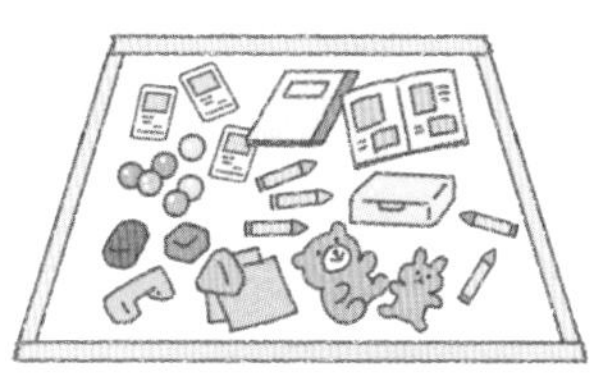

床にテープで囲いをつくり、その中なら多少は散らかっていてもOKなど、楽しい雰囲気で整理できるようにすることも大切です。

気になる言動

落ち着きがありません。立ち歩いたり、教室を出ていったりもします

環境を整える

動いてもいいというルールにすればお互いにラクです

じっとしていることがとても難しい子どもがいます。立ち歩いてしまうのは、その子の脳からの、正しい指示によるものなので、厳しく叱られたからといって、じっとできるわけではありません。私たちものどが渇いてしかたがないのに、「水を飲んではいけません！」と叱られたら、とてもつらくなります。ですので、例えば、食事の場合は、「3口食べたら少し立ち歩いてもいい」など、一定の範囲内でなら動けるルールにするほうが、お家の人も、その子をじっとさせることに一生懸命にならずに済むのでラクになると思います。子ども本人も動けることで安心でき、再び落ち着いて食べられます。

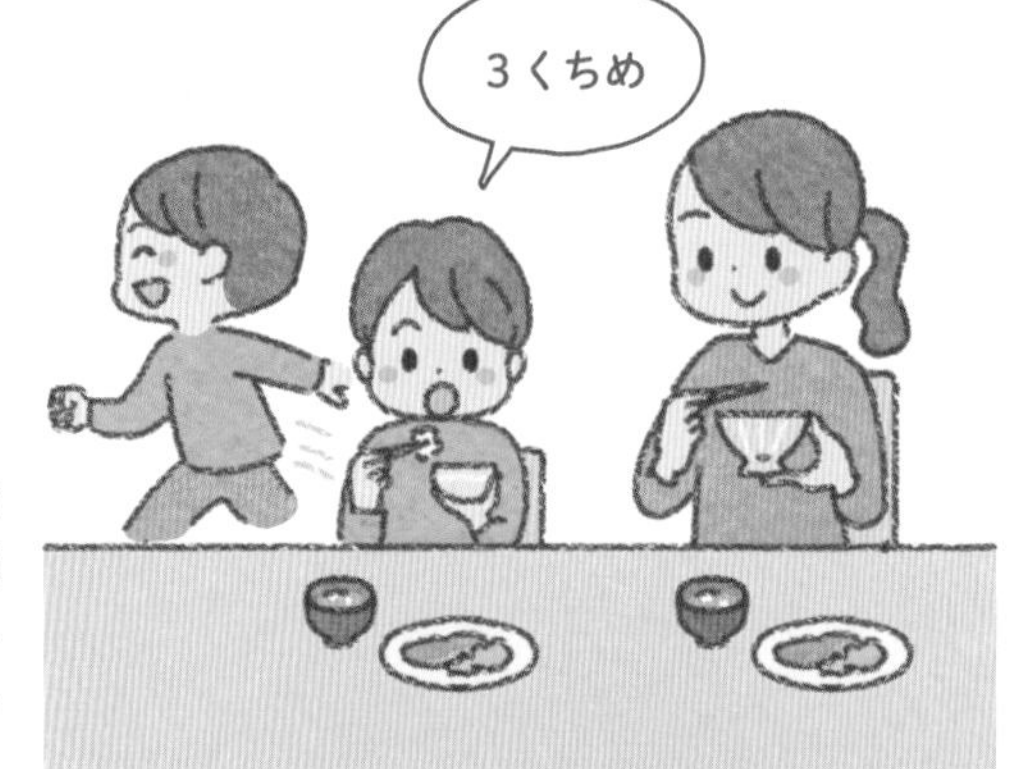

一定の範囲内でなら動いてもいいという環境のほうが、食事も楽しく、子どもを追い詰めずに済みます。

どうしても動いてしまうことを理解しましょう

どうしても身体が動いてしまう子がいます。それは、その子の脳からの「正しい」指示によるものなので、「動かないようにする」のではなく、「動ける保証をする」ほうが、お家の人にとっても、子ども本人にとっても、お互いに気持ちがラクになると思います。園や学校では、先生方とつながり合い、その子を追い詰めないかかわり方や、その子に合う支援を考えていきましょう。

やる気を引き出す

先生のアシスタントになってもらう

じっとしていることが苦手な子どもにはいい意味での特別扱いが必要です。授業中に席から離れてもいい役割をしてもらいましょう。例えば、プリントやノートを配る・集める、黒板の文字を消す、電気をつける・消す、ドアを開ける・閉める、カーテンを開ける・閉める、補助用具を運んでもらうなど、先生のアシスタントをしてもらいます。動けることで、子ども本人も安心でき、落ち着いて行動することも増えていきます。そうすると、教室がその子にとって居心地のよい場所になり、気持ちも行動も落ち着いてくると思います。

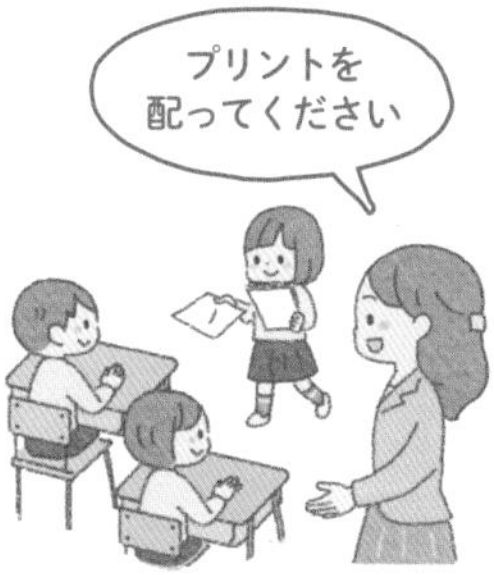

プリントを配ってください

プリントを配ったり、集めたりする担当になってもらいましょう。動けることで子ども本人も安心できます。

見てわかる工夫

カウントダウン形式でいつ終わるのかをわかりやすくしてみる

今していることが、あとどれくらいで終わるのかがわからなくて、授業中にそわそわしてしまう子もいます（大人でも、あとどれくらいで終わるのかがわからないと不安になったり、イライラしたりしますよね）。人の話をじっと聞くということは、小さな子どもほど難しいものですので、伝え方を工夫してみましょう。「今から3つ、お話をします」と最初に見通しをもたせて話しはじめ、「ひとつめは…。ふたつめは…。それでは最後のお話、みっつめは…です」と続けて、終わったら「きちんとお話が聞けてえらかったね！　では、身体を動かしましょう」と、歩いたり体操をしたりします。そして、再び席に座って次の活動をします。そして、じっとしていることが難しい子どもにも有効な方法です。

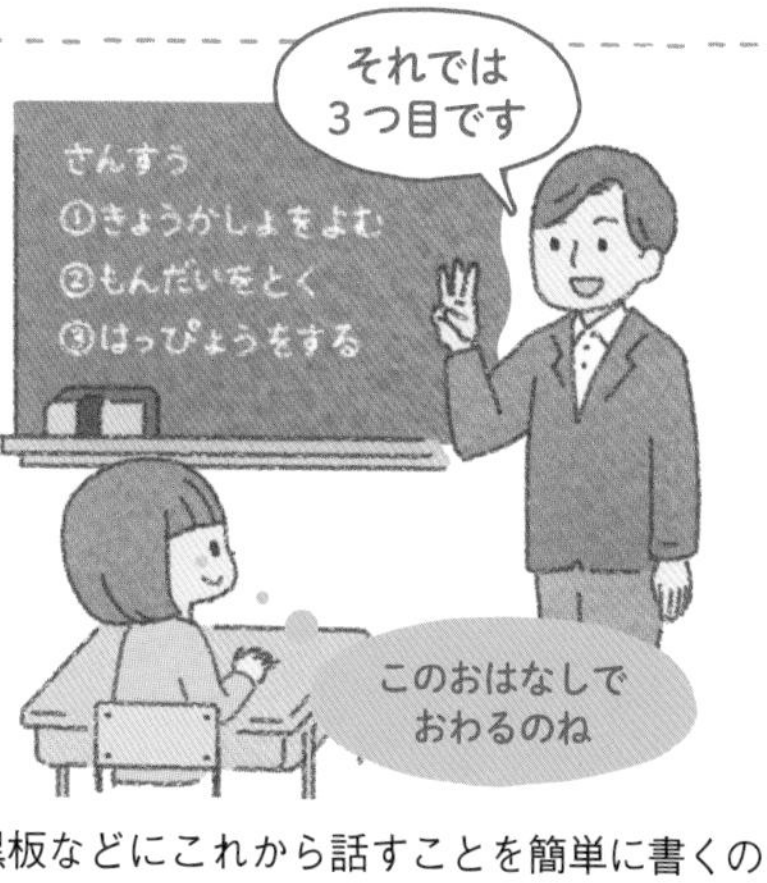

それでは3つ目です

さんすう
①きょうかしょをよむ
②もんだいをとく
③はっぴょうをする

このおはなしでおわるのね

黒板などにこれから話すことを簡単に書くのもおすすめです。話す内容が目に見えるのでよりわかりやすくなります。

落ち着きのなさはその子なりの努力の結果であることも

身体をゆする、椅子をガタガタさせるなど、一見落ち着きがないような行動も、その子なりに気分転換をしようとしていたり、脳のバランスをとっていたりすることのあらわれということもあります。身体は動いてしまうけれど、話はちゃんと聞いているという子もいます。落ち着きがないからといって、不真面目とは限りません。実は、その子なりに一生懸命努力したり、工夫したりした結果であることが多いのです。

環境を整える

運動を通じて身体を思い切り動かしてみる

じっとしていることは苦手だけれど、もし、その子が身体を動かすことが好きだったり、スポーツが得意だったりするなら、その子が思い切り身体を動かせる（アスレチックやスポーツなどができる）時間をつくってあげるのもひとつです。もし、ほかの人と一緒に作業をしたり、話し合ったりすることが苦手な場合は、野球やサッカーなどの団体行動が中心となるスポーツはあまり向きません。不器用さをあわせもつ場合は、なわとびや跳び箱など、道具を使ったスポーツも苦手なことがあります。例えば、陸上競技や水泳、体操、テニス、卓球、スポーツクライミング、トランポリンなどの個人種目は、自分のペースで取り組みやすいスポーツです。運動全般が苦手な子どももいますので、身体を動かすことが好きかどうかをよく観察することも大切です。

アスレチック

テニス

体操

少しずつできることが増えていくような運動がおすすめです。スモールステップで小さな成功体験を積んでいきましょう。

環境を整える

朝一番に身体を思い切り動かしてみる

身体を動かしたいという思いを朝一番にかなえるというアプローチもあります。例えば、学校に行く前に思い切り身体を動かしてみます。ある親子は、毎朝近所を一緒に走るようにしたところ、身体を動かしたいという思いが長じて、地域のマラソン大会で表彰され、大きな自信につながったそうです。また、健康のために週2日ほど、授業前に校庭を走っている学校もあります。走った日は、じっとしていることが苦手な子どもに限らず、教室全体が落ち着いているという印象をもつ先生もいるそうです。朝や日中に、しっかり身体を動かすと、適度な疲労感で夜、眠りにつきやすくなりますので、睡眠にもよい影響があります。

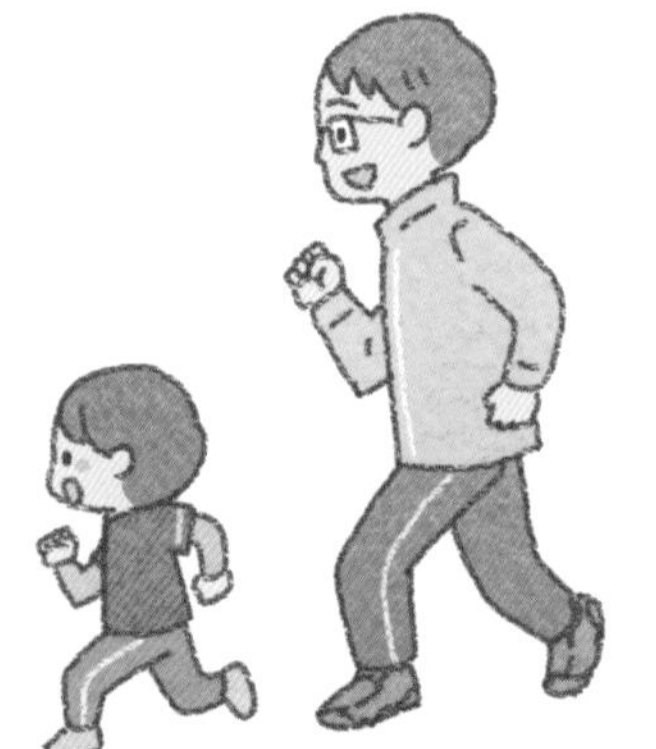

身体を動かしたいという思いを、積極的に発散させた子のなかには、授業態度に落ち着きが見られるようになった子もいます。

理由を探る

好きな刺激、あるいは嫌いな刺激があるのかもしれません

「やっぱりやめておこうかな」という気持ちが湧きにくく、自分の感情や自分の発言、行動にブレーキをかけることが難しい子どもがいます。例えば、勝手に教室を出ていってしまう子の場合は、もしかしたら、教室の向こうにその子がそばにいってみたくなるようなもの（水槽の金魚など）が見えて、「そこへ行きたい！」という思いがおさえきれなかったのかもしれません。

あるいは、教室の中に、とても苦手なものがあって、安心できるスペースに逃げ出したいと思ったのかもしれません。感覚が過敏な子の場合は、私たちには気にならないような刺激でも、つらく感じることがあります。いずれにしても、きっとその子が移動したくなる理由があるはずですから、それが何なのかを観察することからはじめてみましょう。

好きな刺激

あそこに
いってみたいなー

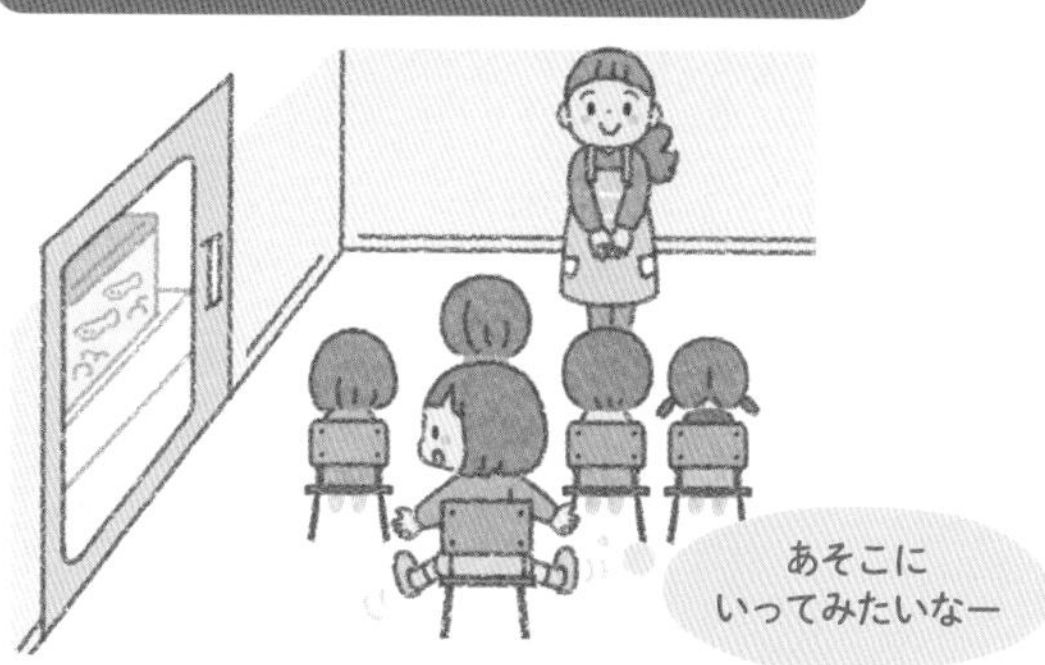

気になるものは置かない・見えないようにするという配慮も大切です。ほかの子どもにとっても、集中しやすい環境になります。

嫌いな刺激

パタパタ
いろんなおとが
きこえてつらい～
ジ～～
ガタン
キャー

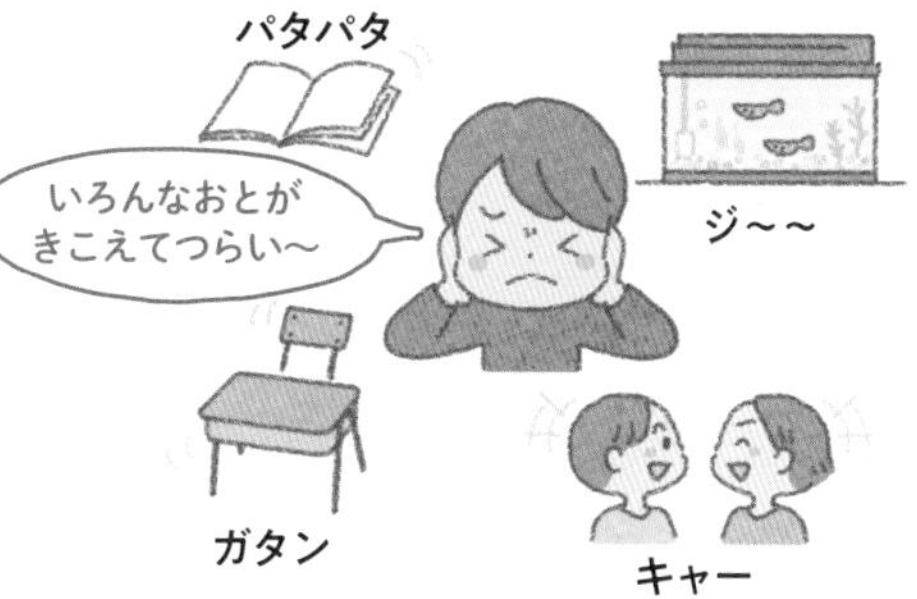

つらいと感じる空間で、じっとしていることは難しいことです。つらいときに休憩できるリラックススペースを利用するのもひとつです。

スモールステップ

時間を区切って参加したり、歩いたりしてみる

時間を区切ると取り組みやすくなることがあります。例えば、先生の話を聞くとき、時間の経過がわかりやすい形で表示できるタイマーなどを使って、「5分だけお話を聞いてみようね」と伝えてみます。そしてお話が聞けたらしっかりとほめます。本人の自信につなげながら、少しずつ時間を長くしていきましょう。

動きたいのね

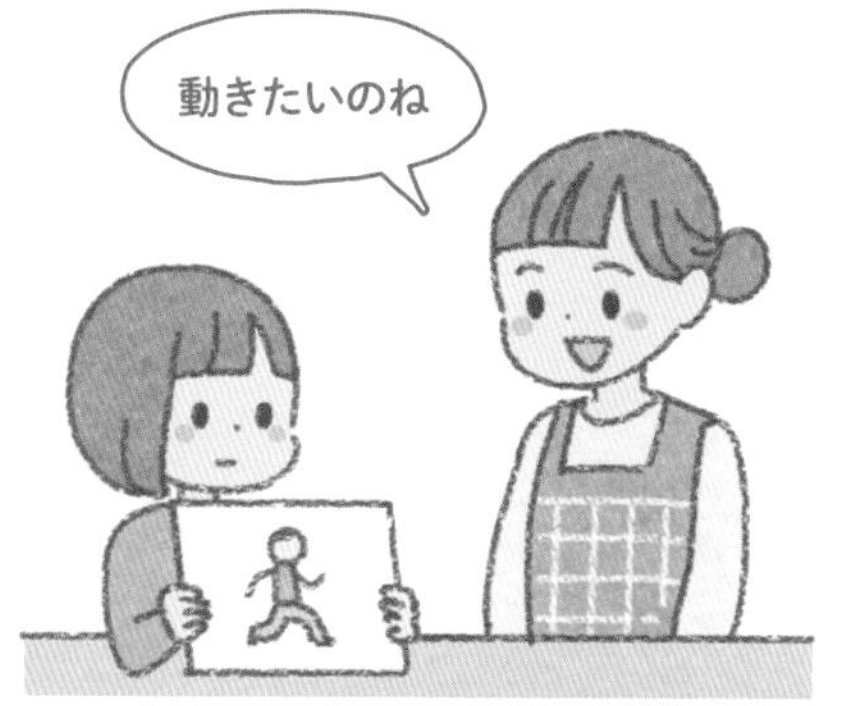

「動きたい」という絵カードを見せたら「5分間だけ歩いていいですよ」と子ども本人が歩ける時間を保証するのもひとつです。

気になる言動

うそだとわかるうそをつきます。やったことをやってない、と言います

どうしてうそをつくのかを考えてみましょう

どうして、その子が「うそ」をつくのかを考えてみましょう。もしかしたら、その子のなかでは、「本当」なのかもしれませんし、叱られることを恐れているのかもしれません。叱るよりも、その子の言葉を受けとめて、望ましい言動を根気よく伝えていきましょう。失敗を恐れている場合は、今回失敗したとしても、「こうすれば次に取り戻せる」という経験を重ねていくことも大切です。

理由を探る

その子のなかでは〝本当〟ということもあります

時間の感覚は大きくなるにつれて身についていきますが、抽象的な表現が苦手な子どものなかには、「昨日」「明日」「1時間」「5分」など、時間の概念の理解が難しい子どもがいます。例えば、○○遊園地に行ったのは2年前なのに、悪気なく、昨日行ったように話すことがあります。また、空想にふけってしまう子どもの場合は、空想と現実との違いがあいまいになることもあります。ですので、そのことを「うそでしょ！」と責めても、本人はうそをついているとは思っていません。そんなときは、「○月○日のことだったよね」といったん受けとめましょう。「○○遊園地に行ったのは3歳のときだったけど、よく覚えていたね」と伝えると、わかってもらえたと思ってくれるでしょう。

きのう ゆうえんちに いったんだ！
いいなぁ
○○遊園地に 行ったのは 3歳のときだったけど よく覚えていたね

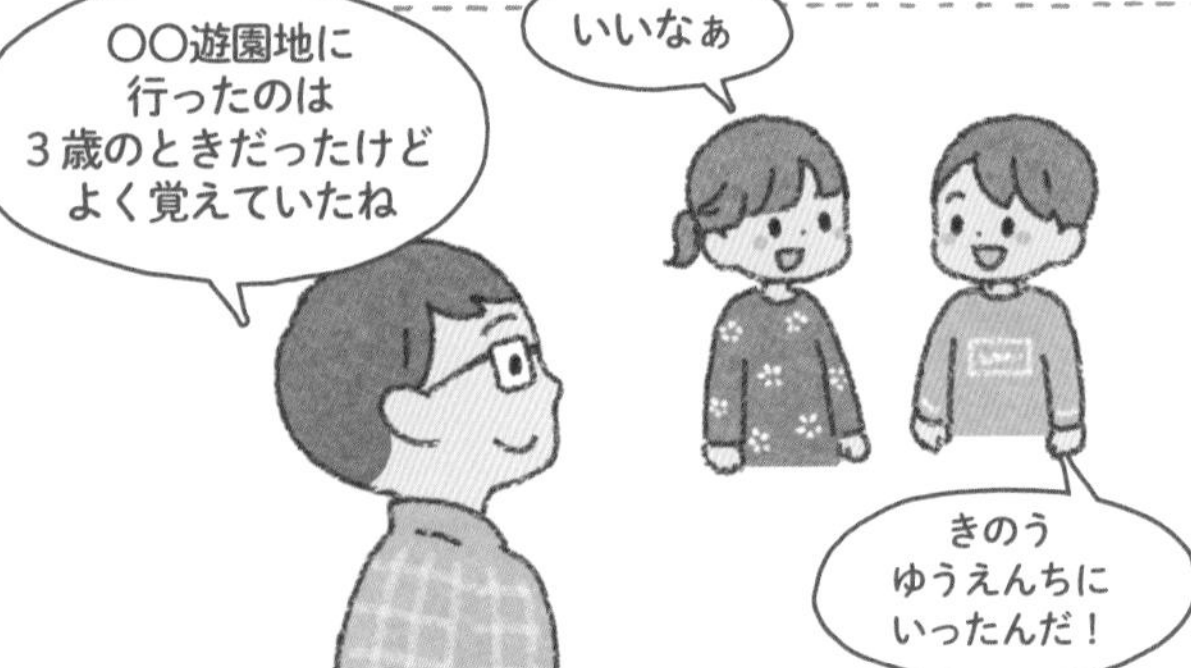

楽しいエピソードは、何度でも思い出したくなるものです。成長するにつれて、時間感覚も身についていきます。

理由を探る

叱られたくないという思いがあるのかもしれません

例えば、テーブルに飾った花にさわりたくなって、いじっていたら茎が折れてしまった、または、花びんがあることに気がつかず、手を動かした拍子に花びんを倒してしまったとき、叱られたくなくて、「知らない」「わからない」ということがあります。考える前に行動してしまう子や、じっとしていることが苦手な子の場合は、どうしても失敗することが多くなります。お家の人は、子どもが「知らない」「わからない」と答えても、「うそをつかないで！」と感情的にならず、気をつけてもらうためにも、冷静に穏やかに、「お花はさわらずに見ようね」「花びんが倒れていたら、お母さんに教えてね」と望ましい行動を具体的に伝えましょう。

次は
ふきんで拭こうね

うん！

叱るよりも、どうすればよかったのか、望ましい行動を伝えましょう。そして次にそれができたときはしっかりほめましょう。

理由を探る

「きちんと説明すればわかってもらえる」という経験も大切です

例えば、妹をたたいたところをお家の人が見て注意したとき、子ども本人が「たたいてない」と言ったときは、もう少し本人の言い分を聞いてみましょう。先に妹がたたいた場合もあれば、妹が先にいやなことを言った場合もあるでしょう。最初からうそと決めないで、子ども本人の言い分を聞くことも大切です。公平に判断された経験は、「きちんと説明すればわかってもらえる」という経験になるでしょう。最初からうそと決めつけてしまうと、子ども本人と妹、子ども本人とお家の人、それぞれの人間関係を悪くしてしまいます。そうならないように、「ん？」と疑問に感じたら、本人の言い分に耳をかたむけましょう。

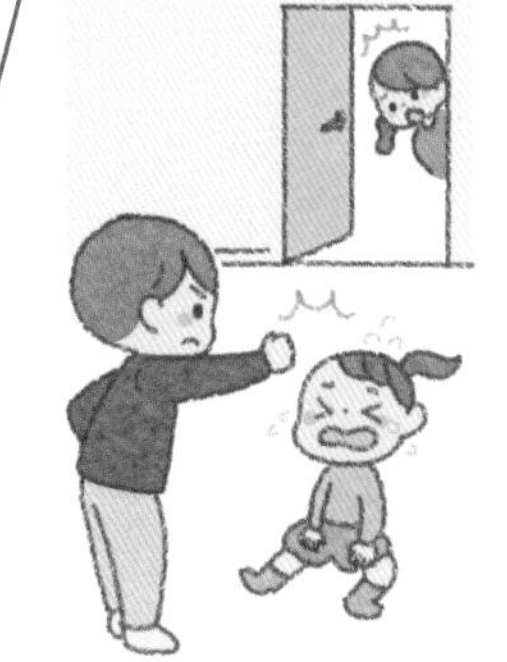

何があったか
教えてほしいな

たたいてない…

子ども本人が「たたいてない」と言ったとき、うそだと即断する前に、その前に何があったのかを、きちんと確認しましょう。

気になる言動

何度言っても、言うことをききません。してほしくないことをくり返します

叱られてしまうかもしれません。そのような場合は、何がよくなかったのかよりも、どうすればよいのかを伝える必要があります。「それくらい、いちいち言わなくてもわかるのでは」と思うかもしれませんが、具体的に伝えなければわからない子もいます。望ましい言動を具体的に伝える方法は、どの子にもわかりやすい方法です。

言葉がけ

具体的に望ましい言動を伝えましょう

「何回目？」と言って叱るとき、この言葉には、「同じことをくり返してはいけません！」というメッセージが込められていると思います。同様に、「どうして同じことをするの？」と言うときは、「そんなことはしてはいけません！」という思いが込められているでしょう。空気を読んでその場にふさわしいふるまいができる子には、このような言い方も合うと思いますが、相手の言葉の真意をくみ取ることが苦手な子どもは、自分がたずねられたと思って素直に「〇回だよ」とか、「同じことじゃない！」と返答して、また

望ましい行動がわからないのかもしれません

「ダメでしょ！」などと、叱るだけでは、望ましい行動が伝わりません。してほしくないことをしたときは、どうしてほしいのかも具体的に伝えましょう。そして、その子が望ましい行動がとれたときは、「ありがとう！」「うれしいな」「すごいね」「かっこいいね」「えらいね」などと、すぐにほめましょう。そうすれば、今行っていることが望ましいことなのだとわかりやすくなります。

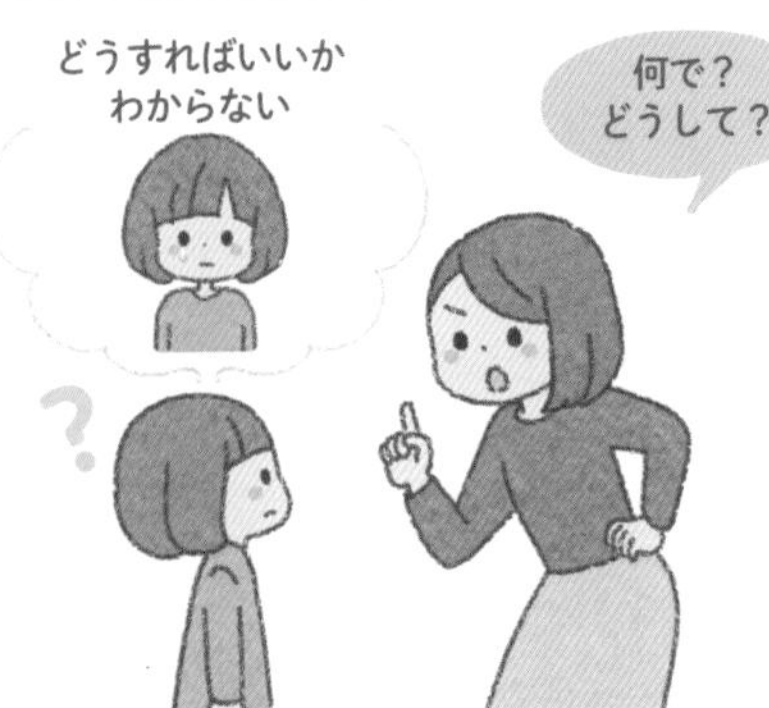

叱るだけでは、「叱られたこと」だけが記憶に残りやすく、望ましい言動に結びつきません。短い言葉で具体的に伝えましょう。

理由を探る

わざと困らせようとしているわけではありません

子どもはみんな（大人もそうですが）、ほめられ、認められたいと思っています。ですので、うまくいかないときは、きっと残念な気持ちになっていると思います。その失敗（うまくいかなかったこと）が、その場をなんとか切り抜けようと懸命に努力した結果だったとしたら、よけいにつらいですよね。小さい頃から頭ごなしに叱られ続けて、混乱したまま大人になった人のなかには、自分に自信がもてず、「何をしてもうまくいかない…」と、自分のことを否定的に思い込んだり、あきらめたりする人もいます。どの子にも苦手なことはありますが、それはその子の一部であって、すべてではありません。キラッと光る素敵なところが必ずありますので、その子のいいところに注目してそこを伸ばしていきましょう。

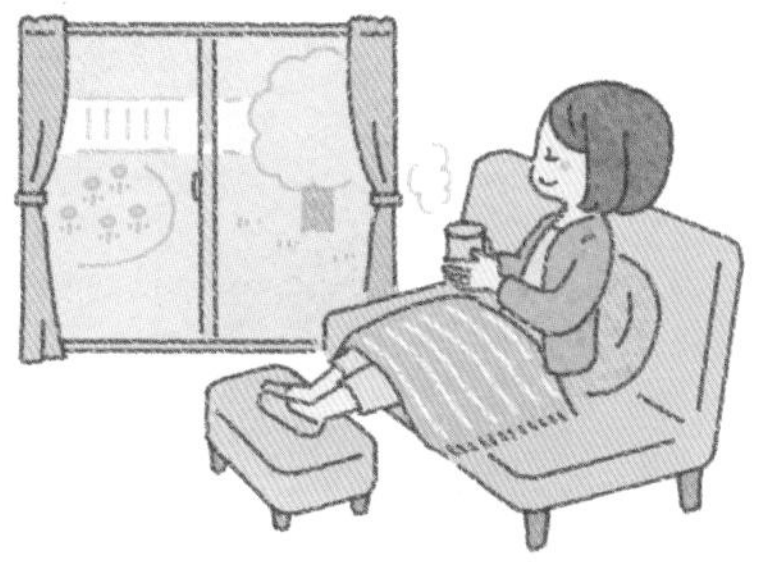

疲れているときは、子どものいいところを見つけにくくなるものです。周囲のサポートを受けて、積極的に休息をとりましょう。

理由を探る

注意が向くところがとてもせまいのかもしれません

日々の生活では、一度に複数のことをしなければならないことがあります。例えば、会話もそのひとつです。相手の話を聞いて、それを理解し、次に自分が話すことを考えて、表情を添えながら話します。しかし、一度に複数のことをするのが苦手な子どもの場合は、お家の人に叱られたとき、言われたことを理解して、それを自分がしたことと結びつけて、反省する、ということが、うまくできないことがあります。

どのように理解しているか考えてみましょう

共通点を見つけることが苦手だったり、全体に目が届きにくかったりする子どもの場合は、少しの違いが大きな違いに感じられることがあります。逆に、違いを見つけることが苦手な子もいます。例えば、お家の壁に落書きをすることと、自由帳に絵を描くことを、「同じこと」と考えている子がいるかもしれません。目の前のその子が、物事をどのように理解しているのか、その子の気持ちに少しだけ近づいてみましょう。

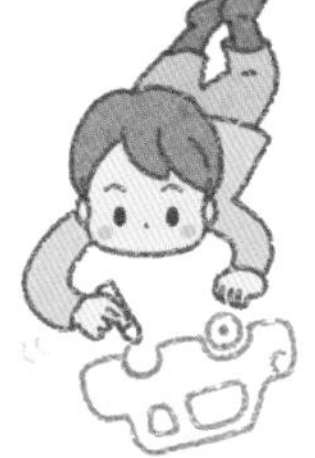

ですので、できるだけ時間をおかずに、ひとつひとつ順番に、わかりやすく短い言葉で、望ましいことを具体的に伝えることが大切です。

見てわかる工夫

目で見てわかるように絵カードを使ってみましょう

耳で聞くよりも、目で見たほうが理解しやすく、話し言葉よりも、文字や絵、写真のほうが記憶に残りやすいという子もいます。私たちも、ある場所や事柄について、人から何回も話を聞くよりも、写真や自分の目で確かめたほうがよくわかるという経験があると思います。「百聞は一見にしかず」という思考法が合う子には、「してはいけないこと」「してほしいこと」を絵カードや写真を使って説明すると効果的です。また、ふれてほしくないものをいじったり、のぼってほしくない場所にのぼったりする子には、その場所をカーテンで見えなくするのもひとつです。見えなくなることでさわりたい、のぼりたいといった衝動をおさえやすくなります。でも、かえって興味をひいてしまう場合もあるので、その子に合わせて工夫してみましょう。

カーテンなどで見えなくする

※あくまでも一例です

高いところにのぼるとき

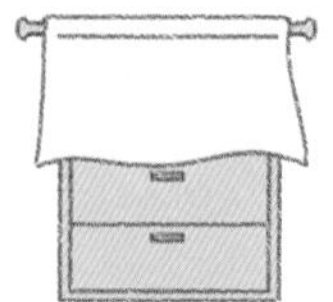

たんすの上にカーテンを引いて、たんすの上にある空間を見えないようにします。

勝手に部屋に入ってしまうとき

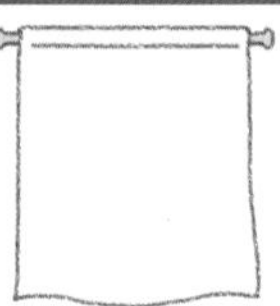

ドアがあると開けてしまう場合は、ドアの前に布をたらして、ドアを見えなくします。

テレビをずっと見てしまうとき

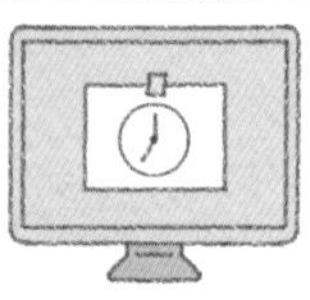

テレビを消し、次にテレビを見る時刻の時計の絵を描いて貼ります。見通しが立ち、安心して食事などができます。

棚の中のものを出してしまうとき

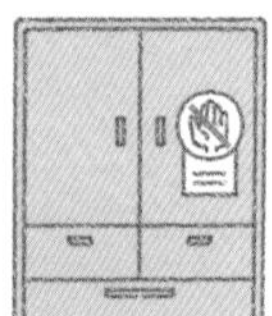

棚の扉に、展示品のように「手をふれないでください」という用紙を貼ると、さわってはいけないことが印象に残ります。

絵カードで見えるようにする

※あくまでも一例です

友だちの髪を引っ張る、たたく

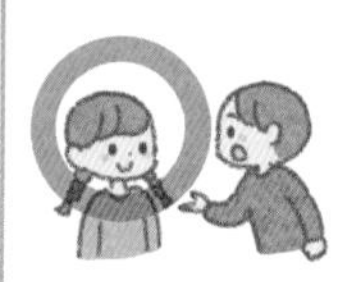

「おもちゃを貸してほしいときは、『貸して』と口で言います」と、望ましい方法も伝えます。

道路に飛び出す

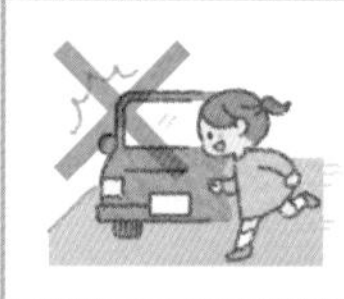
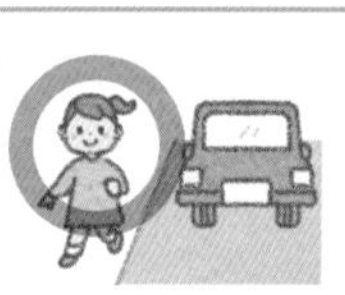

「道路に飛び出すと車や自転車、人とぶつかって、自分も相手もケガをします」と飛び出すとどうなるのか説明します。

花を抜く、花びらを取る

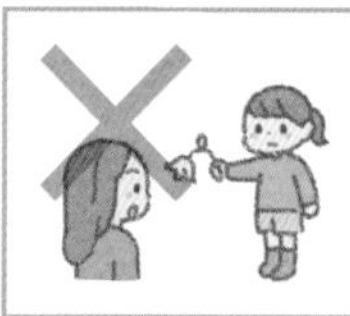
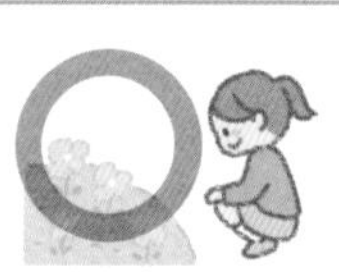

「お花を植えた人が悲しくなるし、花も死んでしまってかわいそう」と花を抜くとどうなるのか具体的に説明します。

物干しざおにぶらさがる

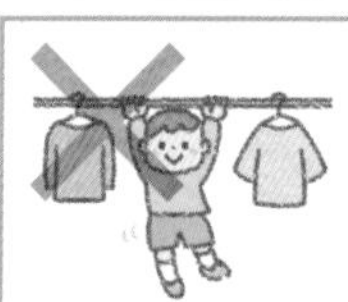
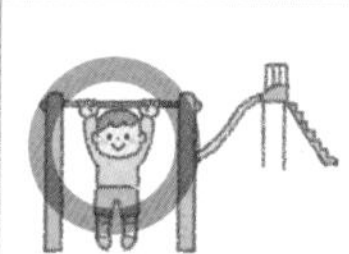

折れるとケガをすること、洗濯物も地面に落ちて汚れることを伝えながら、鉄棒と似ているけれど違うことを説明します。

こんなときどうしたら…

Q 小学1年生の男の子の母です。幼稚園のときに園の出席シールを持ち帰ってきてしまうことがたびたびありました。お店のシール入りの商品を、代金を支払わずに持ち帰ってきたこともあります。小学校に入り、見慣れないシールがあったのでたずねると、お友だちのシールを勝手に持ってきてしまったようです。そのつど厳しく叱り、本人もごめんなさいと言いますが直りません。どうすればいいのかわかりません。

A どんなに幼い子であっても、わが子が「勝手にものをとってしまう」としたら、親御さんは大変ショックをうけるでしょう。親御さんは大変ショックをうけるでしょう。なぜ、どうしてと、心労もいかばかりかと思います。でも、きっとその子にはその子の思いがあるはずです。親御さん自身が疲れていると、物事を悲観的に考えやすくなりますので、周囲の人に協力してもらいながら休息をしっかりとりましょう。

そのうえで、落ち着いて穏やかな心でお子さんの前に座ってください。

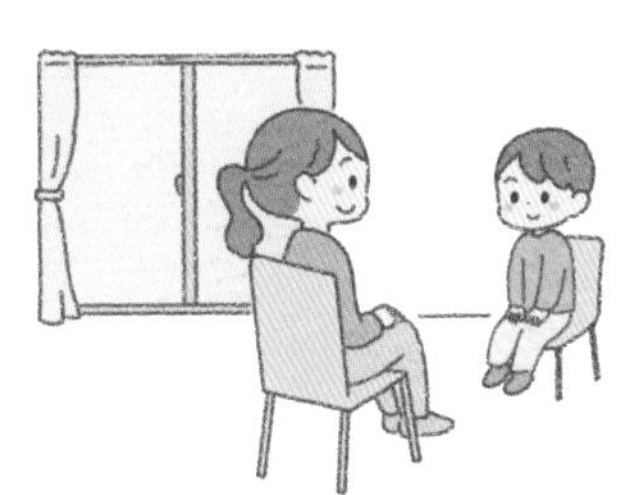

話をするときは、休息をしっかりとり、その上で、落ち着いて穏やかな心で、子どもの前に座りましょう。

まずは、どうしてシールを持ってきてしまったのか、理由を聞いてみましょう。もしかしたら、子ども本人は、〝勝手に持ってきた〟という認識がないこともあります。園の先生やお友だちが持っていたシールだけど、「使っていなかったから持ってきた」と解釈しているかもしれませんし、ともかくそのシールが好きで、ただただ欲しかっただけかもしれません。欲しかったんだとわかれば、「そうか、シールが欲しかったんだね」とその子の気持ちを言葉にすることができます。伝えたいのは、「これからは、『シールをください』って言ってからもらおうね」かもしれません。

また、小さい子どもは、買い物がどういうことかわかっていないこともあります。「ダメでしょ！」「どうしてそんなことをするの！」と叱るだけでは、どうすればシール入りの商品が手に入れられるのか、子ども本人にはわかりません。絵カードなどを使って、「商品とお金をレジで交換します」「お金をお店の人に渡さないと、自分のものにはなりません」など、具体的に説明してみましょう。「お金をお店の人に渡さないと、おまわりさんが来て、警察につれていかれます」と、商品を勝手に持ち出した後、どうなるのかを具体的に伝えてもいいと思います。でも、どんなことでも、まず、「お母さんに相談してね」と伝えましょう。

シールへの強いこだわりがある場合は、お家の人も少し協力して、楽しみながらシールを集めるという方法もあると思います。お家のお手伝いを続けたら、新しいシールが購入できるなど、お家でルールを決めてもよいのではないでしょうか。

一番難しいのは待つことが苦手という衝動性からものをとってしまうことです。その場合は、できるだけそばにいて、お家の人がわが子がとる前に防ぐという手立てか、そういった場所にはしばらくは行かないという予防線しかありません。

とても根気のいるかかわりです。でも、無理せず、あせらずに、できることからゆっくりと取り組んでみましょう。

気になる言動

こだわりが強く、突発的なことがあると混乱してしまいます

安心して過ごしたいという思いのあらわれかもしれません

その子なりに何かに集中することで、先行き不安な今を乗り越えようとしているのかもしれません。基本的には、その子がひとりでこだわっている場合（周囲の人を巻き込まない場合）には、一定の時間はその子の好きにさせてあげましょう。そして、その子の不安がやわらぐように、できるだけいつも通りに、規則正しい生活が送れるようにしてあげることが大切です。

環境を整える

いつも通りに過ごせるように協力しましょう

例えば、言葉の通じない外国の街に引っ越しをしたら、誰でも最初は、緊張したり不安になったりするでしょう。いくら想像力を発揮しても、未経験のことは、誰でもとまどうものです。思いをめぐらせることが苦手な子どもにとって、毎日の生活はまさにそのような状況なのかもしれません。子ども本人は、いつも通りの毎日を送りたいと思っていますが、突発的なことは日々の生活でもよく起こります。そのため、例えば、身体を揺らすなど同じ動作をくり返したり、特定の記号やマークを覚えたり、物を並べたり、同じ質問をくり返したり、気に入ったフレーズを口ずさんだりすることで、自分なりの「いつも通り」を獲得しようとしているのではないか、と考えられています。

こだわりの行動は、その子にとっての精神安定剤だと思ってみましょう。できるだけいつも通り、予測通りの規則正しい生活を送ることで、安心を確実にものにしていくことができます。

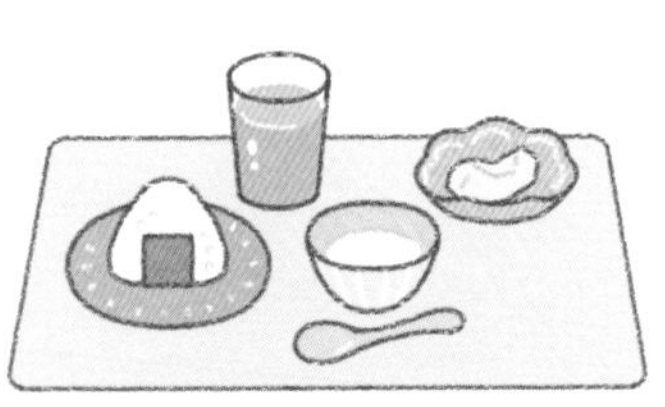

同じ時刻に食事をしたり、その子の好きなメニューを毎朝つくったりすることは、「いつも通り」の一日につながります。

スモールステップ

一定の時間は好きにさせてあげましょう

こだわりは、その子の心の安定のために必要な行為です。こだわりを手がかりに、先行き不安な今に折り合いをつけて乗り越えようとしていますので、無理にやめさせようとするとパニックを起こすこともあります。基本的には、その子がひとりでこだわっている場合には、それが心のよりどころになっていると思いますので、一定の時間はその子の好きにさせてあげましょう。ただし、こだわりがエスカレートして、生活に支障が出てしまう場合や家族を巻き込んでしまう場合は、こだわりをなくすのではなく、こだわりのパターンを変えていくことが必要だと思います。できれば、子ども本人と相談しながら、段階をふんで進めていけると、子ども本人にも達成感がめばえます。こだわりの背景にストレスがある場合はそれを減らしていくことも大切です。

こだわりのパターンを変えていくには…

一度つくり上げたパターンを変更することは、容易ではありません。例えば、園にあるすべての部屋を見回ってからでなければ、自分の教室に入れない子どもの場合を考えてみましょう。最初は先生が見回る順番と場所を決めて、それを描き込んだ紙を見ながら見回ります。紙には1番、2番…と書き、それぞれの番号の下に、「園長室」「トイレ」など、見回る場所がわかるイラストや文字を入れます。次の段階では、見回る場所は子どもが決めます。そして、さらに次の段階では、先生と子どもで相談し合って、見回る順番も「今日は3番までしか見回りません」「4番まで見回ります」など、制限を設けます。こうして自分で決めたり、自分で変更したりする経験を通じて、少しずつパターンを変えていきましょう。

お家の人を巻き込んでしまう場合は…

子どものこだわりにお家の人が巻き込まれてしまう場合があります。例えば、手洗いを何度もしないと気が済まず、それをお家の人にも強制したり、頻繁に着替えを手伝わせたりするなどです。お家の人が拒否するとパニックを起こすこともあります。周囲を巻き込むこだわりの背景には、過度なストレスが隠れていることがありますので、そのストレスの正体に気づき、やわらげる工夫を考えてみましょう。家庭だけで対応が難しい場合は、早めに発達障害に理解の深い医師や専門機関、親の会などとつながり、ひとりで抱えないことが大切です。

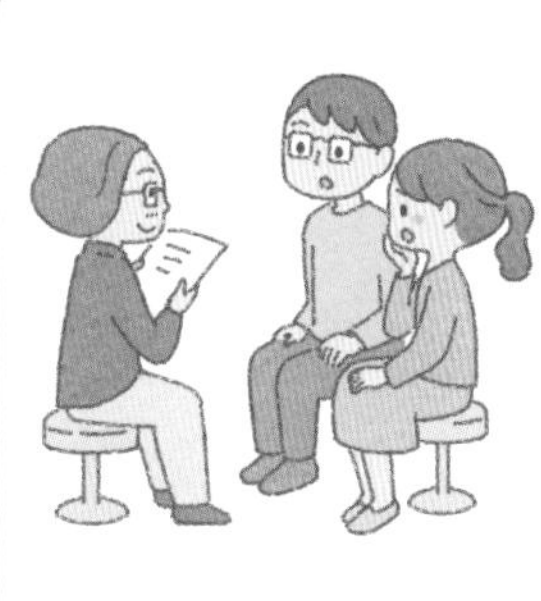

気になる言動

失敗することをとてもいやがります

失敗してもなんとかなることを伝えましょう

失敗を恐れるのは、どうしてなのかを考えてみましょう。もしかしたら、以前失敗したときにひどく叱られた経験があるのかもしれませんし、失敗した後、自分がどうなってしまうのかがわからなくて、不安になるのかもしれません。実際には、小さな子どもが失敗しても、なんとかなるものです。「失敗したらこうすればいい」という具体的なリカバリーの方法を伝え、不安をやわらげることが大切です。

やる気を引き出す

小さな成功体験を増やしていきましょう

あわてんぼうだったり、忘れ物が多かったりする子どもは、頻繁に注意されたり、叱られ続けたりすることがあります。周囲からの叱責は、善意や「しっかりしてほしい」という期待のあらわれであることが多いのですが、結果的にその子を全否定し、自尊心を傷つけてしまうことがあります。特に、無理解な環境で、叱られ続けた子のなかには、自分のことが嫌いになったり、自分をダメな子だと思い込んだりする子がいます。また、注意やアドバイスを受けただけなのに、全否定されたような衝撃を受けて怒り出したり、本当は困っているけれど、「もう誰にも叱られたくない！」という思いから、サポートを拒んだりする子もいます。これまでがんばってきたのに認めてもらえなかったその子の思いを想像しながら、叱責をやめて、小さくてもよいから成功体験を増やしていきましょう。

自分で拭けて
えらいね！
すこし
こぼしたけど
じぶんでふけたよ

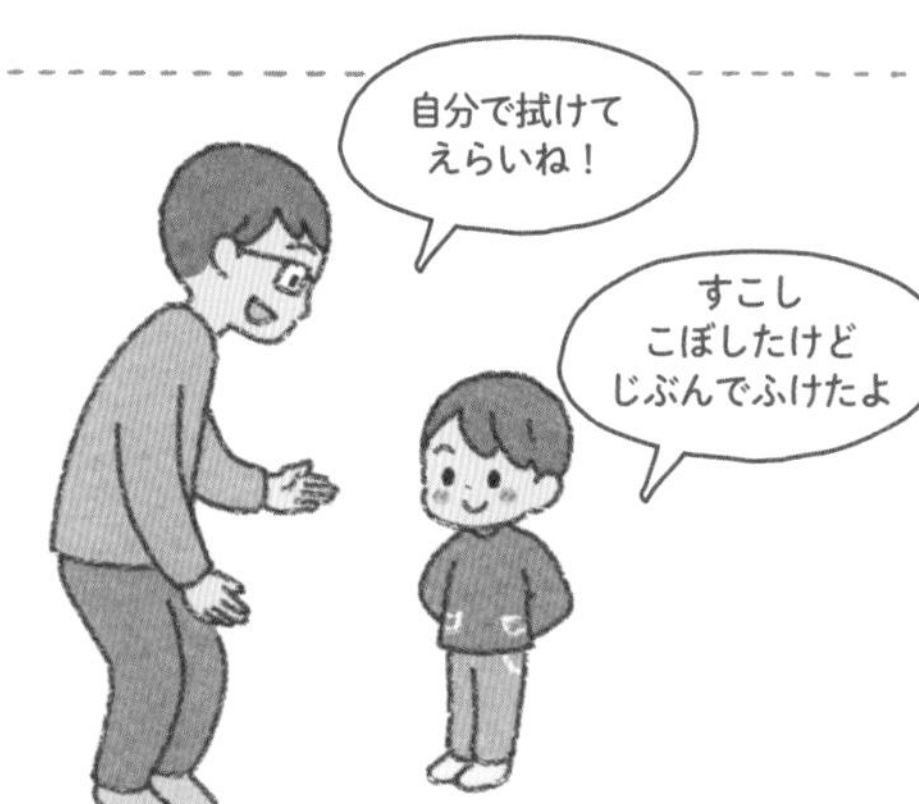

成功体験は大きな自信になります。完璧にできかなったとしてもよい面に気づき、ほめて認めるかかわりをもちましょう。

言葉がけ

こうすればうまくいくという方法をほめて教えましょう

叱られた経験は、強く記憶にとどまります。それはまた同じことをしないように、覚えておくためでもあります。でも、それがあまりにも多いと、また叱られると思ったり、過去のことを思い出して行動がぎこちなくなったりします。だからこそ、少しでもほめられる経験を重ねなければなりません。例えば、牛乳をコップに注ぐお手伝いをしてもらったけれど、こぼしてしまったとき、叱って終われば、その子にとって失敗したいやな記憶として残ります。けれども、「お手伝いしてくれたのね」「やさしい気持ちね」と肯定的な言葉がけで、「こんどはこぼさない練習しようね」と伝えれば、次の意欲につながります。

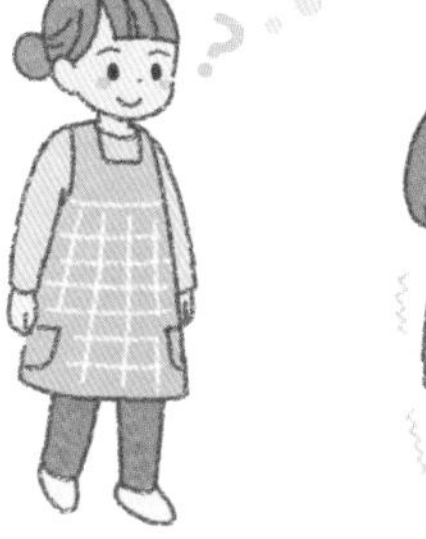

倒れにくいコップを使ったり、牛乳パックに取っ手をつけたりするのもひとつです。床を掃除しやすくしておけば、気持ちもラクになります。

言葉がけ

困ったら、まず、どうしたらいいかを教えましょう

困ったり失敗したりしても、実際にはなんとかなるものです。しかし、予期しない変化が苦手な子どもの場合は、どうしたらいいかわからなくなり、強い不安を感じてしまいます。「お家にいるときは、困ったら、まず、お母さんに聞こうね」、「園や学校にいるときは先生に言おうね」と、困ったときに、まず、どうすればいいのかを教えましょう。「わからないことは聞く」というスキルを身につけることで、できることが少しずつ増えていきます。

困っているのかな？

叱られると思って黙ってしまわないように、そして、園や学校の先生に、気にかけてもらえるように、あらかじめ伝えておくことも大切です。

言葉がけ

人よりうまくできる必要はないことを教えましょう

自分は「とてもできる子」か、「とてもダメな子」か、どちらか一方だと思いやすい子がいます。いわゆる0か100の思考法になりやすいのです。例えば、ピアノが弾けるようになることは、世界的に有名なピアニストになることとイコールではありません。称賛を浴びるほどうまく弾けなくても、失敗したことにはなりません。また、宿題を忘れたり、給食をこぼしたりしても、深刻に受けとめるほどの大失敗ではないことを教えましょう。「宿題を忘れたら次の日に出そうね」とリカバリーする方法があることを伝えると安心できます。

気になる言動

高いところにのぼったり、急に走りだしたり、危険なことをします

言葉がけ

「ダメでしょ！」と叱るだけでは伝わりません

「あそこに行ってみたい！」という思いが湧き上がったときに、「でも、やめておこうかな」と思いとどまることが、とても苦手な子どもがいます。興味が先走りして考える前に行動してしまう子もいます。ちょっと目を離したすきに外へ飛び出してしまったり、手をつなごうとしても振り切ったりすることがあり、お家の人は気を抜けず、ヘトヘトになることがあります。こうした行動は、しつけ不足と誤解されがちですが、お家の人が厳しく叱っても、また、子ども本人が落ち着いた行動をとりたいと強く願っていても、「脳の

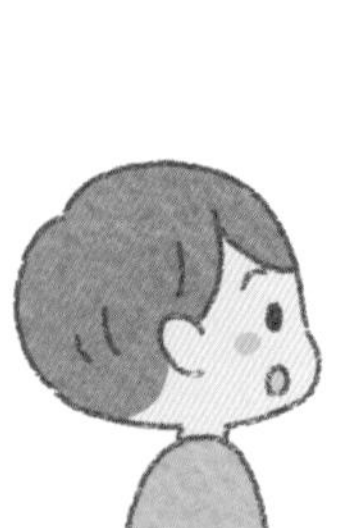

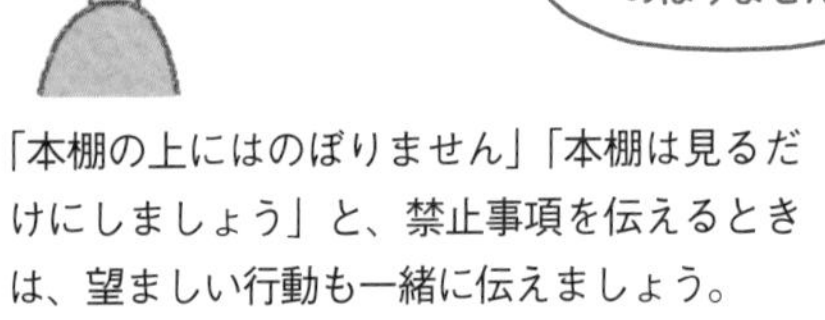

「本棚の上にはのぼりません」「本棚は見るだけにしましょう」と、禁止事項を伝えるときは、望ましい行動も一緒に伝えましょう。

〝正しい〟命令」のために、なかなか直すことができません。「ダメでしょ！」と叱るだけでは望ましい行動にもつながりません。それをしてはいけない理由と、望ましい行動を、短い言葉で具体的に、根気よく伝え続けていくことが大切です。

望ましい行動を伝えそれができたらしっかりほめて

お家の人は気が気ではないと思いますが、ケガや事故につながらない場合は、注意しすぎずに、おおらかな気持ちで接しましょう。「ダメでしょ！」と叱り続けるよりも、望ましい行動を具体的に伝え、それができたらしっかりほめて、成功体験を重ねていきましょう。また、危険なことをする前に言葉がけをして、その子が自分から「あっ、そうだった！」と気づけるようにすることも大切です。

言葉がけ

そのつど言葉をかけていきましょう

忘れやすかったり、すぐに気がそれてしまったりする子どもには、そのつど、言葉がけをして、事前に望ましい行動に気づかせることが大切です。例えば、出かける前に、「お母さんの横を歩いてね」「道路では走らずに歩きましょう」と言葉がけをして絵や写真も見せます（→P103）。一歩外に出ると、車や人などが刺激となって気がそれてしまうため、言葉がけをしても、走りだすことはあると思います。それでも、約束を忘れたことを責めるのではなく、改めて行動の直前に言葉がけをすることで「あっ、そうだった！」と子ども本人が自分で思い出せる機会を増やしていきましょう。忘れやすかったり、気がそれやすかったりする特性はなくなりませんが、くり返し伝えていくことで、大きくなったとき、それまではお家の人の言葉がけで思い出せていたことが、例えば、小さなメモで思い出せるようになるかもしれません。

そのつど声をかけて、「あっ、そうだった！」と子ども本人が自分で思い出せる機会を増やしていきましょう。

言葉がけ

ケガをしないならおおらかな気持ちで見守ることも大切

子ども本人や友だちのケガ、事故につながらない行動であれば、おおらかに接することも大切です。例えば、神社やビルの長い階段をのぼって、高いところに行きたい子には、回数を決めたうえでのぼれるようにします。また、例えば、スポーツクライミングやトランポリンなどがある施設に行き、施設の人から子どもに十分に説明をしてもらい、子ども本人も理解したうえで、高い所にいける機会をつくるのもひとつです。自分の感情や欲求をコントロールすることが難しい子どもは、どうしても叱られたり注意されたりすることが多くなります。叱られ続けて「自分はダメな子」だと思い込んでしまった子どもの、失った自信を回復させることは容易ではありません。ささいなことは無視をして、おおらかな気持ちで接しましょう。

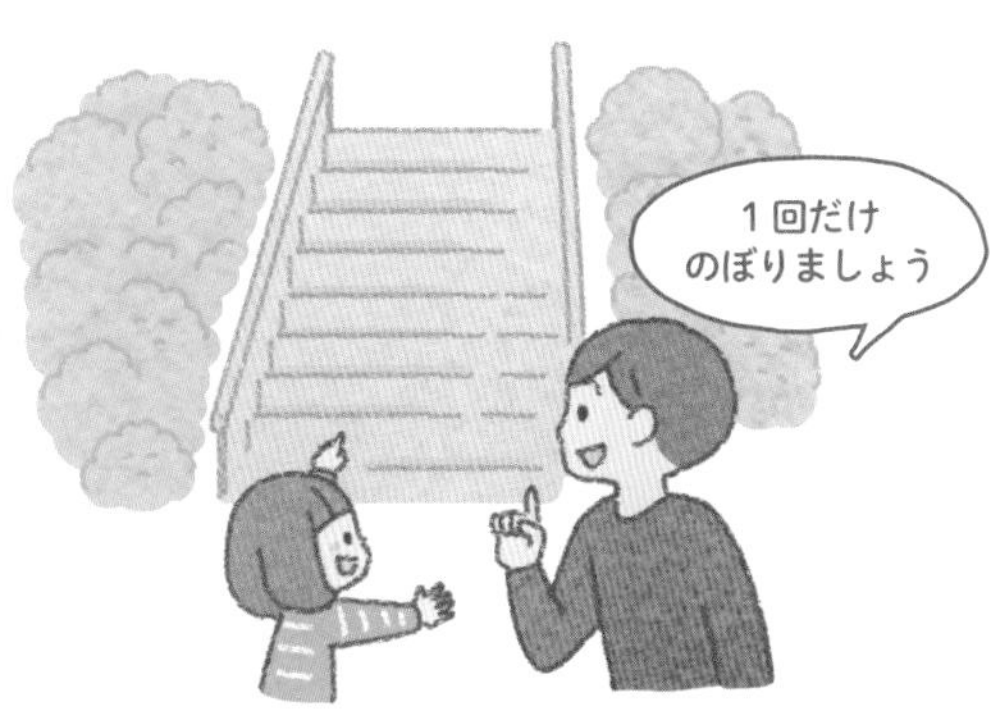

「屋根の上はダメ」「○○神社の階段はOK」など、どれがよくてどれがダメなのかは、お家の人がまずは判断しましょう。

気になる言動

気持ちを切り替えられません。声をかけても、すぐに取りかかりません

と思います。たとえスムーズに切り替えることができなくても、その子のペースで切り替えることができたら、思い切りほめてあげましょう。

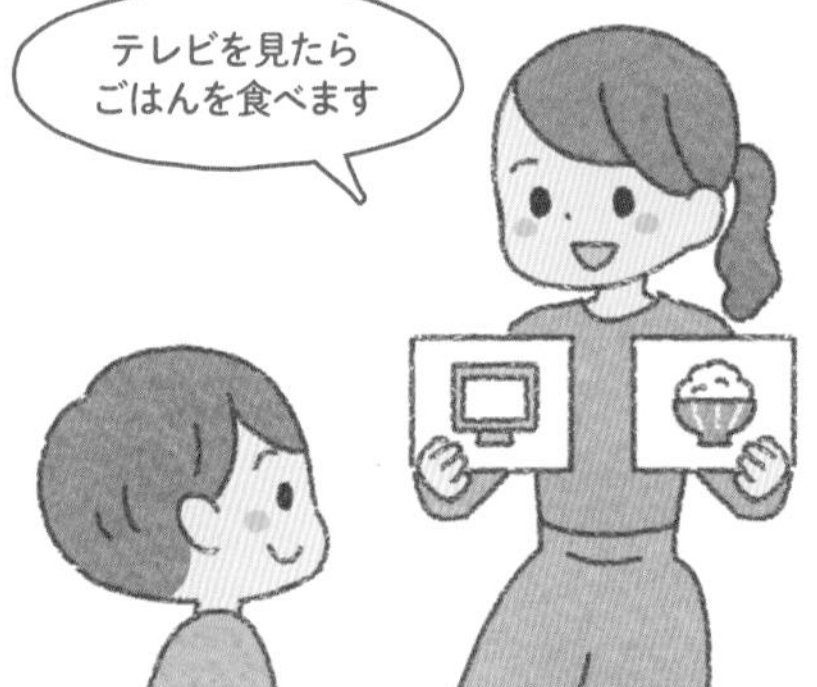

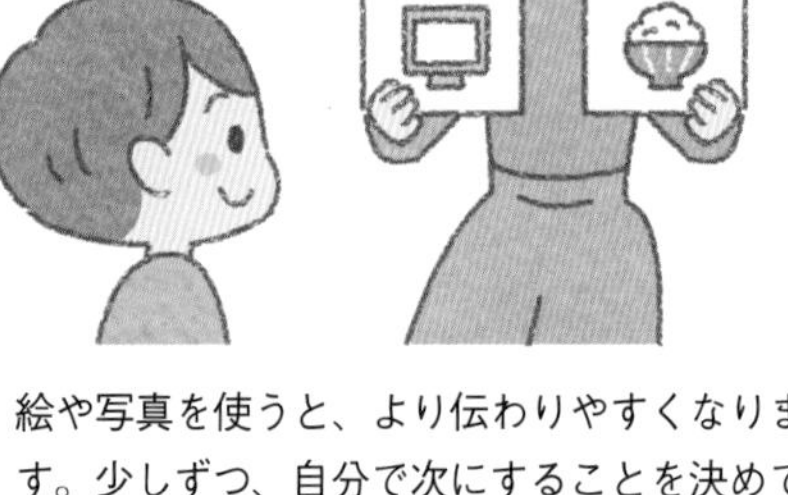

絵や写真を使うと、より伝わりやすくなります。少しずつ、自分で次にすることを決めていけるようにしていきましょう。

切り替えやすくするために伝え方を工夫して

切り替えがうまくできない理由は、子どもによって異なります。どうして、その子が切り替えにくいのかを観察してみましょう。例えば、予期しない変化が苦手な場合は、急に「○○をしなさい」と言われると不安になることがあります。事前に予告しておくことで、切り替えやすくなるので、絵カードなどを使って、見てすぐわかる工夫をしながら、次にすることを伝えておくのもひとつです。

予告する

前もって次にすることを伝えてみましょう

次の行動への切り替えが苦手な子どもには、前もって「次にすること」を予告するのもひとつです。例えば、テレビを見る前に、「ごはんを食べます」「この番組を見たら、ごはんを食べます」「この本を読んだら、寝ます」と予告します。目で見たほうが理解しやすい子どもには、「『テレビ』と『ごはん』」、「『本』と『寝ている子ども』」の絵や写真を順番に見せて、説明するとわかりやすいでしょう。一度ですぐに切り替えられるようにはならないかもしれませんが、毎日、根気強く伝え続けていくことで、少しずつ次の行動に移りやすくなっていく

予告する

どこまで作業をしたら終わりになるのかを前もって伝えましょう

園や学校で絵を描いたり、工作をしたりするとき、作品を最後まで完成させたいという思いが湧き上がっておさえられなくなる子どもがいます。そういうときは、作業をはじめる前に、「時計の針がここになったら、絵を描くのはおしまいです」と、いつ終わるのかを伝えてみましょう。また、最初から作業時間がたりないとわかっている場合は、作業内容を段階的に分けて、今日は「鉛筆で下書きをするところまで」と作業を区切るのもひとつです。

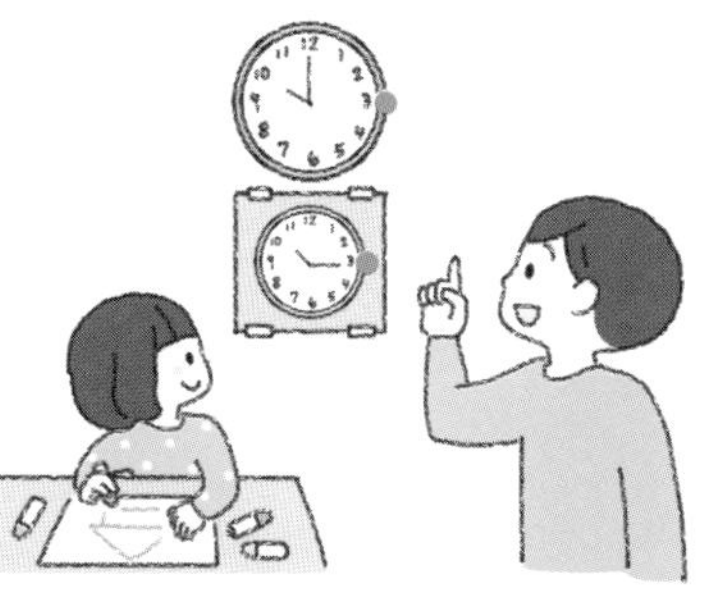

アナログ時計の下に終了時刻を示した時計のイラストを貼るのもおすすめです。アナログ時計のほうにも、マークをつけておきましょう。

見てわかる工夫

予定表をつくって次にすることが見てわかる工夫を

はじまりと終わりがわかりにくく、不安になりやすい子どもには、予定表をつくって、目につくところに貼り出してみましょう。例えば、夕方の予定表の場合なら、「テレビ」「ごはん」「お風呂」「寝る」のように、やる順番に沿って紙に書き出します。マグネットボードに貼れるようにしておき、終わったことから片づけられるようにしておくと、自分が今何をしていて、次に何をするのかがわかりやすくなります。

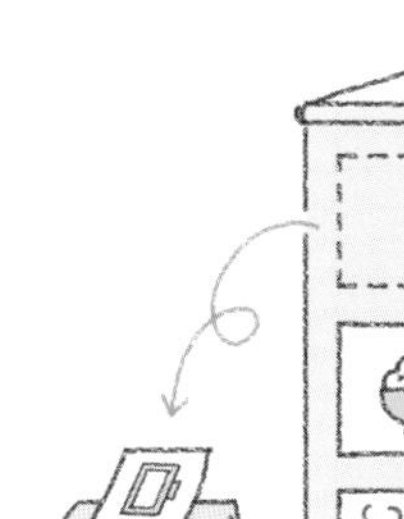

予定表やマグネットボードに、開始時刻を書くことで、時間の流れもわかりやすくなります。

最初は2、3枚の絵カードからはじめて、お家の人も一緒に予定表を見ながら、ひとつひとつ確認していきましょう。予定表に沿ってできたら思い切りほめましょう。

ごほうびでやる気をアップする方法も

予定表通りにできたらシールを貼り、そのシールの数でごほうびを設定するとやる気もでます。「物でつるなんて」と思う方もいるかもしれませんが、目に見えないものを想像したり、気持ちを切り替えたりすることが苦手な子どもには、具体的な物のごほうびのほうが、気持ちを切り替えるスイッチが入りやすいことがあります。

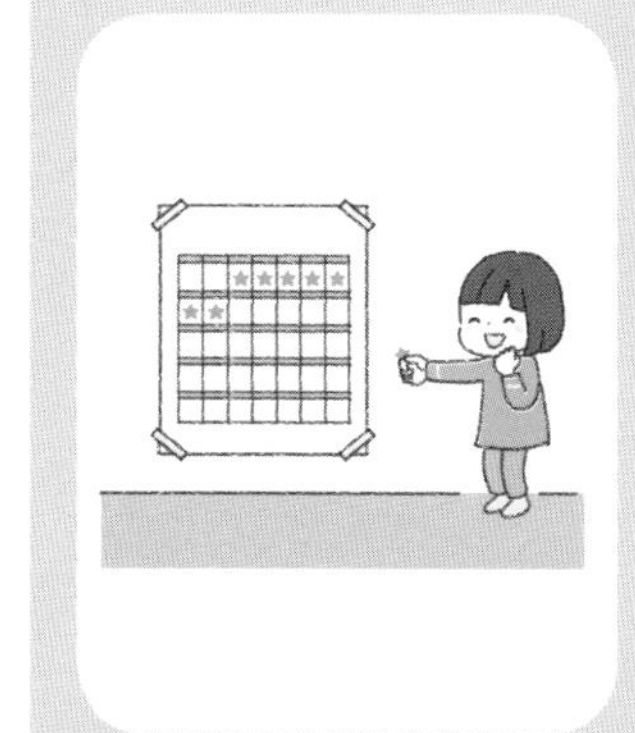

気になる言動

急に大声で泣きわめきます。大暴れすることもあります

理由を探る

まずは落ち着くのを待ちましょう

どうしていいかわからないような強い不安や恐怖、葛藤や混乱が原因で大泣きしたり、叫んだり、暴れたりする子どもがいます。パニック（激しい興奮状態）を起こしている間は、声をかけても耳に入りませんし、よけいに混乱させてしまいます。まずは、危険なものを遠ざけて、子ども本人が落ち着くのを待ちましょう。落ち着かせ方は、子どもによって異なります。パニックを起こす理由は必ずありますので、その原因を探り、同じことでまたパニックを起こさないように配慮していきましょう。

パニックの原因が必ずあるはずです

周囲には突然の行動に見えても、パニック（激しい興奮状態）には必ず理由がありますので、その理由を探ることが大切です。光やにおい、音などが強い刺激となって、パニックにつながることもあります。まだ小さいうちは、言葉で自分の気持ちを表現することが難しいので、子どもの様子をよく観察することも必要です。パニックを起こしたら、危険な物は遠ざけて落ち着くのを待ちましょう。

パニックがはじまったら…

※あくまでも一例です

静かで狭く安全な場所に移動する（押し入れなど）

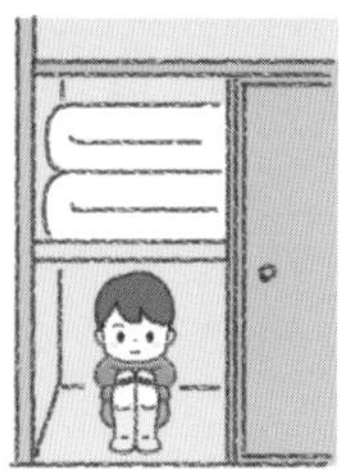

投げても危なくないやわらかいクッションを投げる

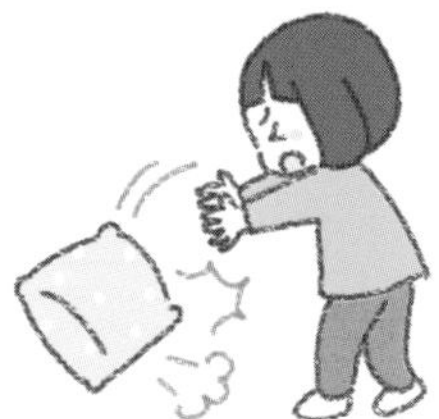

お気に入りのぬいぐるみやタオルにふれる

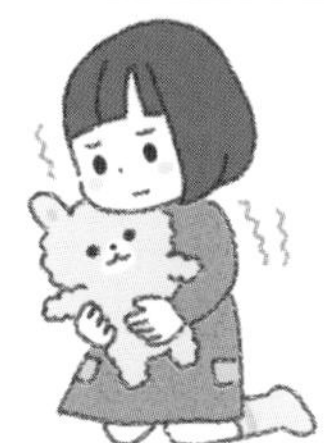

きょうだいが避難できる場所をつくりましょう

泣き叫ぶようなパニックは、きょうだいにとって大きなストレスになります（お家の人にとってもつらい時間です）。感情のコントロールが難しい子がパニックになったときに、きょうだいが逃げ込める場所を決めておくのもひとつの方法です。

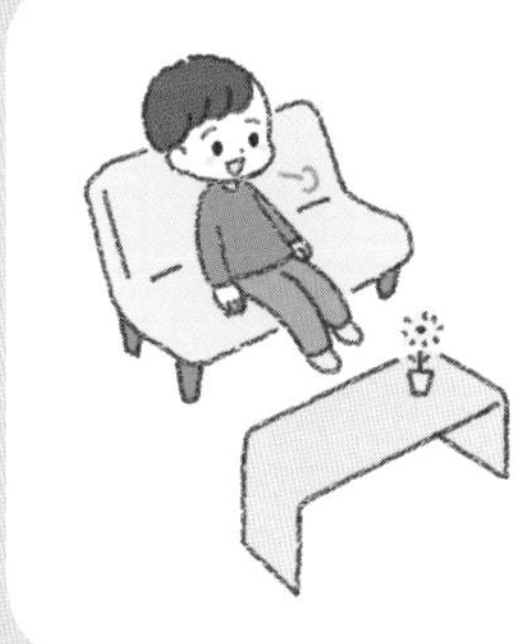

予告する

急な予定変更はパニックの原因になることがあります

不安と緊張を感じやすい子どもの場合は、急な予定変更がパニックの引き金になることがあります。予定の変更は、わかった時点でできるだけ早く子ども本人に伝えることが大切ですが、伝え方にも工夫が必要です。子どものなかには、口頭だけの説明だと具体的なイメージが湧きにくく、記憶にも残りにくいためにすぐに忘れてしまう子がいます。その場合は、絵や写真を使って、見てわかる工夫をしましょう。

はれ	さんぽ
あめ	おへやで えをかく
おかあさん がきめる	おへやで おんがくをきく

天気によって何をするかを一覧表にする場合、天気がはっきりしない場合は、「お母さんが決める」にしておくと混乱しません。

感覚過敏が原因になることも…

音やにおい、光、肌への刺激など、周囲の人には何でもないことが、パニックの原因になることもあります。

昔のつらい経験がパニックを引き起こすときは…

時間が流れている感覚をつかむことが難しい子どもは、過去にあったつらいことを、今さっき起きたことのように追体験しやすいといわれています。例えば、泣きながら友だちにつかみかかった子に、「どうしてそんなことをしたの？」と理由を聞くと、1年前のけんかの原因を話したということがあります。「それは1年前のことだよ」と説明しても、納得してもらうのは難しいことですので、「もう○○ちゃんはあやまったよ」「仲直りしたよね」とそのつど説明することが大切です。そして、何がその子に過去のつらいことを思い出させたのかを探っておくと、次に同じことが起こるのを防ぎやすくなります。例えば、その子が○○ちゃんが△△をしているのを見たとき、○○ちゃんと一緒に□□をしていたときなど、「日付」「場所」「出来事」をメモしておくことも大切です。

固まってしまうことがあります。どうしてほしいのかもわかりません

動けないほど混乱しているのかもしれません

理由を探る

どうしたらいいかわかないときに、動けなくなってしまう子どもがいます。大泣きをしたり暴れたりするパニックに対して、「静かなパニック」と呼ばれます。見た目には、しくしく泣いていたり、無表情でだまっているように見えたりします。周囲の人はパニックだと気づきにくく、子ども本人はとても困っているのに、周囲に「助けて」と伝えられない状態です。しばらくは、静かにそばにいて見守りましょう。話しかけるときは、否定文より肯定文のほうが、子ども本人は受けとめやすくなります。「泣いているだけじゃ、わからないでしょ！」などの否定文ではなく、「泣きたいんだね」「いやなことがあったんだね」など、穏やかな口調でゆっくりと、肯定文で話しかけてみましょう。返事がなくても、その子の思いがないというわけではありません。今の状況を否定しないことが大切です。

パニックとわかりにくいパニックもあります

とまどったり、不安になったりしたときに、動かずに固まってしまう「静かなパニック」もあります。パニックを起こす理由はきっとあるはずですので、その原因を探ることが大切です。また、泣きわめくような行動がないため、周囲からはその子が困っていること自体がわからないこともあります。困ったときに「助けて」「教えて」が伝えられるように絵カードなどを使うのもひとつです。

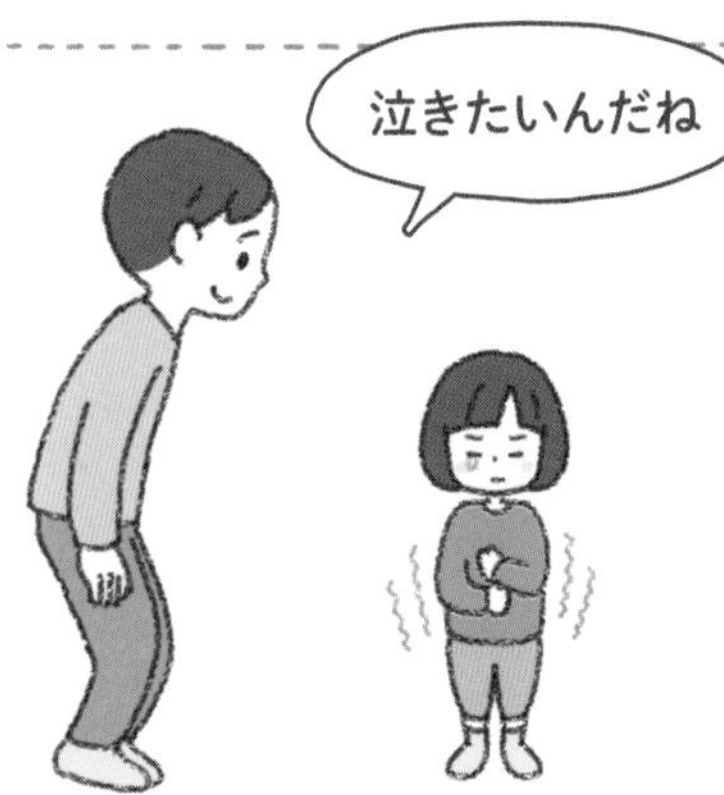

身体にふれることをいやがる場合もあります。まずは、だまってそばにいるか、「泣きたいんだね」と、やさしく声をかけてみましょう。

理由を探る

ほかの人にはささいなことでも原因になります

例えば、遊んでいたおもちゃをお友だちが持ち去った、お友だちが「ギャー！」と急に大声を出した、散歩の予定だったのに急に行けなくなったといったことでも、動揺して動かなくなることがあります。その子が何をしているときに固まりやすいのか、注意深く観察しましょう。

その子が落ち着きを取り戻したら、「いやな音だった？」など、さりげなく具体的な理由を聞いてみましょう。

環境を整える

困っていることを伝えられるようにしていきましょう

困ったときに、周囲の人に「助けて」と伝えられることは、立派なスキルです。大きくなると行動範囲が広がります。「教えてください」「助けてください」を伝えられるように練習していきましょう。口で伝えられないときは、絵カード（→P167）などを使って相手に伝える方法もあります。自分から何かアクションを起こすことに強い不安を感じる子どものなかには、「こんなことを聞くと叱られるのでは？」と思い込んでいる子もいます。園や学校の先生のほかに、地域の人ともつながって、よく行くスーパーの店員さん、駅員さん、交番のおまわりさんなどに、その子を気にかけてもらえるようにお願いすることも大切です。

「助けて」を伝えるカードを出すなど、困ったときのサインを決めておきましょう。

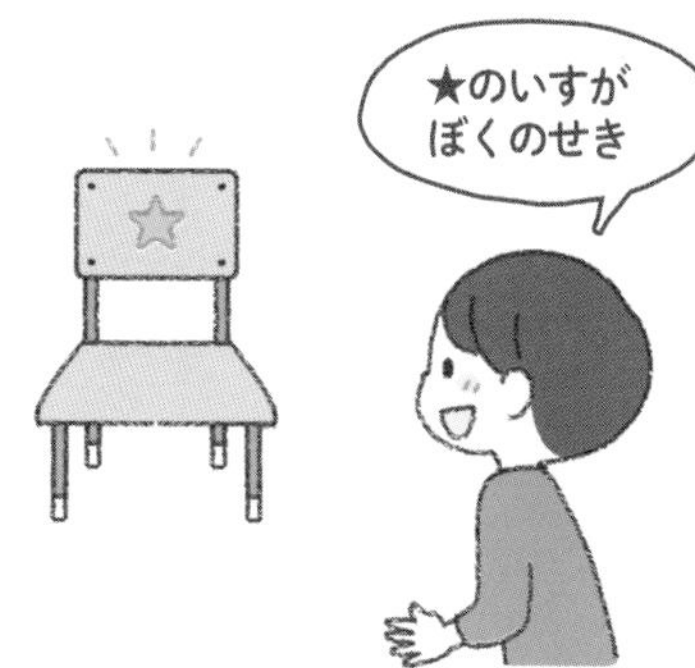

座る場所がわからなくて不安になる子には、椅子にシールを貼るなど、自分の席だと一目でわかる工夫をしてみましょう。

環境を整える

こうすればうまくいくというコツを増やしていきましょう

例えば、次に何をしたらいいのかがわからなくて固まってしまう子には、その子が理解しやすい手順表をつくることで、パニックを防ぎやすくなります。不安を感じやすい子の場合は、うまくいっていても完璧ではないと感じて不安になることがありますので、意識して「いいね」と言葉がけをすることも大切です。その子に合う「こうすればうまくいく」というコツを見つけていきましょう。

気になる言動

身体を動かす遊びが苦手です。不器用なところも気になります

身体を使った遊びがもっと楽しくなります。ただし、「訓練」や「練習」になってしまうと、楽しくなくなりますので、うまくできなくても叱らずに、楽しさ優先で取り組みましょう。

スモールステップ

「身体を動かすことが楽しい」という経験を重ねましょう

身体を動かす能力は、感覚や認知の発達、そのバランスと深くかかわっているといわれています。また感覚過敏（人にさわられることを過度にいやがる、音に過敏に反応するなど）も、身体感覚とつながりがあるといわれています。なにより、運動は健康を保つうえでも大切なことですので、運動に対して苦手意識をもたせてしまうのは、もったいないことです。まずは、親子で一緒に遊びながら、「身体を動かすことは楽しい」というところからはじめてみましょう。「こんなふうに遊ぶと楽しい」という経験が増えてくると、

親子で身体を動かすことを楽しんでみましょう

身体の動かし方を自然に学び取っていくことが難しく、動きがぎこちなくなってしまう子どもがいます。生活のなかで、楽しく身体を動かす経験を増やしていきましょう。訓練のように克服させようとすると、お互いにつらい時間になってしまいます。上手にできなくても叱らずに、親子の時間を楽しみましょう。家事には身体を動かすものも多くありますので、お手伝いをしてもらうのもひとつです。

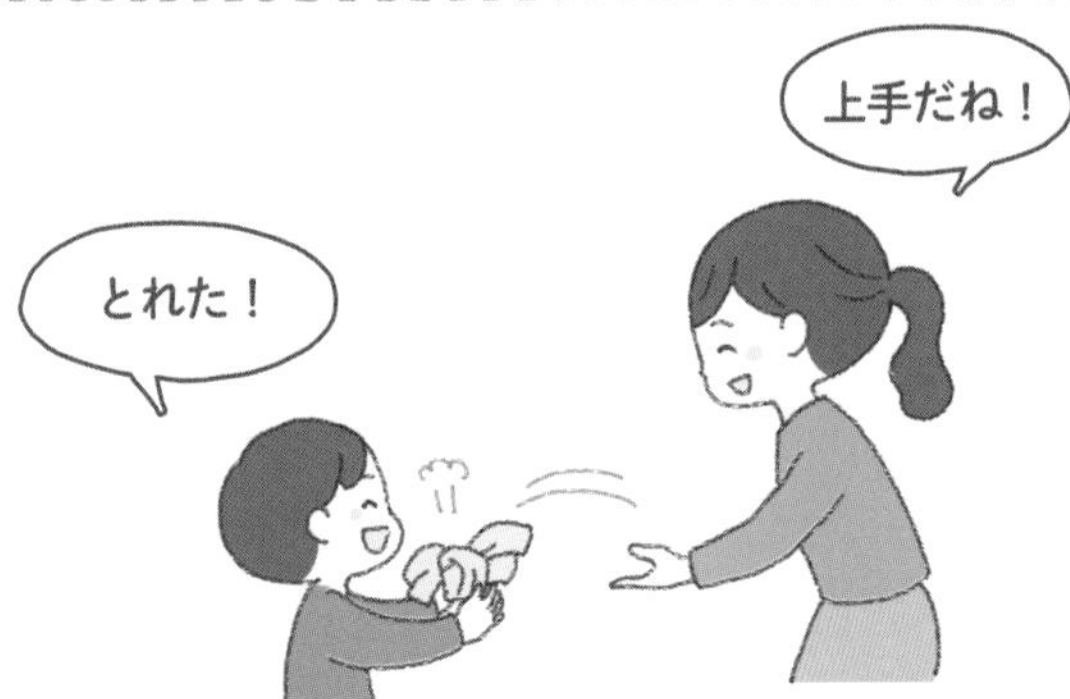

例えば、タオルが１枚あると、つなひき、そり、丸めてボールにして転がす、ける、雑巾がけをするなど、いろいろな遊びができます。

親子でできる身体を動かす遊び

※あくまでも一例です

誰でも楽しいことは続けたくなります。親子で一緒に楽しみながら取り組みましょう。
日々のお手伝いのなかにも身体を動かすものはたくさんありますので、
楽しくお手伝いしてもらうのもひとつです。

雑巾がけをする

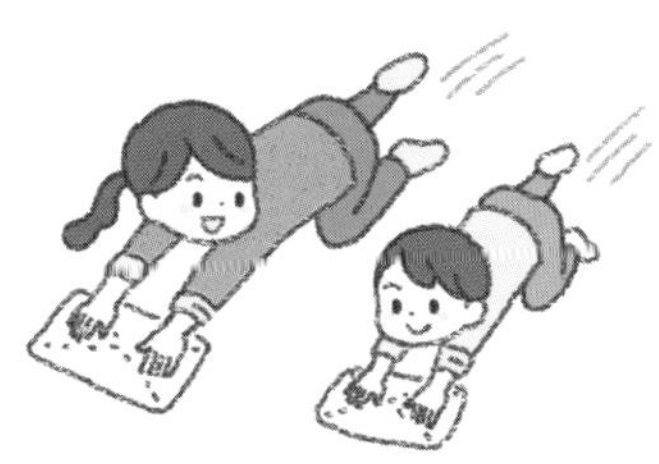

乾いたタオルを用意して、ゴールを決めてそこまで雑巾がけをする。

抱っこブランコ

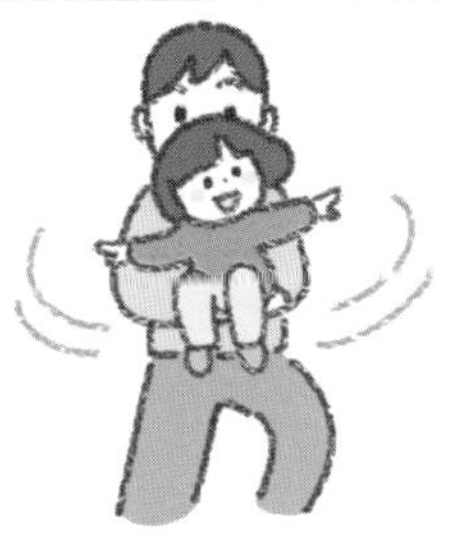

お家の人が手を組み、そこに子どもが座って、左右にゆらゆら揺らす。

抱っこでしがみつく

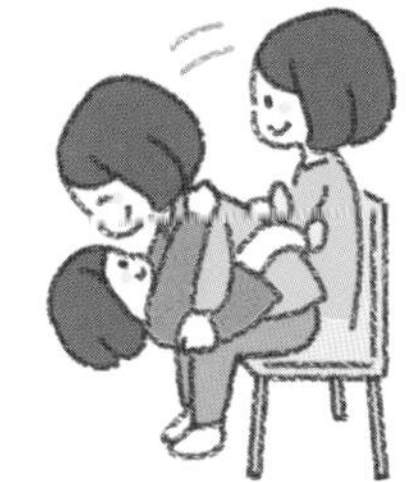

子どもを抱っこし、お家の人が前にかがんで、子どもがしがみつく。

タオルでつなひき

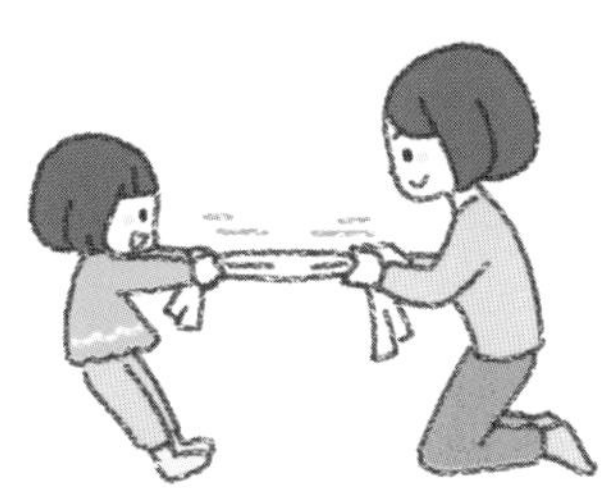

タオルの端を持って、引っ張ったり、ゆるめたりする。

ふとんを片づける

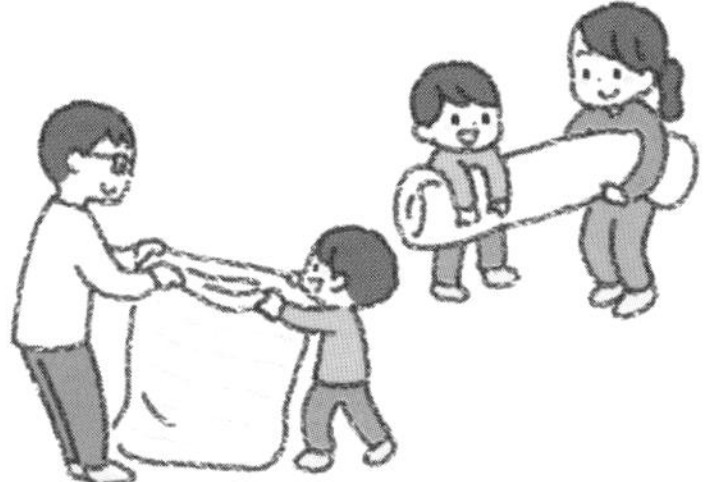

身体全体を使って、自分の身体より大きな、ふとんや毛布をたたむ。

ふとんの上を転がる

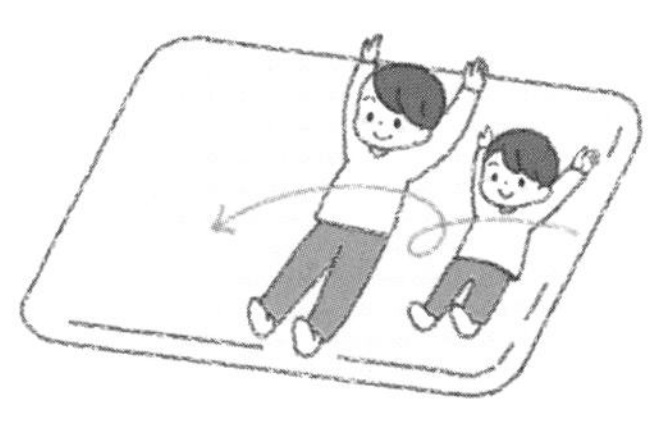

両手を伸ばして、布団の端に寝ころび、もう片方の端まで転がる。

「感覚遊び」をもっと知りたいときは…

身体の動きがぎこちない理由のひとつに、脳からの情報がスムーズに手足に伝わらないということがあります。身体の感覚がつかめてくると、落ち着きがでたり、姿勢がよくなったり、五感の感覚のかたよりがやわらいだりして、気になる行動が減っていくといわれています。身体の感覚を刺激する「感覚遊び」には、良書が多くありますので、詳しくは、専門書をご覧ください。

公園の遊具で遊ぶ

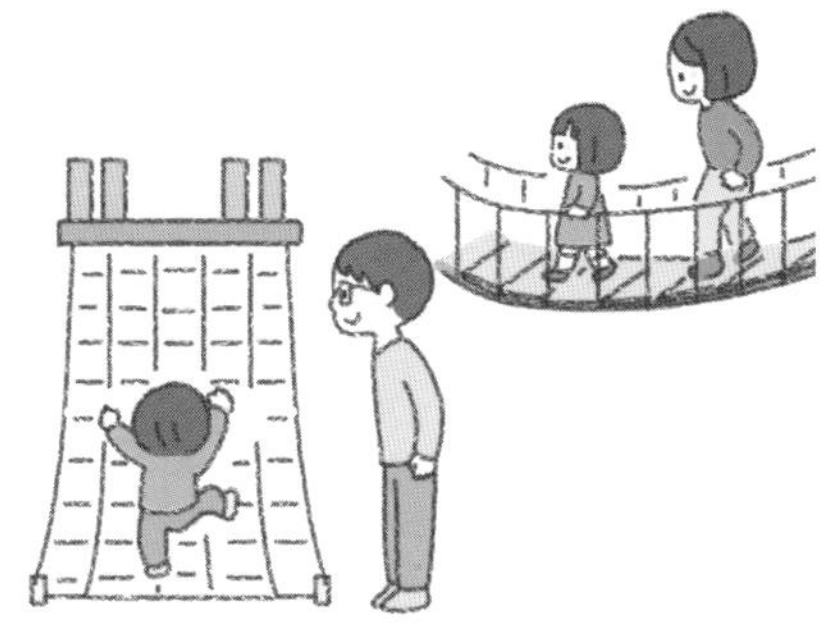

縄ばしごやつり橋など、アスレチック感覚で遊べる遊具で遊ぶ。

気になる言動

姿勢が崩れやすく家具に身体をぶつけることがあります

筋力のバランスでことがあります姿勢が崩れる

姿勢が崩れやすかったり、身体イメージ（自分の身体がどこまであるのか）がわかりにくかったりする子どもがいます。運動や遊び、お手伝いなどを通じて、筋力やバランス感覚、身体の感覚を整えていきましょう。例えば、水泳やランニング、ダンスなどは、個人で楽しめる運動です。お家の人にこうした運動の経験があれば、その子のペースに合わせて、親子で楽しみながら取り組むのもひとつです。

スモールステップ

遊びを通じて筋力やバランス感覚をみがいていきましょう

筋力やバランス感覚が弱いために、姿勢が崩れやすくなる子どもがいます。例えば、猫背になったり、机に伏せたり、ほお杖をついたり、椅子からすべり落ちそうになったりすることがあります。姿勢の崩れは、やる気のなさと誤解されることがありますが、筋力やバランス感覚に弱さを抱えている子どもは、やる気があっても姿勢が崩れやすくなります。例えば、ブランコやトランポリンは、筋力やバランス感覚を楽しみながら身につけられる遊びです。身体を揺らす同じような遊びでも、「ブランコで揺れるのは平気だけど、トランポリンで高く飛ぶことはできない」など、子どもによって好きな感覚と苦手な感覚があります。苦手な感覚は克服させようとしないことが大切です。好きな感覚の遊びを通じてバランス感覚をみがいていきましょう。

筋力やバランス感覚が身につく遊び

※あくまでも一例です

トランポリン

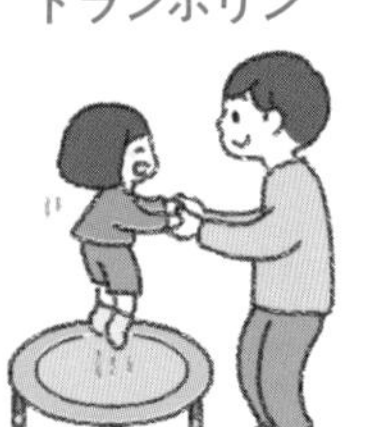

ブランコ

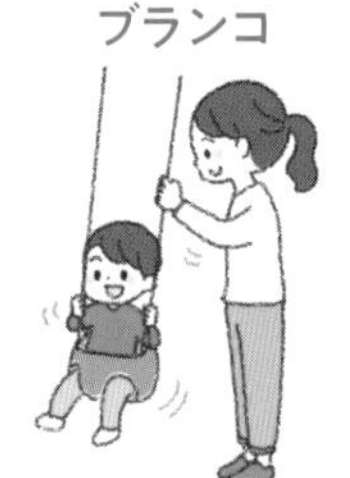

ブランコやトランポリンをするときは、子どもが怖がらないように、お家の人がそばにいて安心して楽しめるようにしてあげましょう。

慣れてきたら少しずつ動きを大きく

ブランコならお家の人が少し大きめに揺らしてあげたり、トランポリンなら、つないだ手を高くひっぱりあげたりしてあげましょう。少し強い刺激を与えることで、バランス感覚がみがかれていきます。

スモールステップ

「身体イメージ」がわかる遊びをしてみましょう

自分の身体イメージが不明瞭で、どこまでが足でどこまでが床なのか、また、顔のどのへんに口があるのかが、わかりにくい子どもがいます。身体イメージが不明瞭だと、わずかな段差でつまずいたり、半分開いたドアに肩をぶつけたりするようなことが起こります。砂遊び、おしくらまんじゅう、ジャングルジムなどの遊びは「身体イメージ」を正しく感じさせるもののひとつです。

身体イメージを確認する遊び

※あくまでも一例です

背中の文字あてクイズ
ハート♡
これは
なんでしょう？
身体に貼ったシール探し
あしとせなか！
どこでしょう？
全身にやさしくふれる
うん
わかる？

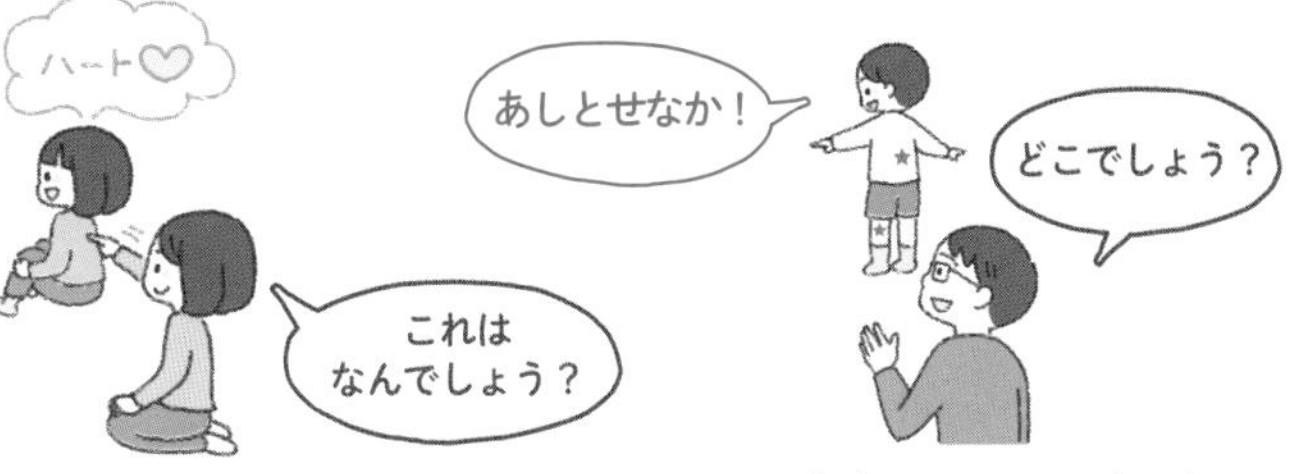

背中の文字あてクイズ
子どもの背中に指で文字や絵を描き、それを子どもがあてます。ゆっくり書いたり、話しかけたりしながら書くと難易度が上がります。

身体に貼ったシール探し
子どもの背中やふくらはぎなど、子ども本人からは見えないところにシールを貼り、それを子どもにあててもらいます（さわってOK）。

全身にやさしくふれる
やわらかいたわしで肌にゆっくりとふれていきます。お風呂で身体を洗うときに、指先や足先などを確認しながら洗うのもおすすめです。

療育の専門家ともつながりましょう

その子の成長のペースに合った適切なかかわり方や経験を積んでいく方法のひとつに療育があります。子どもの得意なことを伸ばし、苦手なことはゆっくり無理なく伸ばそうとする専門家のかかわり方は、家庭でも役立ちます。療育は自治体主催のものと民間団体主催のものがあります。まずは自治体の役所に問い合わせてみましょう。

気になる言動

手先が不器用です。食べこぼしの多さも気になります

環境を整える

「こうすればできる！」というコツを見つけていきましょう

手先が不器用な子でも、その子に合うコツを見つけてあげられると、できることが増えていきます。例えば、食べこぼしが多い子の場合、その子の手の大きさに合うスプーンやはし、食器を使っているかを確認することも大切です。スプーンで食材をすくいやすいように、器の縁が高くなっている食器を選んだり、すべりどめマットを使ったりすると、食べやすさがぐんとアップします。また、スプーンやはしを動かす力が弱すぎたり、あるいは強すぎたりする場合は、どれくらいの力加減がいいのかも確認しましょう。自分の口が顔のどのへんにあるのかがわからない場合は、手でふれたり鏡を見たりしながら、口の場所を確かめましょう。自分の口がどれくらい開くのかわからない場合も、一度鏡で確認して、自分のひと口はどれくらいかを確認しましょう。

生活のなかで手指を使う機会を増やしてみましょう

例えば、はしやはさみを上手に扱えないということが、苦手意識につながり、食事や工作の時間が楽しくないものになるのはもったいないことです。叱ったからといって、上手にできるようになるわけではありません。あせらずに、生活のなかで手指を使う機会を増やしていきましょう。洗濯物をたたんだり、スプーンを食卓に並べたりするなど、手や指を使うお手伝いをするのもおすすめです。

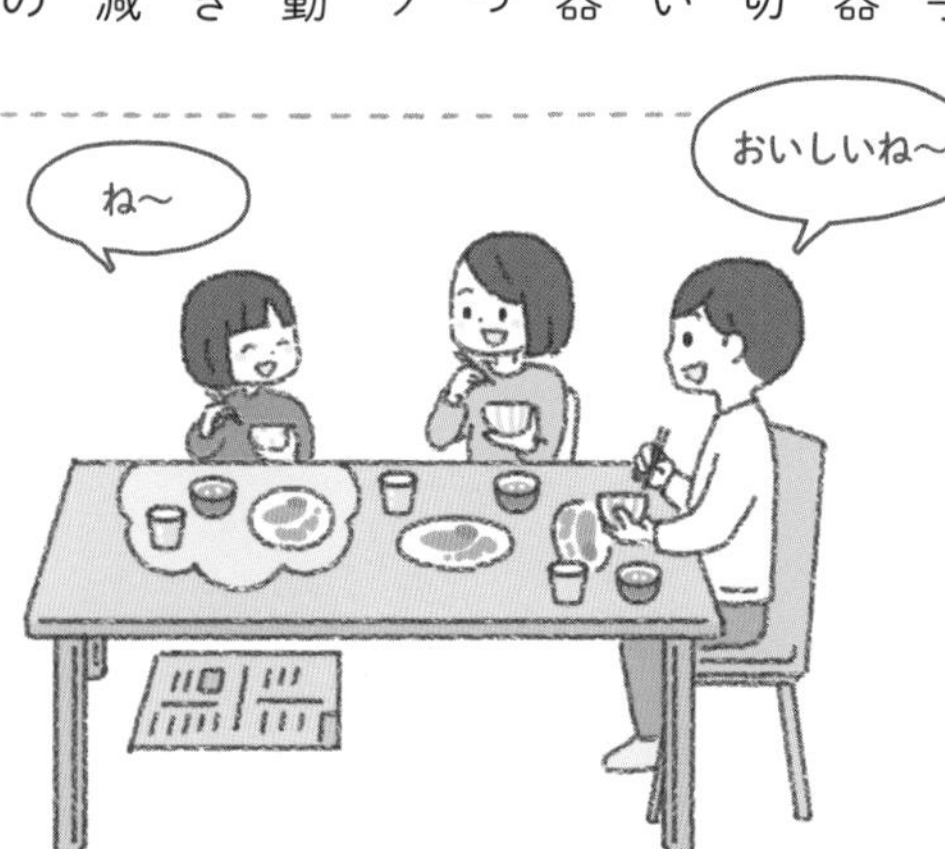

食べこぼしてもいいと割り切るのもひとつ。テーブルの下に新聞紙などを敷いておくと、片づけやすくなりイライラもしません。

はさみが使えないときは…

はさみを使うときは、左右の手が別々のことをします。例えば紙を切る場合、利き手ではさみを持って刃を開閉し、反対の手で紙を持って切りやすいように動かしていきます。紙が切れる感覚を感じ取ったり、切るものによって力の入れ具合を変えたり、はさみの刃のどのあたりで切るのかなどを確認していきましょう。左利きの人は左利き用のはさみを使うことも大切です。

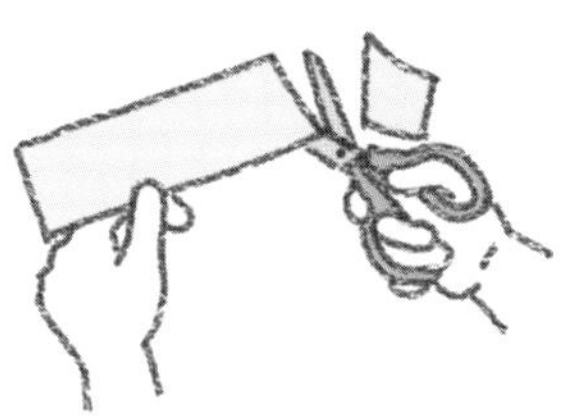

切る紙を小さくする

連続してはさみを動かすことが難しい場合は、一度の開閉で切れるくらいの、小さくきった紙を切るところから練習してみましょう。

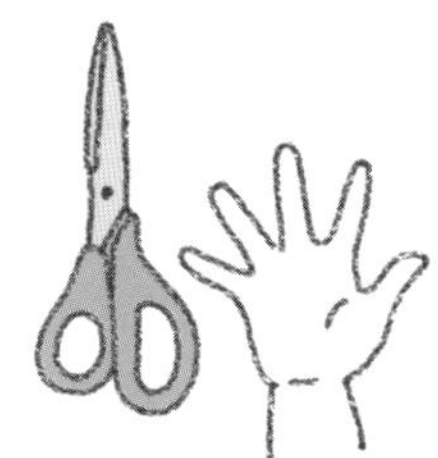

利き手の大きさに合わせる

はさみは子どもの手の大きさに合ったものを選びましょう。また、左利きの場合は、左利き用のはさみを使うと切りやすくなります。

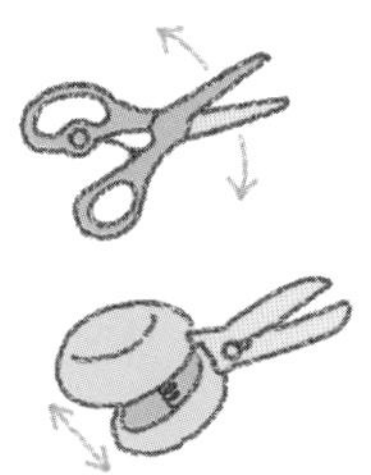

アイデアグッズを使ってみる

はさみを開くことが難しい場合は、バネで刃先が開くようにしたタイプを使っても。持ち手部分が大きく握りやすいタイプもあります。

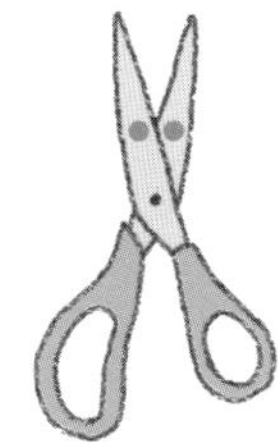

切るところにシールを貼る

はさみのどこに紙をあてるのかがわからない場合は、紙があたる刃の部分にシールを貼っておくとわかりやすくなります。

※あくまでも一例です

手や指を使うお手伝いで指先を使う練習を

はしをテーブルに置いたり、ふきんでテーブルを拭いたり、洗濯ばさみで洗濯物をはさんだりと、家事のなかには指先を使うものがたくさんあります。日々の生活のなかで、手や指を使う機会を増やして、手や指を適切に動かす感覚を覚えていきましょう。

鼻がかめないときは…

鼻をかむときは、口を閉じて鼻から息を出す必要があります。ティッシュを鼻にあてて、片方の鼻の穴を片方の手の指でおさえながら、勢いよく息を出すのがコツです。しばらくは手伝ってあげましょう。鼻がかめると集中力も増していきます。あせらずゆっくり取り組みましょう。

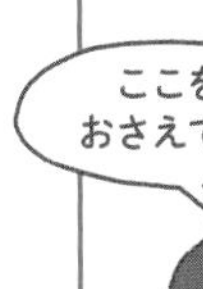

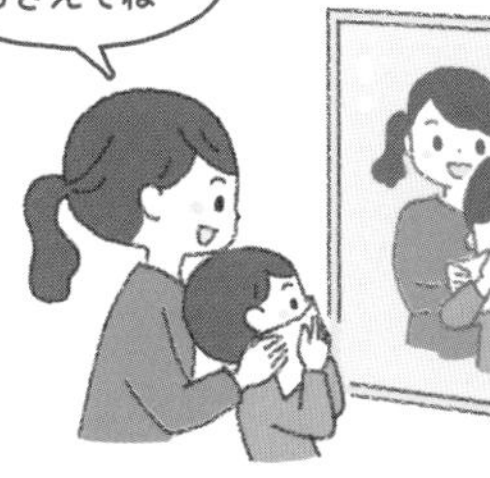

鼻にティッシュをかぶせると、鏡を見ても鼻の様子は見えません。お家の人に後ろから手を添えてもらいながら練習してみましょう。

気になる言動

大きな音や特定の音をいやがります

その子の「つらい」という気持ちを受けとめましょう

理由を探る

実際、その子がどんなふうに音を感じているのかは、ほかの人にはわかりません。しかし近年、感覚にかたよりがある人の手記などを通じて、見え方や聞こえ方などが少しずつわかってきました。これはひとつの例ですが、大きな音を聞くと、まるで虫歯の治療で歯科用ドリルが神経にあたったかのような強烈な痛みを感じるという人がいます。私たちも、例えば、音量は小さくても、釘でガラスをこする音をずっと聞きなさいといわれたらつらくなります。感覚の感じ方は個人差が大きいので、まずは、「いやなんだね」と受けとめましょう。一般的に好まれるメロディや、私たちには受け入れられる音量であっても、その子がつらいというのなら、それはとてもつらいことなのです。

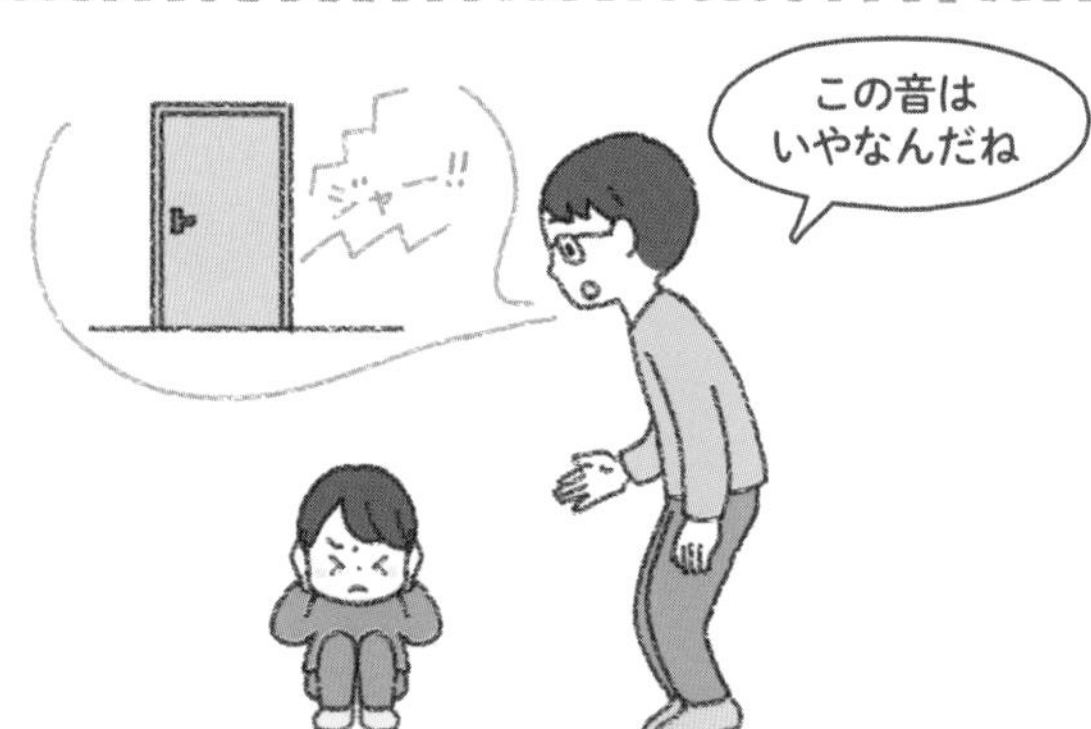

音によっては平気で聞ける音もあるので、どんな音やどれくらいの音量がつらいのかを観察することも大切です。

家の中ではいい意味での特別扱いを

聴覚が過敏な子どものなかには、ほかの人には気にならない音や音量をとてもつらく感じる子どもがいます。一般的に好まれるメロディであってもつらく感じることがあります。まずは、その子の気持ちを受けとめて、家の中ではいい意味で特別扱いをしながら、その子がつらく感じる音がしない環境を整えることが大切です。外出先ではイヤーマフや耳栓を利用するのもひとつです。

環境を整える

家では、その子の苦手な音が減る工夫をしましょう

家の中には大きな音がするものがいろいろあります。例えば、トイレの水を流す音、インターホンや電話の呼び出し音、シャッターの開け閉めの音、掃除機・洗濯機の音、椅子を引く音など、その子がつらいと感じる音がある場合は、できるだけ聞こえないように配慮することも大切です。音量を調整したり、椅子などまさつ音がするものはカバーをかけたりしましょう。

感覚の過敏さは体調で変化することも

感覚の過敏さは、その日の体調や不安の大きさなどの影響を受けやすいといわれています。同じ音がしても、好きなことに集中すると気にならなかったり、不安が少ないと大丈夫だったりすることもあります。

苦手な音を減らす工夫

※あくまでも一例です

掃除機の音

例えば、掃除機のスイッチを入れる前に、「これから掃除機をかけます。大きな音がします」と予告し、その子から遠い場所から掃除していきましょう。

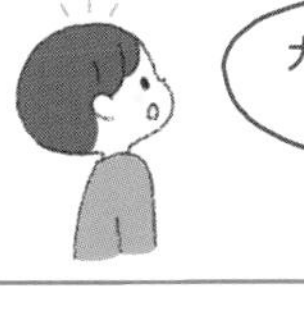

家電の電子音

家電の電子音（電話やインターホンの呼び出し音、洗濯機や食洗器、炊飯器の操作音や終了音）の調整ができる場合は、小さくしましょう。

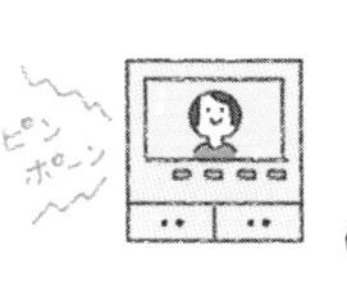

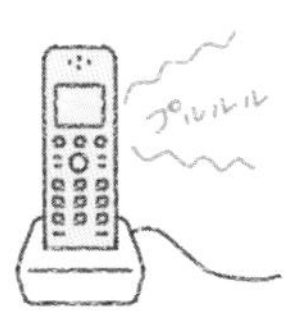

ドアの開閉音

ドアクローザーの横にあるネジで扉を閉めるスピードを調整したり、ドアの枠に音を小さくするテープを貼ったりするのもひとつです。

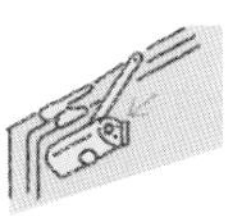
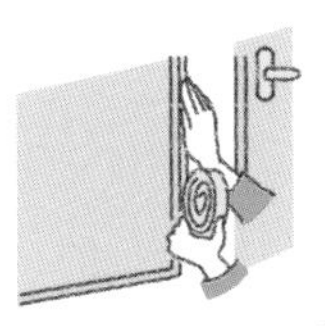

環境を整える

外出先ではイヤーマフや耳栓を利用しても

私たちは人ごみのなかでも、隣の人の声を聴いて話すことができますが、聴覚が敏感な子どものなかには、いろいろな音が同じボリュームで聞こえてしまい、必要な音を聞き取ることが難しい子どもがいます。外出中の不意な音（救急車のサイレンや犬の鳴き声など）で、不安になったり気分が悪くなったりしてしまう子もいます。イヤーマフや耳栓、デジタル耳栓（P84）は、完全に音を遮断するわけではありませんが、音の刺激を減らしてくれるアイテムです。音が小さくなるだけで、少しは落ち着くという子もいます。

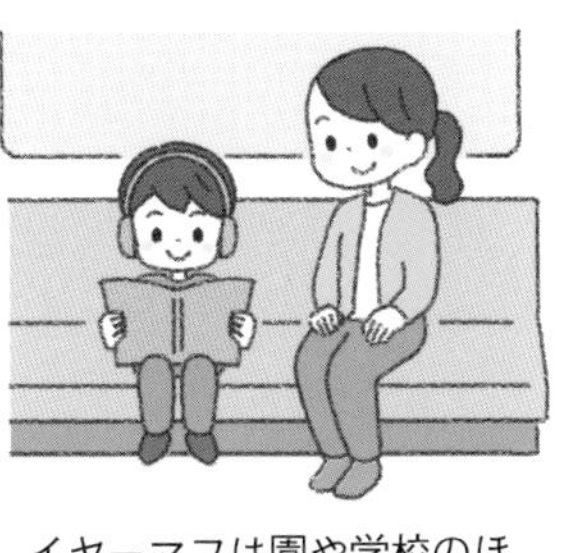

イヤーマフは園や学校のほかに、電車や飛行機に乗るとき、スポーツ観戦、花火大会などで利用する子も。

気になる言動

何度注意しても水を出しっぱなしにします

水が好きという気持ちは受けとめて

水がキラキラと流れる様子や水にふれたときの感触にうっとりして、水を出すのが好きだという子どもは多いでしょう。けれども水の出しっぱなしはよくありませんので、言葉がけやその子に合う「生活の工夫」で困った行動を減らしていきましょう。目で見たほうが理解しやすい子には、水道の水がとまっている絵カードを見せたり、お手伝いなどで水にふれる機会をつくってあげたりするのもひとつです

言葉がけ

否定ではなく肯定の言葉で伝えましょう

私たちは否定の思いを込めて、「どうして水を出しっぱなしにするの？」と疑問文で話すことがありますが、子ども本人は、その問いかけに「水を出しっぱなしにしないで」という思いが隠されていることに思いがいたりません。例えば、水をとめてほしいときは、「お水、きれいね」と共感してから、「あら、大変。お水がとまっていない。とめてくれる？」とお願いしてみましょう。そして、水をとめてくれたら、「お水をとめてくれて、ありがとう」と感謝をしてほめます。「ダメでしょ！」「何してるの！」と、否定の言葉をかけられると、叱られたことだけが印象に残り、混乱してしまうことがあります。肯定の言葉がけで望ましい行動を伝えることが大切です。

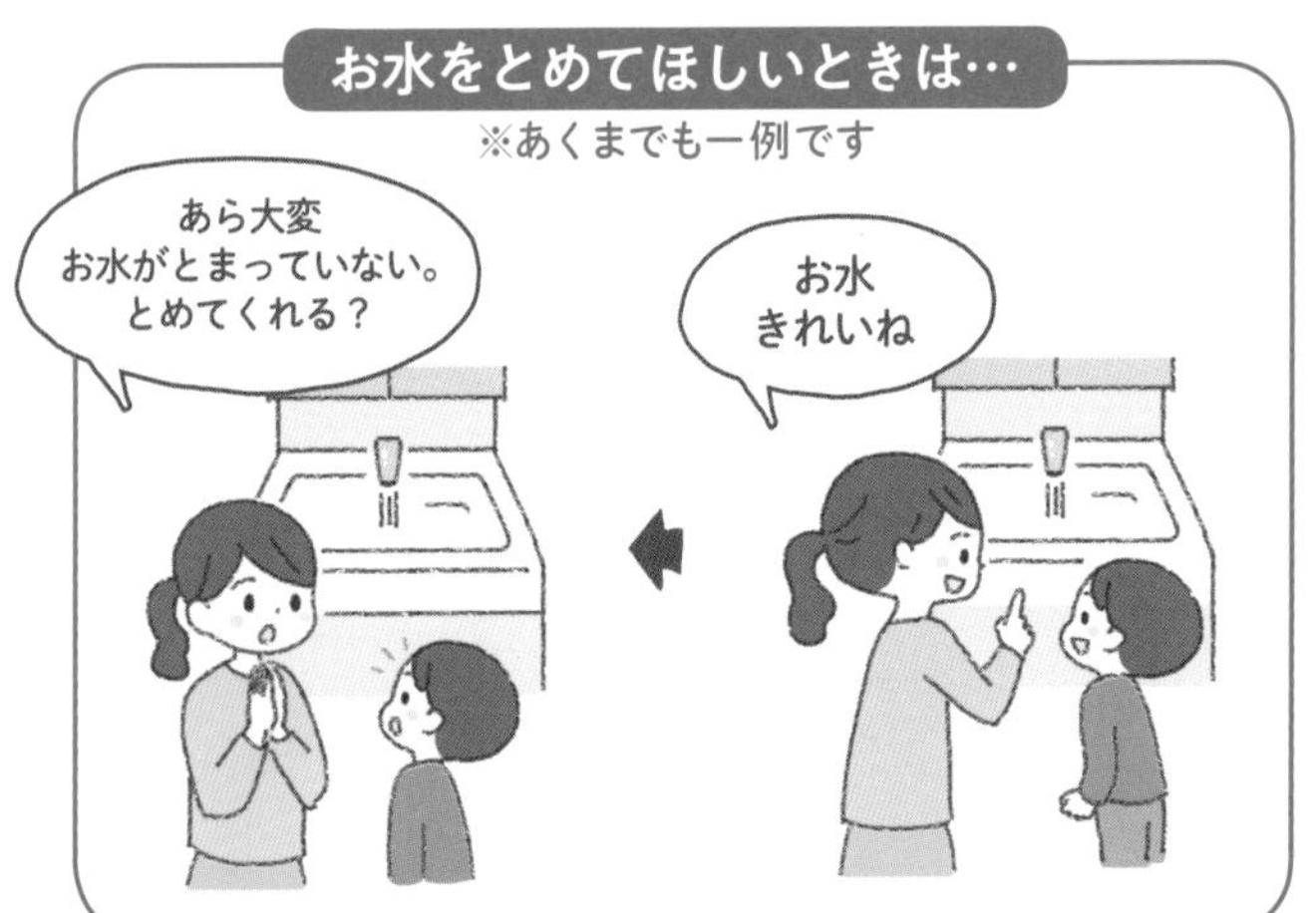

やる気を引き出す
水にふれるお手伝いを頼むのもひとつです

水が好きな子には、水を使うお手伝いをしてもらうのもひとつです。野菜を洗ったり、食器をすすいだり、お風呂をそうじしたりすることは、幼児でも取り組みやすいのではないでしょうか。お家の人がそばで様子を見守ることもできますので、水の出しっぱなしも防げます。また、プールに入ることができるなら、泳ぎを習って、思い切り水にふれる機会を定期的につくるのもいいでしょう。

お皿をすすいでくれる？

その子が安心して水にふれることができる環境をつくってあげることも大切です。お手伝いができたらしっかりほめましょう。

見てわかる工夫
トイレの水を流し続けるときは貼り紙でわかりやすく

トイレの水を怖がる子もいますが、トイレの水を流すことが好きな子もいます。この場合も否定せずに、「水は1回流します」と、肯定的に短い言葉で、具体的に、はっきりと伝えてみましょう。また、耳だけで聞くよりも、目で見たほうが理解しやすい子どもの場合は、「みず、1かい、ながす」と貼り紙をするのもおすすめです。

みず、1かい、ながす

貼り紙は、「あっ、そうだった！」と自分で気づくきっかけになります。約束が守れたら、しっかりほめましょう。

スイッチをつけたり消したりするときは…

照明のスイッチなどをつけたり消したりしたがる子どももいます。言葉がけや貼り紙などに加えて、視覚的にスイッチを「見えなくする」こともひとつです。例えば、スイッチのカバーは市販されていますので、そうしたものを利用してみましょう。また、エアコンやテレビのリモコンのスイッチをつけたり消したりしたがる場合も、かごに入れて布をかけたり、ふたつきの箱に入れたりして、視覚的に見えなくするだけで、スイッチへの関心がやわらぎます。それでもスイッチをつけたがる子には、つけたり消したりするときに「お願いね」と言葉がけをして、スイッチの係になってもらいましょう。

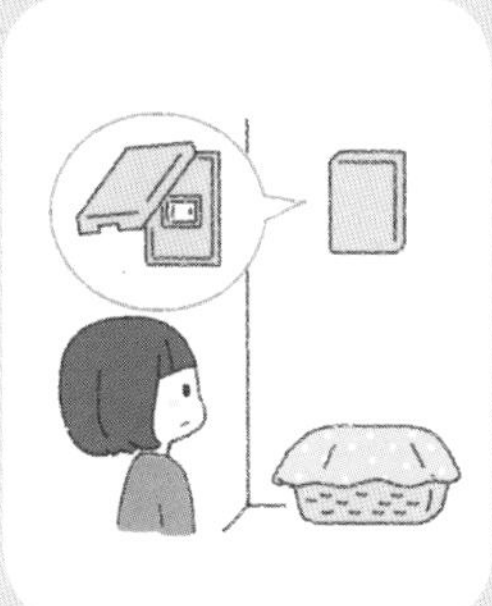

気になる言動

少しでも濡れたり、汚れたりすると着替えたがります

小さいときは心地よく過ごすことを優先して

感覚が過敏なために、服が濡れたり汚れたりすると、とてもつらくなる子どもがいます。洗濯物は増えてしまいますが、家で子ども本人が不快だと訴えるときは、快く着替えさせてあげましょう。無理にがまんさせると、泣きわめくようなかんしゃくやパニックにつながることがあります。外出先では、その場で着替えられないことも多いので、あらかじめ着替える場所を決めておくことも大切です。

環境を整える

子ども本人が不快に思うなら着替えさせて

自宅で過ごしていて、子どもが「着替えたい」と訴えるときは、快く着替えさせてあげましょう。手を洗ったときに袖口が濡れてしまったり、お腹の部分が濡れてしまったりすると、肌にふれる服の感触が変わります。感覚過敏の特性をもつ子どもにとって、衣類の違和感は、がまんできないほどの不快であることが多いものです。お家の人は、洗濯物が増えてしまうので大変ですが、着替えることで子ども本人は快適に過ごせますので、小さいうちは無理にがまんさせずに着替えさせてあげましょう。感覚過敏の問題は、成長とともに、また生活のなかで自分に合った素材の服を選ぶなどの工夫を重ねていくことで、少しずつ減っていくことが多いようです。

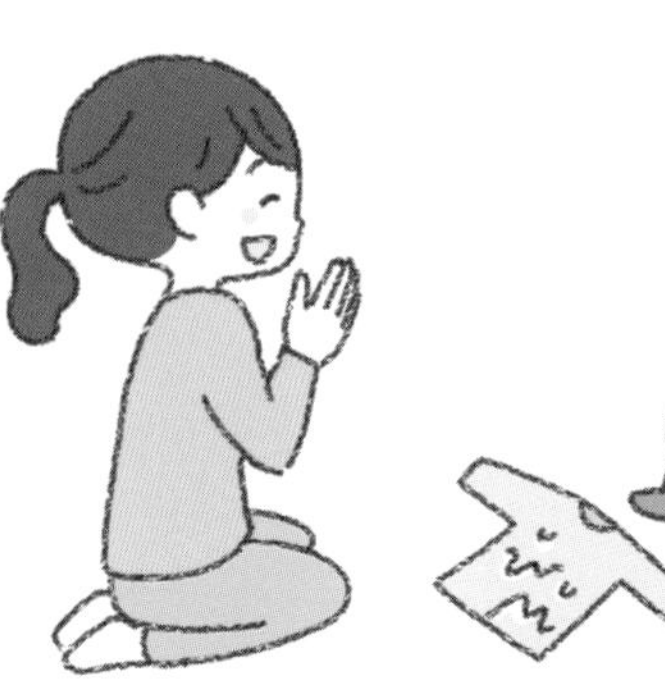
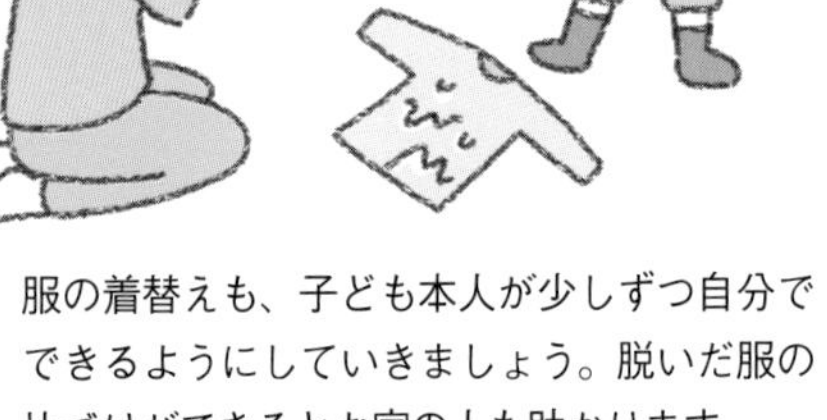
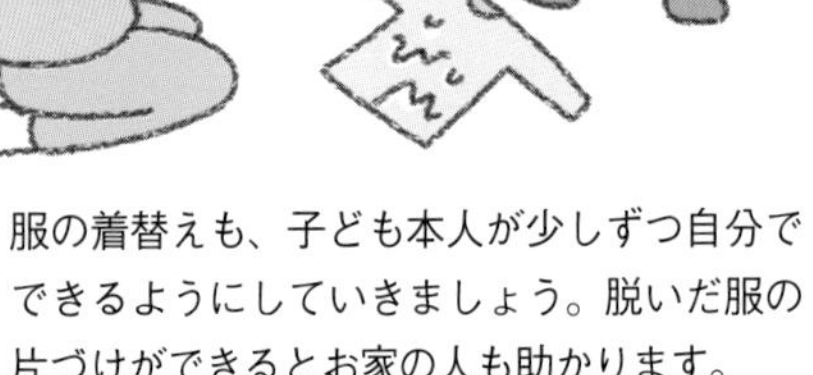
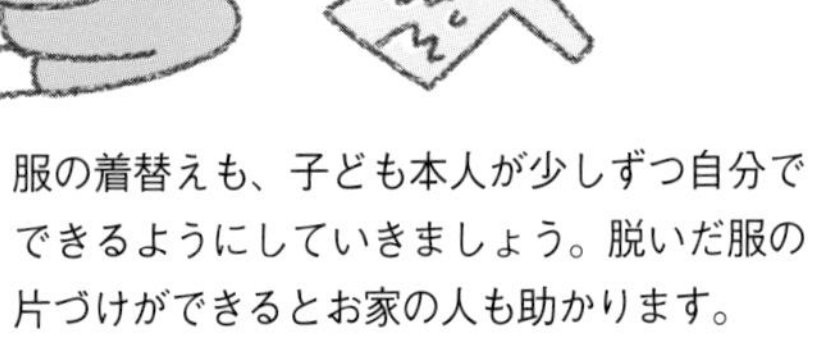

服の着替えも、子ども本人が少しずつ自分でできるようにしていきましょう。脱いだ服の片づけができるとお家の人も助かります。

環境を整える

外出先では着替える場所を決めておきましょう

外出先では、所かまわず自由に着替えられませんので、あらかじめ外出する前に、「外では、トイレで着替えます」と、決めておきましょう。もし、人前で服を脱ぎはじめてしまいそうなときは、とりあえずやめさせて、「トイレで着替えようね」と伝えて、トイレに行きましょう。小さいうちは人前で着替えても大目に見てもらえますが、大きくなると、そうした行動は難しくなります。小さいうちから根気よく教えていきましょう。

前もって、着替え台のあるトイレを把握しておきましょう。着替えがスムーズにでき、気持ちに余裕がもてます。

言葉がけ

濡れるかもしれないということを伝えておくことも大切です

予期しないタイミングで、服が濡れたり汚れたりすることで、大きな不安を感じる子どももいます。子ども本人にとっては、予期しないタイミングでも、周囲の大人からみれば、服が濡れたり汚れたりすることは、ある程度予想できます。例えば、手を洗う前に、「袖の先が濡れるかもしれないよ」「袖をもう少し引き上げようね」と伝えておくと、服を濡らさずに済んだり、実際に服が濡れたときにも、大きな不安を抱えなくて済んだりします。

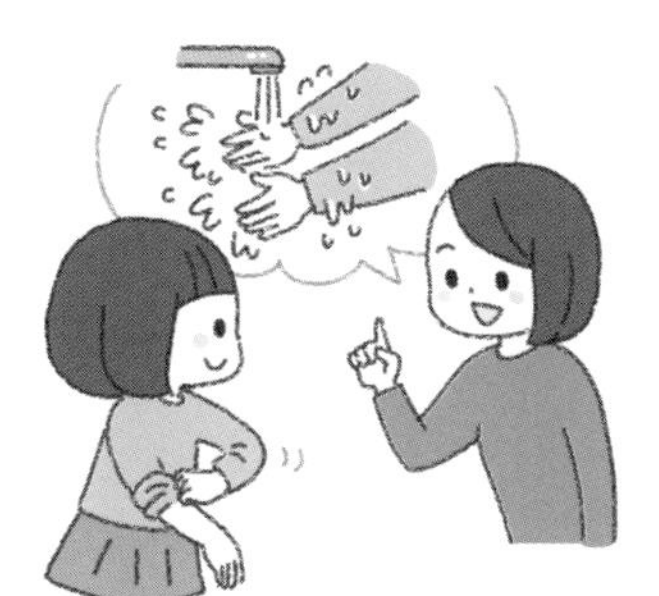

手を洗うときは、最初はお家の人に手伝ってもらいながら、少しずつ自分で服の袖を上げられるようにしていきましょう。

言葉がけ

着替えなくてもよいことも伝えましょう

「服が濡れたら着替える」ということをくり返すうちに、それが「ルール」となり、そのルールを一所懸命に守ろうとする子どももいます。そんなときは、例えば、手を洗ったとき、服の袖先が濡れても、「着心地が悪くなければ、着替えなくてもいい」と伝えることも大切です。どういうときに着替えて、どういうときに着替えなくていいのかを、教えていくことは簡単ではありませんが、そのつど、確認しながら伝えていきましょう。

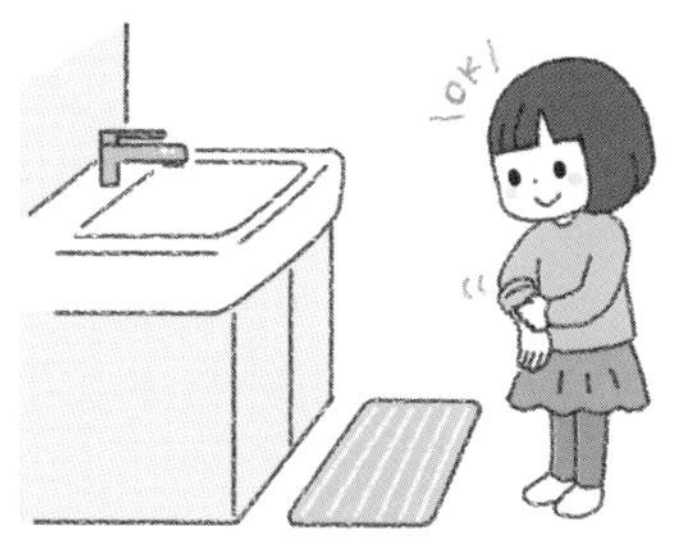

袖先は、ハンカチで拭けばOKなど、濡れたらどうすればいいのかがわかることで、着替えへのこだわりがやわらぐ子もいます。

なくしものが多く、忘れ物も多いです

叱らずに、どんな支援ができるかを考えましょう

注意が散漫になりやすい子は、気をつけていても、うっかり落としたり忘れ物をしたりしてしまいがちです。きつく叱られたり、子ども本人が学校でひどく困ったりしても、なかなか改善しません。そんなときは、どうしたら、なくしものが少なくなるのかを考えてみましょう。そのうえで、なくしてしまったときの対策も考えておくと、子ども本人もお家の人も、不安がやわらぐのではないでしょうか。

見てわかる工夫

持ち帰るものの一覧表をつくって確認しやすくする

学校からの帰り際は、早く帰って遊びたかったり、お友だちと一緒に帰りたかったりして、そわそわしがちです。プリントや教材などを持ち帰らずに、机の中に入れたままにしてしまう子もいるでしょう。そんなときは、簡単な一覧表をつくって、ランドセルのふたの内側などに貼り付けておくのもひとつです。「ドリル」「プリント」「ふでばこ」などと書かれた、イラストや写真つきの一覧表にすれば、目でみてすぐに持ち帰るものがわかります。

がっこうからかえるときにかくにんしたいこと

※あくまでも一例です

つくえのなかをみる

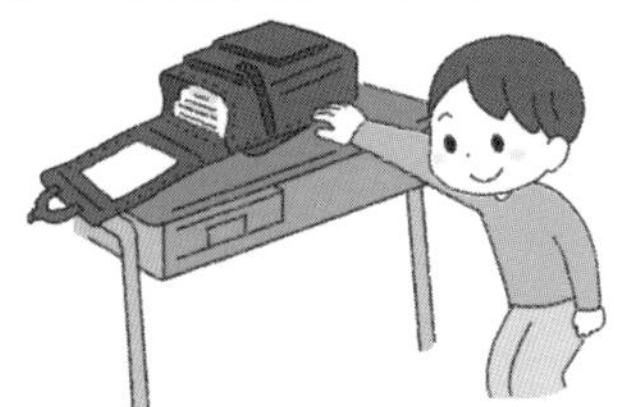

最後に「つくえのなかをみる」というチェック項目をつくり、机の中を確認してから帰るようにするのもひとつです。

リストをみる

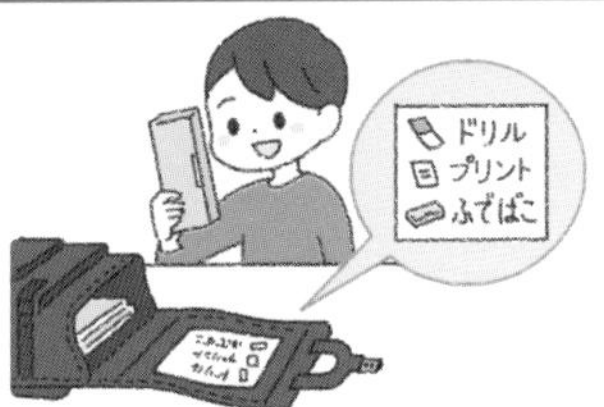

イラストや写真を添えた、持ち帰るものリストなら、目で見てすぐにわかります。連絡帳の表紙などに貼ってもよいでしょう。

環境を整える

家に帰ったらランドセルの中身を全部出してみる

帰るときに一覧表などの確認が難しい場合は、ともかく机の中のものをランドセルに入れて、お家に帰ったら、その中身を大き目のかごなどにぜんぶ出して、その中から、探し物を見つけるという方法もあります。そのタイミングで、お家の人が子どもと一緒に、持ち帰ったプリントやその日の宿題を確認してみましょう。帰宅してすぐに確認すれば、プリントが見つからない場合でも、気持ちに余裕がもてます。

ランドセルの中身をいったん全部出すことで、奥に入り込んでいたものや、なくしてしまったものもわかりやすくなります。

環境を整える

翌日の準備はお家の人と一緒にしましょう

子ども本人が、自分から忘れ物をしないように注意することは難しいので、お家の人も一緒に、連絡帳に書いてあることを確認したり、時間割りをそろえたり、宿題をランドセルに入れたりしましょう。教科書は入れたけれど、ノートを入れ忘れるなどの、うっかりも防げます。ちょっとした刺激で気が散ってしまう子には、静かで飾り気のない、シンプルなスペースを用意してそこで準備をしましょう。

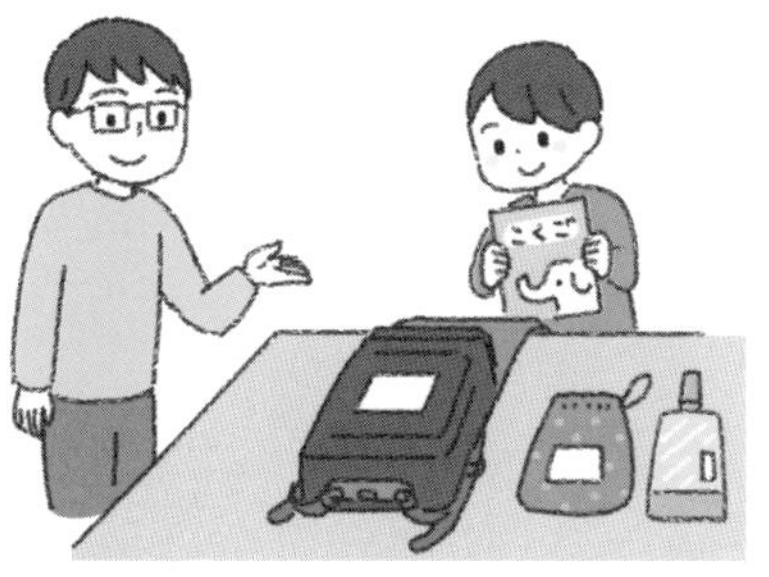

時間割りと一緒に、給食セットやハンカチ、ティッシュなどをそろえておくと、朝あわてません。

環境を整える

持ち物には名前を必ず書きましょう

持ち物に名前が書いてあれば、本人のところに戻りやすくなります。例えば、上着は、遊んでいるうちに汗をかいて脱いでしまうなど、なくしやすいもののひとつです。校庭で脱いで朝礼台の上に置いたままにしてしまったウィンドブレーカー、帽子などは、名前が書いてあれば翌日戻る確率が高くなります。消しゴムなどの小さなものにも、ひとつひとつ名前が書いてあれば、誰のものかわかります。

名前を書いておいてよかったね

じょうぎがもどってきたよ！

学校内なら、名前が書いてあれば、戻ってくる確率は高くなります。持ち物には名前を書いておきましょう。

環境を整える

予備のものを用意しておくのもひとつです

子ども本人が気をつけていても、頻繁に忘れ物をしてしまうことがあります。また、なくしたものが出てくるまでに数日かかることもあります。そんなときのために、予備のものを用意しておくと、お家の人も少し気持ちに余裕がもてるのではないでしょうか。予備があるから忘れ物をしてよいということではなく、本当はなくしものをしたくないのに、それでもなくしてしまう子が、「ぼくはバカだ」「私はダメな子」と、自分を責めすぎないようにするためです。ひどく困った経験をしても、なくしものは、なかなかなくなりません。子どもが叱られっぱなしにならないように、なくしものがなかった日は、大いにほめましょう。そして、月に一度くらいの頻度で、お家の人が学校の忘れ物箱の中から、その子の持ち物があれば回収しましょう。

忘れ物の対策

※あくまでも一例です

これを着ましょう

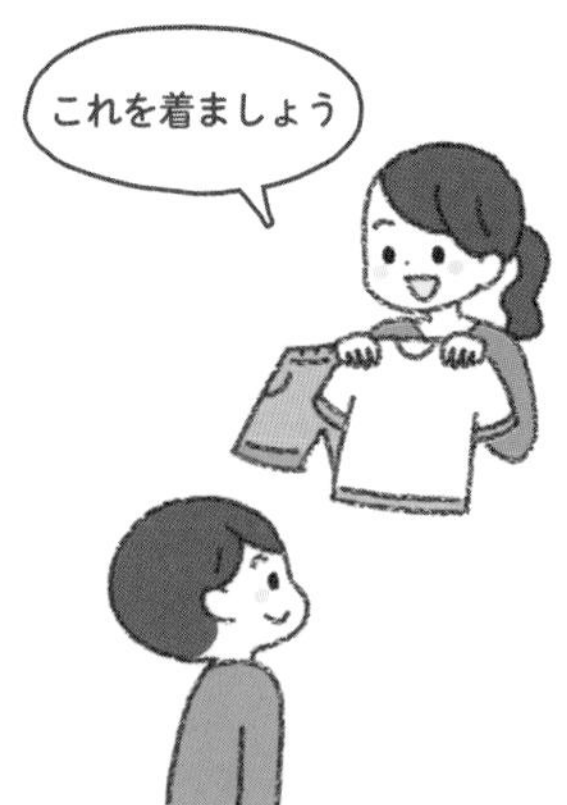

体操着

体操着に似たシンプルなTシャツとズボンを用意するほか、学年が上がったときのために、１サイズ大きなものを前もって買っておき、それを使うのもひとつです。

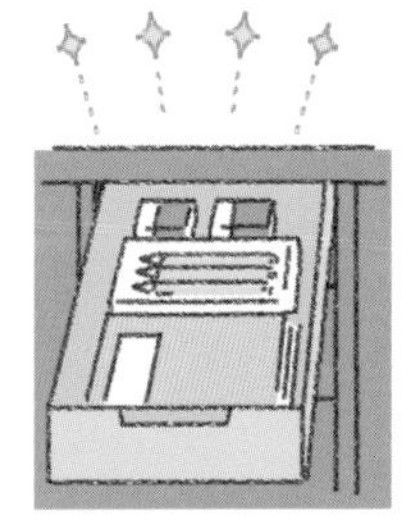

ふでばこ

ふでばこの中身やノート類は、新しいものを用意しておくと、なくしたときにも、補充したいときにも役立ちます。

ドリルの
コピーがあるよ
ほっ

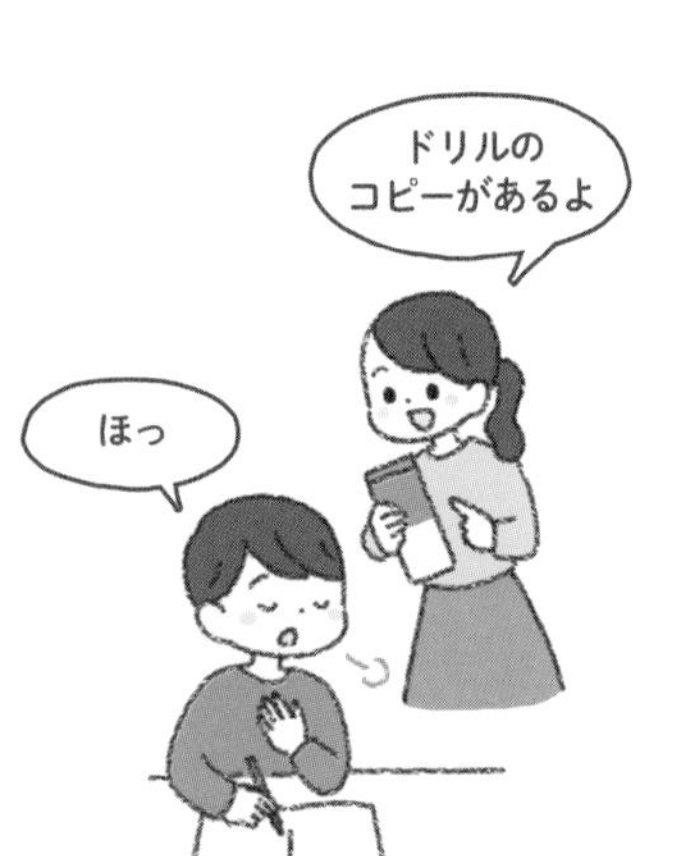

ドリル

ドリルを忘れがちなら、事前にコピーや画像を保存しておきましょう。現物はなくても、内容はわかりますので宿題はできます。

がっこうに
わすれてきた！
今日はこれを
使おうね

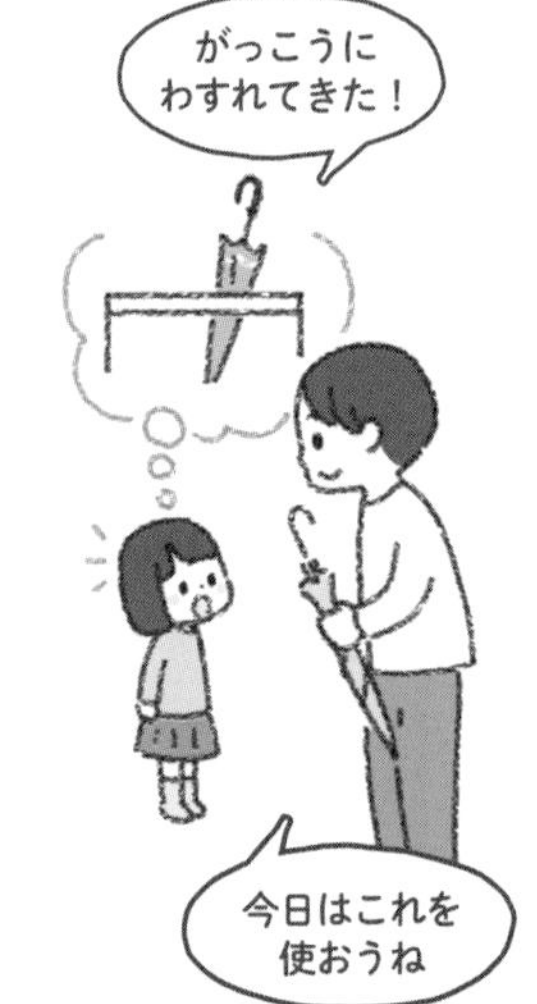

傘

置き忘れた傘は、朝声をかけても、なかなかひとりでは持ち帰れないものです。雨が続く日は予備の傘があると安心です。

見てわかる工夫

持ち物の絵カードをつくってみましょう

例えば、学校に持って行くものの絵カードをつくり、用意ができたものから、絵カードを箱に入れていくようにすると準備しやすくなります。月曜日や雨の日などは、持ち物が多くなりますので、気にかけてあげましょう。

えのぐ
OK!
ランドセル
ぼうし
えのぐ

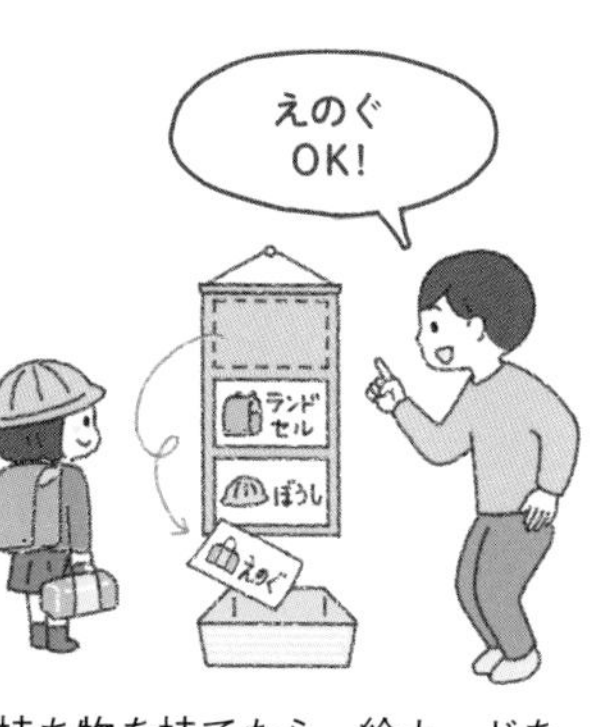

持ち物を持てたら、絵カードを箱に入れていくのもひとつです。一覧表にしてもいいでしょう。

言葉がけ

出かける前にひと声かけて確認する習慣を

体操着を入れた手さげ袋や絵の具セットなど、ランドセルに入らない大きなものは、玄関に用意していても、置いたまま出かけてしまうことがあります。そうならないように、お家の人が玄関まで見送って、「手さげ袋を持ちましょう」と声をかけたり、手さげ袋を手に持つところまで、確認したりしてみましょう。子ども本人は、ことで頭がいっぱいになっていたり、学校の朝叱られたりすると、持ち物に気がまわらないことが続けて、そのことを考えがあります。悪気はないので叱らずに、その子が忘れないように応援していきましょう。

手さげ袋を
持ちましょう

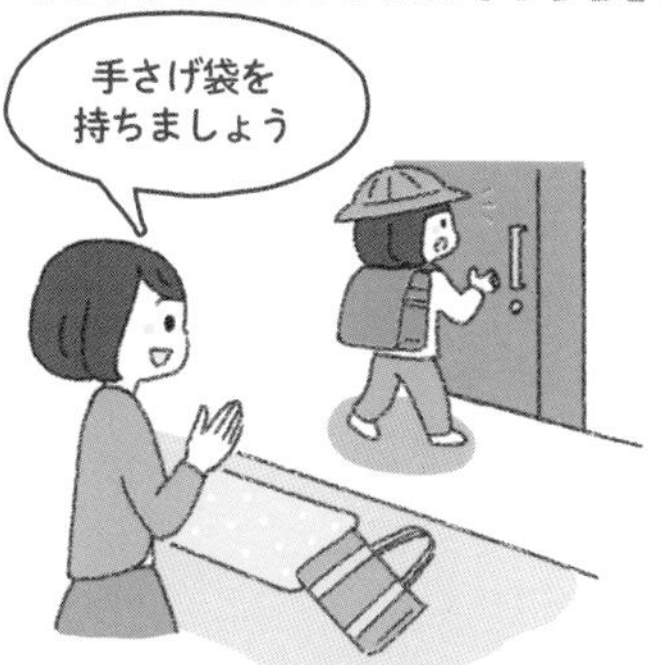

忘れ物をしやすい子はどうしても叱られやすくなります。自分で持ち物を全部持てたら、しっかりほめましょう。

かっぽう着を
入れましょう

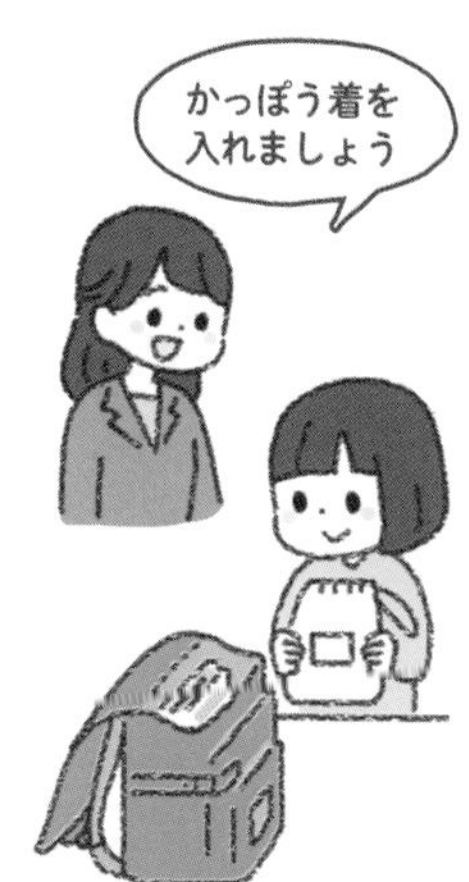

給食のかっぽう着

学校所有の給食のかっぽう着は、給食当番をしていることをあらかじめ確認して、先生にランドセルに入れてもらうようにするのもひとつです。洗ったものを持って行くときも、お家の人がランドセルに入れてあげましょう。

来週は
遠足ね
10月

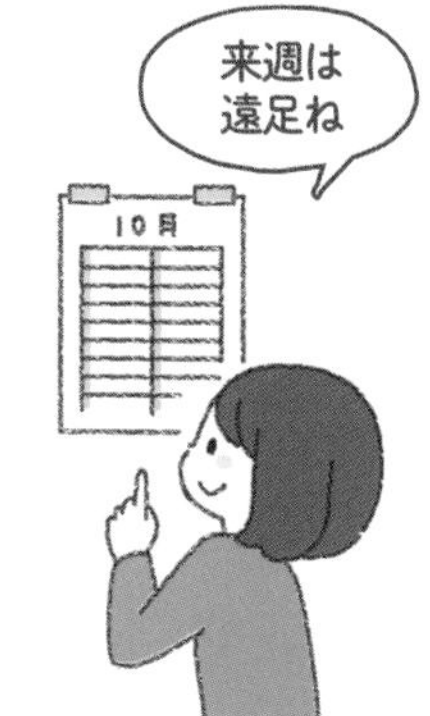

遠足のしおり

遠足のしおりなど、行事の詳細が書かれたプリントをなくすと、集合時刻や服装、持ち物がわからなくなります。学校に予備がないか問い合わせたり、お友だちのお家の人に教えてもらったりするのもひとつです。行事の日程は、年度はじめに早めに確認しましょう。

勉強がわからないようです

何がわからないのか早く気づいてあげましょう

「できないこと」に注目するのではなく、「何がわからないのか」を探り、「どうしたらわかってくれるのか」を考えることが大切です。算数なら、数の概念、数の順序など、どこでわからなくなっているのかを考えてみましょう。国語なら、五十音が記憶できているかもポイントになります。ひらがなを覚えると、ふりがながふってあれば漢字も読めますので、勉強にも取り組みやすくなります。

環境を整える

叱らずにその子に合う学び方を考えて

「もっと勉強しなさい」「どうしてこれくらいできないの」「やればできる」などといって、子どもを責めても、勉強ができるようにはなりません。子ども本人も、がんばっているのに、どうして勉強ができるようにならないのかな…と悩んでいます。物を認知する方法が異なると、ほかの子どもと同じ方法で勉強しても、なかなかできるようになりませんので、叱るよりもその子に合う学び方を考えていくことが大切です。例えば、数字のイメージが湧きにくい子は、ブロックやそろばんなどの補助ツールを使うのもひとつです。

ノートの紙の白さがまぶしくて、鉛筆で書いた文字が読みにくくなる子は、目への刺激が少ない黄緑色の紙のノートを使う方法もあります。教科書のどこを読んでいるのかが、わからなくなる子には、読む場所を目立たせることができるシートがあると、読み飛ばしなどを防ぐことができます。

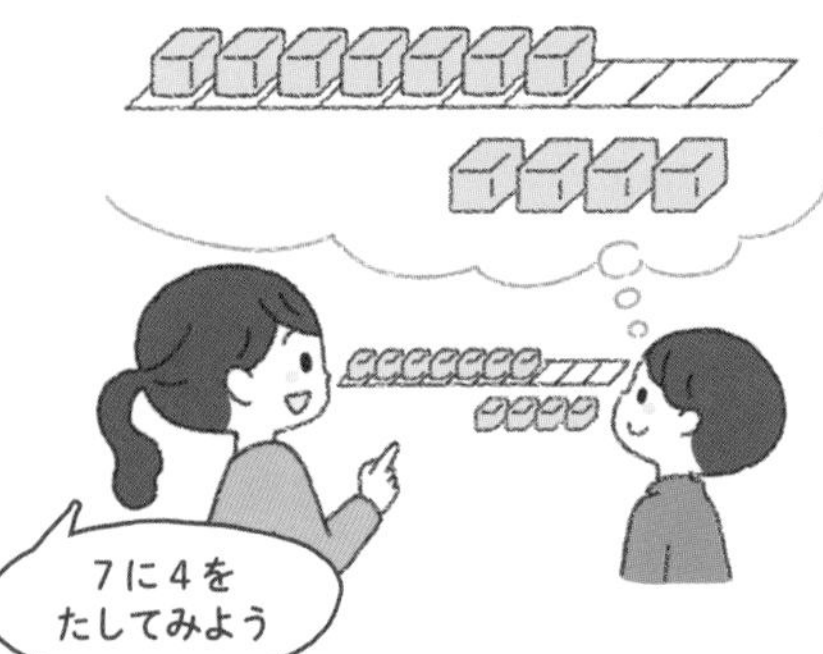

計算が苦手な子は、ブロックで足し算や引き算をするのもひとつ。不得手な部分をカバーして、学習の理解を助ける工夫をしましょう。

環境を整える

家庭は子どもがリラックスできるやすらぎの場に

学習面で苦手を抱えている子には、少しでも授業に追いついてほしいという親心から、家でもくり返しドリルや書き取りをさせたくなるかもしれません。けれども、すでに子ども本人は一生懸命に努力をしていて、それがいっこうに報われないために深く傷つき、自信を失っています。学校でも家庭でも勉強を強いられて、がんばっているのにできないという失敗体験を多く重ねてしまうと、結果的に子どもの自尊感情が深く傷つき、不登校やうつ、非行などの二次障害につながることがあります。家での勉強は宿題を中心にして、家庭はリラックスできる場であることを大切にしましょう。

勉強ができないことはその子のすべてではありません。外で傷ついている分、家庭は子どもが安心できて認められる場所にしましょう。

環境を整える

宿題は刺激の少ないスペースで取り組みましょう

気が散りやすい子は、自分から「宿題に集中しよう」と思っても、なかなかうまくいきません。できるだけ静かで物の少ないスペースを用意し、宿題に注意が向きやすい環境をつくりましょう。姿勢を保つことが難しく、途中で席を立ってしまう子には、座る姿勢をサポートするクッションなどを利用するのもひとつです。そのうえで、困ったときにいつでも対応できるように、お家の人がそばにいてあげると、安心して宿題に取り組めるでしょう。

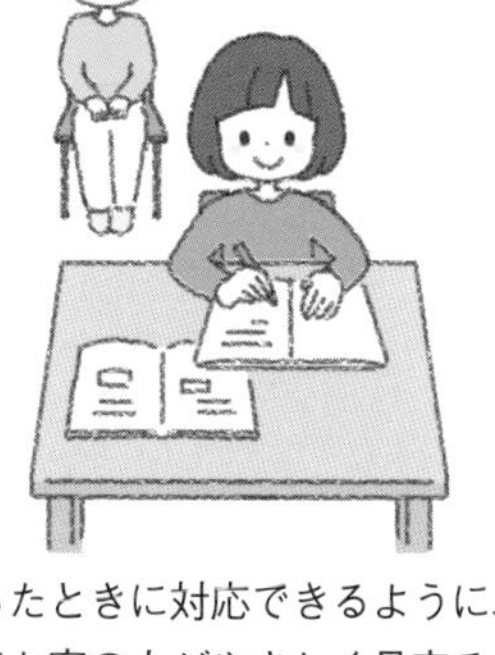

困ったときに対応できるように、そばでお家の人がやさしく見守るだけでも、安心して課題に取り組める子もいます。

やる気を引き出す

ほめるハードルを下げて、成功体験を積み重ねましょう

得意、不得意の差が激しい子どもの場合は、苦手な分野の宿題に取り組んでいるときに、投げ出したくなっている様子が目に入ることがあるかもしれません。そんなときは、「はじめたばかりでしょ」と責めずに、その子が、苦手な課題に懸命に取り組んでいることに注目して、はげまし続けましょう。

宿題の量も確認しましょう。量が多いとやる気が無くなります。やりきれる量にしてもらうことも大切です。

Column

遅刻をくり返してしまうときは…

遅刻をくり返してしまう場合、いろいろな理由が考えられます。どうして遅刻をしてしまうのか、その子の様子をよく観察することが大切です。

もし、学校に行きたい気持ちはあるけれど、朝寝坊をしがちだったり、身じたくがスムーズにできなかったりして、その子なりに取り組んだけれど、どうしても遅刻してしまうというときは（学校は集団で行動しますので、遅刻はしないほうがいいのですが）、まずは学校に事情を伝えて、お家を出るときは、明るい雰囲気で送り出してあげましょう。

将来のことを気にして、遅刻が多くて大丈夫だろうか…とあせることもあると思いますが、今大事なのは、「今日、その子が明るい気持ちで学校に通うこと」です。

小さいうちは、自分から改善点を見つけて取り組むことは難しいので、根気よくサポートしながら、「こうすると準備しやすい」という経験を重ねていきましょう。

また、その子が学校に行きたくない理由があって、遅刻をくり返しているようなら、その理由が何かを知ることが大切です。

理由がわかれば、その子の気持ちを重くさせていることを取り除いたり、負担を減らしたりすることもできます。担任の先生から、その子の様子を聞くなど、園や学校とつながり合うことも大切です。

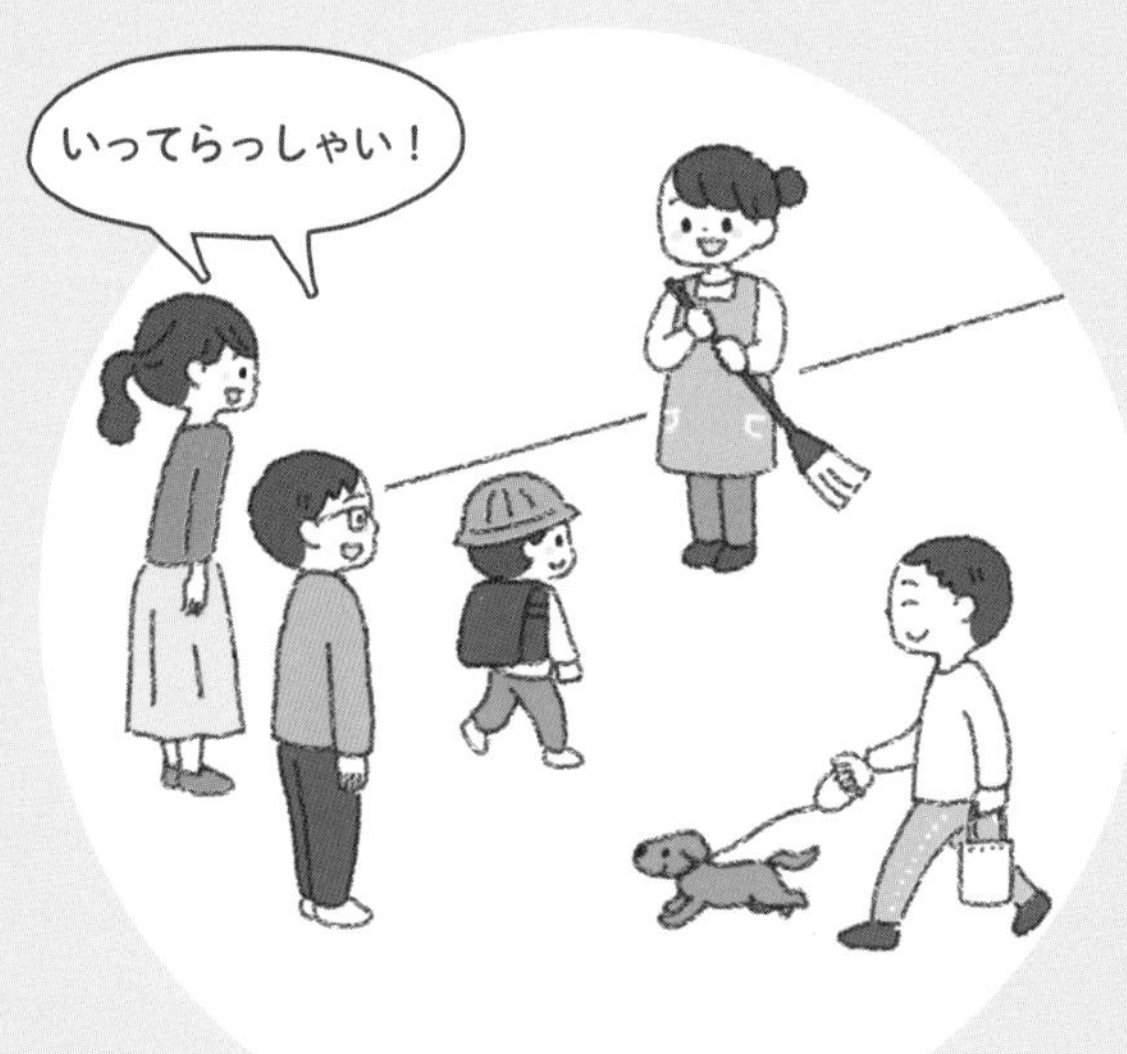

4章

園や学校とつながり合うためにできること

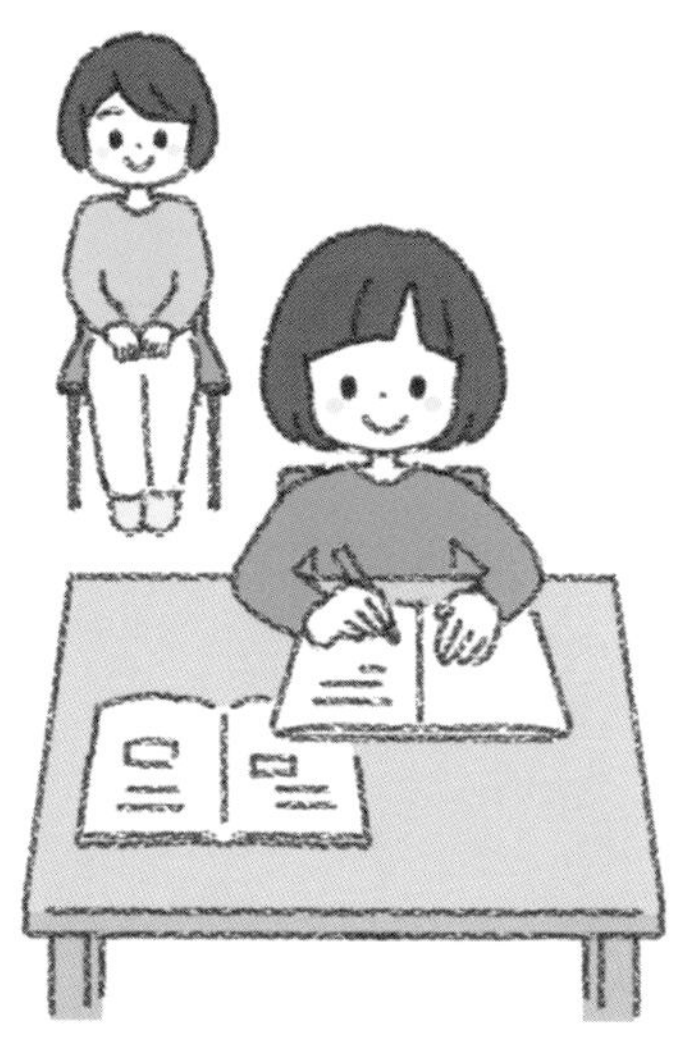

園や学校での子どもの様子を知るにはどうしたら？

子ども本人はまだ小さく、自分の思いを言葉で伝えることが難しいので、お家の人のほうから、園や学校の様子を知るようにすることも大切です。

最初はお家の人も新しい環境にゆっくり慣れていきましょう

新生活がスタートするとき、わが子が園や学校になじめるかどうか、気がかりな人もいるでしょう。

園での、子どもの様子を知る手がかりとして、まずは、お家の人もゆっくりじっくり、新しい環境に慣れることからはじめてみましょう。

緊張していると、何でもないことも不安に感じられてしまうものです。

ですので、あせらずに、園までの道や建物に少しずつ慣れたり、子どものお友だちや先生の顔を少しずつ覚えたりすることを、最初の一歩にしてみましょう。その時間は、園の先生にとっても、「〇〇ちゃんのお家の人」を覚える大切な時間になります。

そうして少しずつ、お家の人が園に慣れて、顔見知りも増えてくると、例えば、子ども本人が園のことを話してくれたときに、話の内容がわかりやすくなりますし、先生との面談でも、状況が理解しやすくなるはずです。

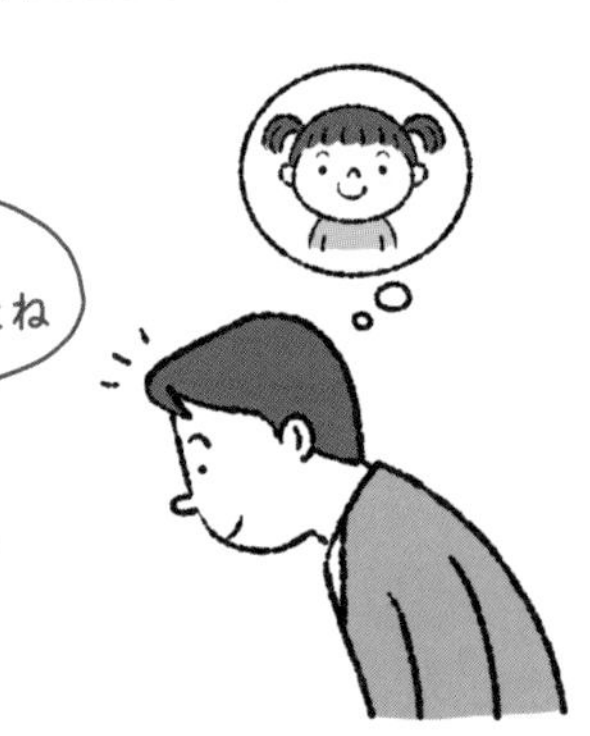

お友だちや先生の顔を覚えると、子ども本人の話に、「〇〇ちゃん」「〇〇先生」が登場したときに理解しやすくなります。

小学校は学校公開などを活用して

小学校は、園ほど、お家の人が足を運ぶ機会は多くないかもしれません。保護者会のほかに、定期的に学校公開を開いている地域なら、そうした機会を積極的に利用して、授業中や休み時間の様子を見学するのもひとつです。

また、小学校には、図書ボランティアや見守りボランティアなど、保護者が参加できる活動もあるでしょう。

お家の人のなかには、そうした活動を通じて、月に数回、小学校に通ううちに、少しずつ人とのつながりが増えて、子どものお友だちや先生方とも顔見知りになり、小学校の様子がよりわかるようになった、という人もいます。

ボランティア活動は、最初に参加できるペースを伝えましょう。無理のない範囲で長く続けられるものがおすすめです。

先生とは連絡帳などで連絡を密にとって。定期的に個人面談も

園や学校の先生とは、例えば、連絡帳や電話、手紙などを通じて、日々、連絡を密にとっていきましょう。そして、必要なときはそのつど、あるいは、月に一度など定期的に、面談をして、「園や学校」と「家庭」との間で、情報交換をしていきましょう。

そのとき、子ども本人の園や学校での様子を知り、また、家庭での様子を伝えながら、今のその子の育ちにおける課題や「生活の工夫」を、共有できると理想的です。

うまくいかないこともあると思いますが、先生を責めるようなやり取りからは、前向きな結果は得られません。

毎日のことだからこそ、お互いに多忙ななかでのやり取りだからこそ、「いつもありがとうございます」といった相手をねぎらう気持ちを忘れないことがとても大切です。

日々の連絡はとても大切です。子ども本人が園や学校でがんばりすぎた日は、家庭では休息を優先するなど、調整もしやすくなります。

園や学校とつながり合うには

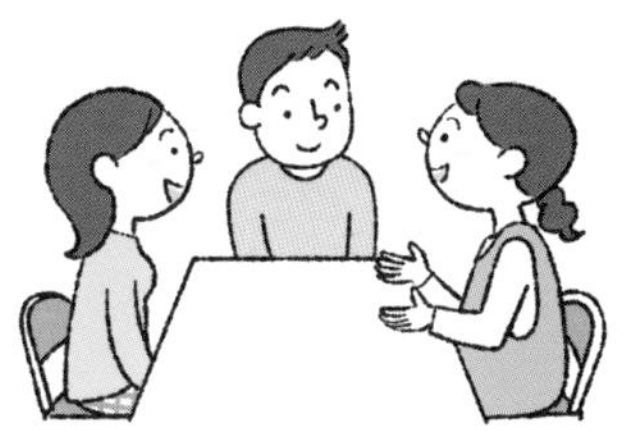

定期的な面談

園や学校の先生は、子ども本人の大切なサポーターです。先生の理解が深まれば、子ども本人も、園や学校生活も安定します。

＋

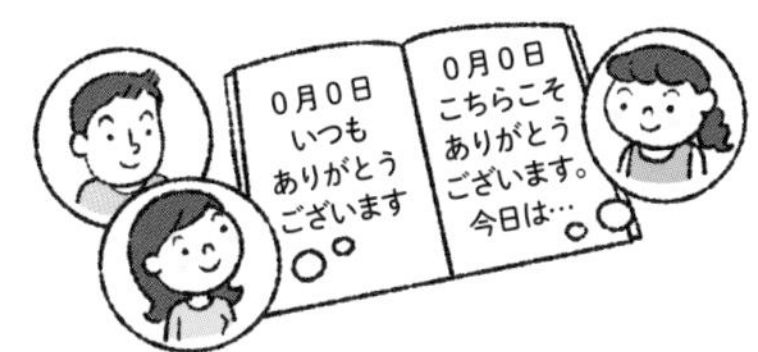

毎日のやりとり

園や学校の先生との連絡は、継続することが大切です。お互いに多忙だからこそ、ねぎらいの気持ちをもちましょう。

先生と連携し合うためには…

その子が毎日行き来する園や学校と家庭、この二つの世界を上手につなぐことが大切です。無理なく続けられる形で情報交換を続けましょう。

園や学校、家庭で歩調を合わせることが大切です

子どもは、園や学校、そして家庭の2つの世界を行き来します。もし、同じことをしたのに、家庭ではおおらかに許されて、園や学校では厳しく叱られてしまうと、まじめで律儀な子どもほど、とまどいが大きくなります。

特に、食事や身じたく、排泄など、身の回りのことは毎日のことですから、日々の情報交換や面談を通じて、園や学校、家庭とで同じ対応ができるように歩調を合わせていきましょう。

家庭での様子は、園や学校で、先生がその子に対してどんな支援が必要なのかを知る手がかりになります。

園や学校とつながり合うには

食事　身じたく　遊び　排泄

情報共有を大切にしながら、
こんなことも伝えていきましょう。

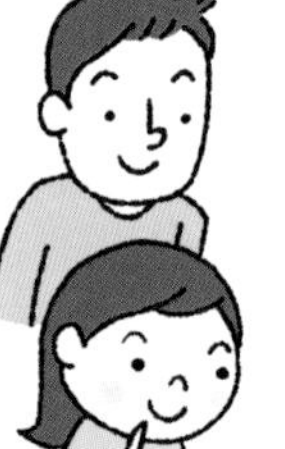

- ●お家の人が日々実践している「生活の工夫」
- ●お家の人が現在困っていること
- ●起床や就寝、食事の時間などの生活リズム
- ●休日の過ごし方
- ●療育を受けていればその内容
- ●子育てをサポートしてくれる人の有無（サポートしてくれる人がいなくてたいへん）など

家庭

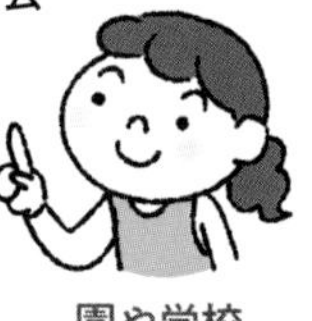

園や学校

「生活の工夫」は園や学校、家庭とのバランスが大事です

例えば、「脱いだものを片づけられるようになる」といった目標と、その子に合う「生活の工夫」を、園や学校、家庭で共有できると理想的です。

けれども、発達障害の特性をもつ子どものなかには、園や学校でがんばりすぎてしまい、その反動で、家庭でのこだわりが強くなったり、パニックを起こしたりする子どもがいます。その逆もあります。いずれにしても、子ど

も本人にとってつらい状態です。

子ども本人が、家庭だけで言動が荒々しくなり、園や学校では穏やかな場合は、そうした状況についても園や学校、家庭とで共有していきましょう。

「苦手なこと」は接し方を知る手がかりになります

先生が、子ども本人の好きなことや得意なこと、逆に、嫌いなことや苦手なことを知ることは、その子に対してどのような指示の出し方や接し方がよいのかを知る手がかりになります。

例えば、発達障害の特性をもつ子どものなかには、感覚がとても敏感な子どもがいます。大きな音を聞いたり、肩にふれられたりすると、その感覚で自分がおおいつくされてしまい、それ以上のこと（先生の話を聞くといったこと）が入らなくなることがあります。

注目してほしいときは、大きな声で呼びかけたり、身体にふれたりせずに、例えば、先生の絵を描いた絵カードを見せてみましょう。

その子の特性に配慮した「生活の工夫」を園や学校、家庭との間で理解し合うことで、先生の指示が通りやすくなり、子ども本人の負担や不安もやわらげることができます。

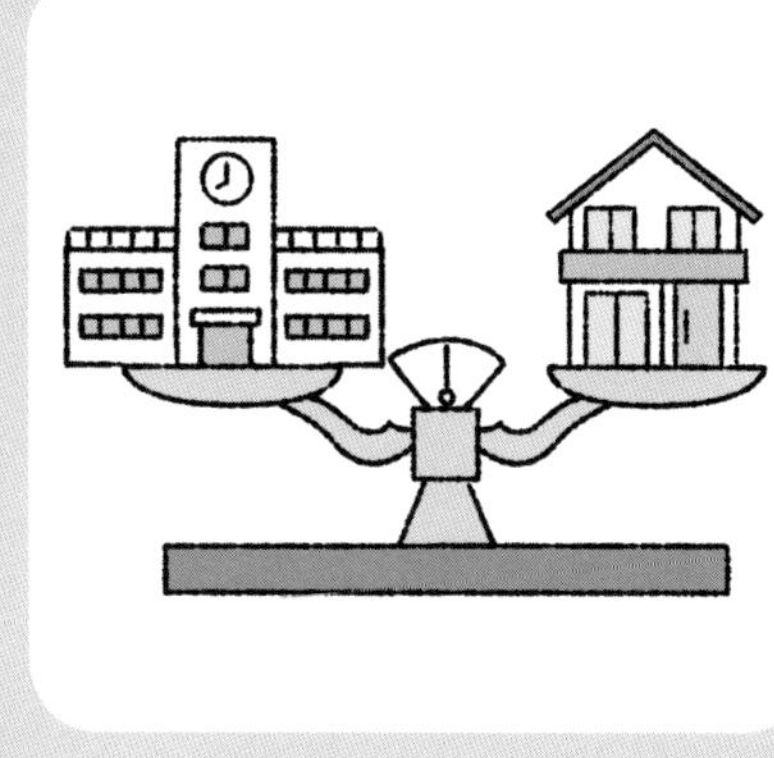

子どもの抱えるストレスを園や学校と共有することも大切

お家の人のなかには、園や学校と相談して、子ども本人のストレスの大きさを、連絡帳で先生と確認し合うようにした人もいます。

例えば、家庭で大泣きするなどストレスを抱えている様子が見られたら、連絡帳に「ストレス大」と書き、学校では、たとえその子が穏やかそうに見えても、活動量を下げるなどの工夫をしてバランスをとります。

先生のお話を聞いてほしいな
せんせいのおはなしをきくのね

その子の苦手なことを理解することで、不快な体験を減らすことができます。指示も通りやすくなり、安心して過ごすことができます。

子どもが園や学校で理解されていないと感じたら…

お家の人も、園や学校の先生も、その子を応援したい、味方になりたいという共通の思いをもちながら、その思いがすれ違うことがあります。

先生とつながり合えるきっかけができたと前向きにとらえて

園や学校の先生は、育児や教育の専門家ですから、子どもを大切に思い、子どもの味方でいたいという思いは、お家の人と同じはずです。

それでも、お互いの思いがすれ違うことがあるのは、お家の人も先生も、お互いに、それぞれの立場で、一所懸命に子どもと向き合おうとしているからかもしれません。

多くの場合、日々の園や学校生活での子どもの様子は、連絡帳や電話などを通じて、お家の人に伝えられると思います。耳の痛い内容の場合は、落ち込むこともあるでしょう。

けれども、連絡帳や電話でのやりとりだけでは、先生が抱いているその子やお家の人への思いをすべて伝えきることはできません。忙しさのために、ストレートな言い方だったり、説明不足だったりすることもあるはずです。

園や学校からメッセージを受け取ったら、まずは、先生とつながり合うきっかけができたと、前向きに考えましょう。そして、できるだけ早く個人面談の時間をつくってもらい、どうしたらわが子が、園や学校生活で安心して楽しく過ごせるのか、今できることを話し合いましょう。

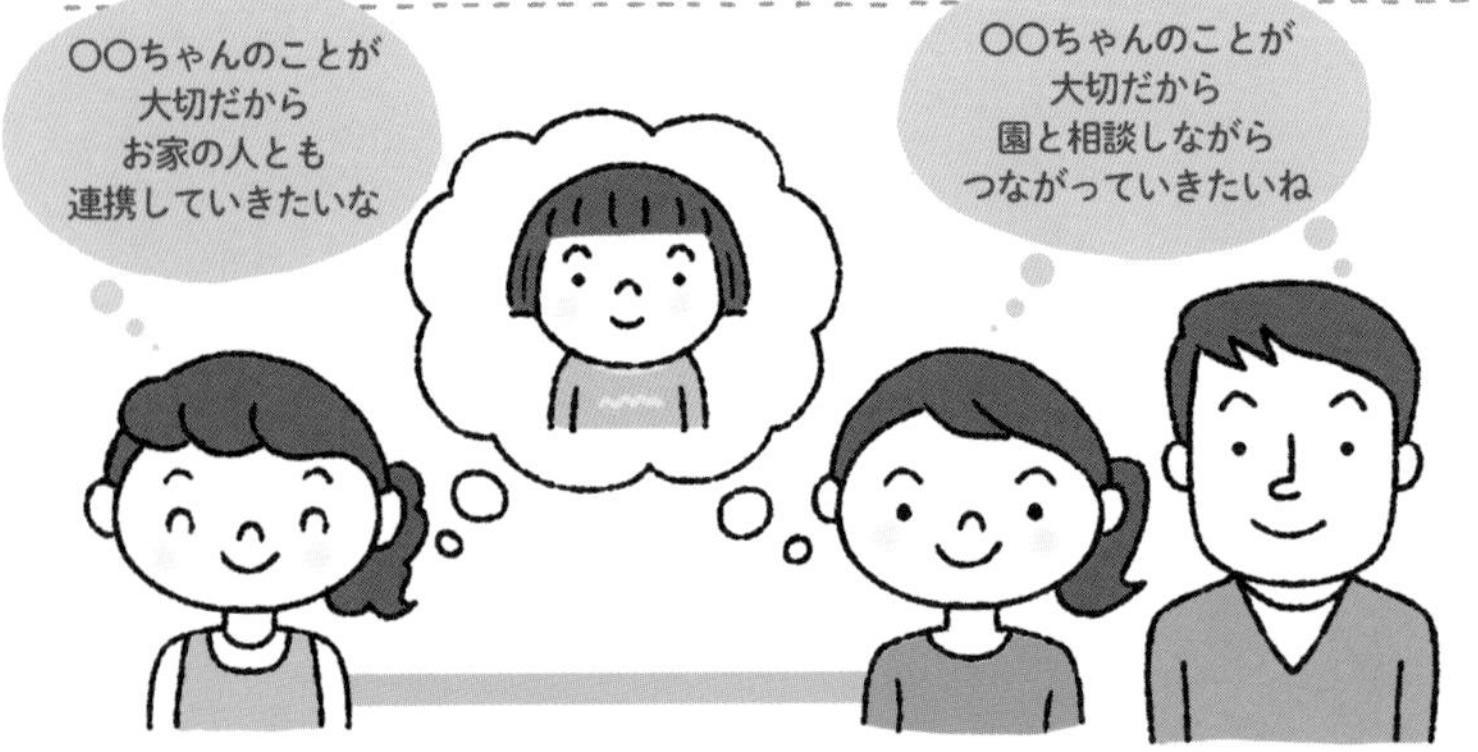

園や学校での様子を詳しく聞いてみましょう。お互いにねぎらい合いながら、情報交換していくことが大切です。

お家の人も悩んでいることを伝えてみましょう

育児や教育の専門家である先生は、多くの子どもと接してきていますし、発達障害の特性がある、ないにかかわらず、いろいろなタイプの、さまざまな事情を抱える子どもたちやその家族に寄り添ってきた経験があるはずです。地域で利用できる支援やサービスにも詳しいでしょう。

どうすればいいか
わからないときが
あります…

お母さんもとても
がんばっていますね。
〇〇ちゃんはよいところも
たくさんありますよ。
一緒に考えていきましょう

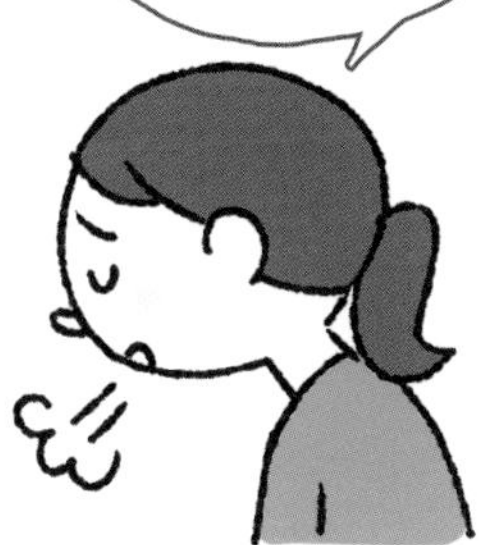

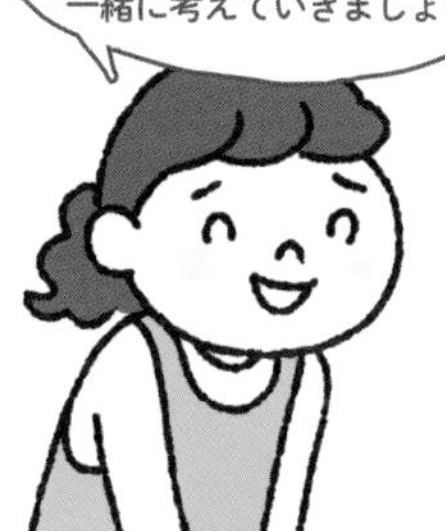

園や学校と連絡を取り合っていきましょう。面談や相談を何度も重ねていくことで、より適切なその子に合う「生活の工夫」につながっていきます。

園や学校からのメッセージに対して、お家の人も子どもにどう寄り添えばいいのかわからないときは、個人面談などで、その思いを素直に伝えてみましょう。育児や教育の専門家としてのアドバイスをもらえたり、より手厚い支援を紹介してもらえたりするかもしれません。

また、お家の人の側からも、連絡帳などを通じて、わが子の得意なことや苦手なことを伝えてみましょう。「急な予定の変更は不安になります」「大きな音は苦手です」といった、お家の人の気づきや、これまで家庭で重ねてきた「生活の工夫」が、園や学校生活で役立つこともあります。

すでに子ども本人が、発達障害の専門医とつながっているなら、医師から園や学校へ手紙を書いてもらったり、医師に個人面談に同席してもらったりして、子ども本人へのかかわり方のポイントを伝えてもらうのもひとつです。

ねぎらい合える関係性をもつことが大切です

大切なことは、子ども本人も、お家の人も、先生も、誰も悪くないということです。

がんばっているのに報われない…という思いは、子ども本人も、お家の人も、先生も同じかもしれません。お互いをねぎらい合える関係性がないと、同じ思いをもっているのに、すれちがってしまうことがあります。それはとても残念なことでもあります。

園や学校には、それぞれの哲学や方針があり、マンパワーも異なります。その時々で、園や学校ができることが変わるなど、状況も同じとは限りません。長い時間をかけて子どもは成長します。だからこそ、途中で息切れしないように、思い詰めずに、時々息を抜いて、十分な休息をとりながら、今できることをていねいに積み重ねていきましょう。

お友だちとトラブルを起こしてしまったときは…

園や学校の先生と密に連絡を取り合いましょう。園や学校でも家庭でも、叱らずに、「こうすればいいんだよ」という見本を具体的に示すことを共有できるといいと思います。

状況は避けなければなりません。叱られ続ければ、その子のやる気はそがれ、自信ももてなくなります。

叱るよりも、「こうすればいいんだよ」という望ましい言動を具体的に示しましょう。そして、それができたら、「貸してって言えたね！」など、よかった点をほめることも大切です。

叱らずに望ましい言動を具体的に示して

お友だちと上手に遊ぶこと、つながり合うことは、実は、難しい課題のひとつでもあります。

特に、相手の気持ちを理解しにくく、自分の言動をコントロールしにくい特性をもつ子どもの場合は、悪気なく自分の思いを優先させてしまうことがあります。そのため、例えば、日々の遊びのなかで、「順番が守れない」「おもちゃをひとり占めする」といったことが起こりやすくなります。

子ども本人が、遊ぶたびに叱られる

どうすればよかったのかを具体的に伝えましょう

例えば欲しいおもちゃを取ってしまう場合は…

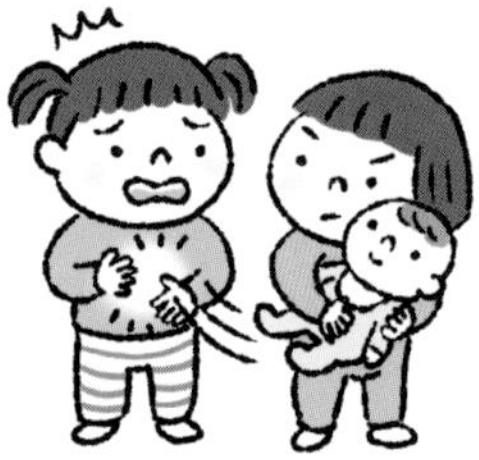

プラスのサイクル	マイナスのサイクル
「貸して」って言うんだよと具体的に伝える	「ダメでしょ！」と叱る
↓	↓
教えられたことをやってみる	叱られた理由はわからない
↓	↓
ほめられる。お友だちとも仲よく遊べる	同じことをくりかえす

先生と連絡を取り合いかかわり方を一緒に検討しましょう

園や学校の先生も、お家の人も、「お友だちと楽しく遊んでほしい」という思いは一緒です。そのための情報のひとつとして、家庭ではどんな工夫をしているのか、具体的に先生に伝えることも大切です。その情報がヒントとなり、かかわり方を工夫したり、園での「生活の工夫」を考えたりするきっかけになります。反対に、先生が提案した「生活の工夫」に対して、それが家庭ではうまくいっているのか、難しいのかといった情報も、園や学校はきっと欲しいはずです。

園や学校との二人三脚で、その子がお友だちとの遊び方のコツを少しずつ学び、そのコツが増えていけば、お友だちとの関係もよくなっていくでしょう。そして、お友だちと仲よく遊べたという経験は、その子の自信になっていきます。

こんなときは

お友だちにケガをさせてしまったら…

もし、お友だちにケガをさせてしまったという連絡を園や学校から受けたら、まずは、電話や面談で先生と直接話をして、トラブルの詳細を聞きましょう。そして、先生は仕事柄、子ども同士のトラブルをこれまで少なからず経験しているはずですから、相手の子と親御さんに対して、どう対応するのがよいか、先生の指示をあおぎましょう。

家庭では叱らずに、その子の言い分を聞いた後、相手の子にあやまる必要があることを冷静に伝え、本当はそのときどうすればよかったのか、望ましい言動を、短い言葉で具体的に伝えましょう。

園や学校でトラブルが起こってから時間がたっているので、家庭で子どもをきつく叱りつけても、子ども本人はなぜ叱られているのかピンとこないこともあります。

やる気や意欲、自信は、子どもが育つための大切な力になります。けれども、言葉の暴力や体罰は、子どもを深く傷つけて、子どもの「次はがんばろう」というやる気や意欲を奪ってしまいます。

忍耐力をとても必要とすることですが、望ましいことを根気よく、はげましながら伝え続けていきましょう。時間はかかっても、いつか自分から望ましい言動をとってくれると信じて待つ姿勢が大切です。

もし、これまで強く叱責していたという人は、今からやめればいいことです。子どもへのかかわり方に遅すぎるということはありません。

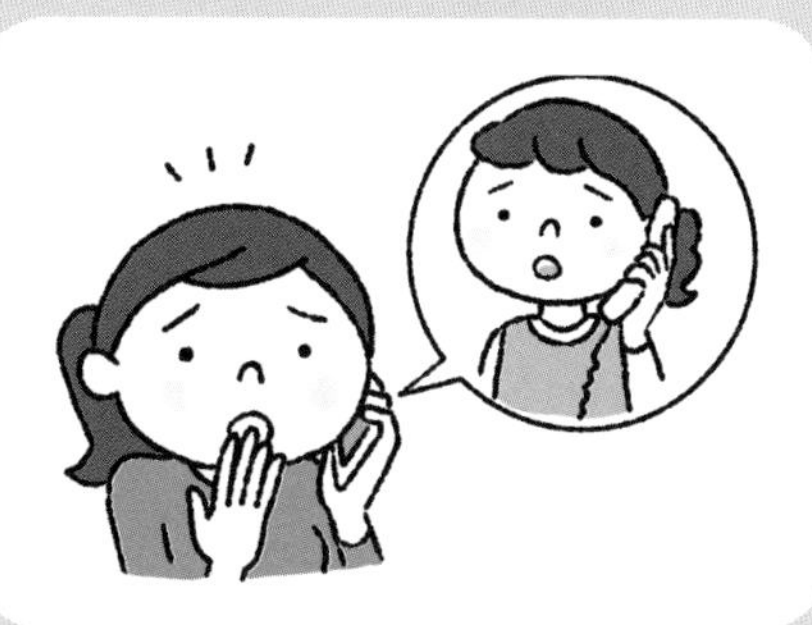

早めに先生と連絡を取り合いましょう。トラブルにつながったきっかけや、そのときの状況など、先生と理解を深め合うことも大切です。

園や学校に行くのをしぶりはじめたときは…

園や学校に行きたくない理由がきっとあるはずです。その理由を仮の理解で想像し、どうすれば行きやすくなるのかを考えて、登園・登校を伴走していきましょう。

お家の人は園や学校と家庭をつなぐ〝通訳〟に

「園や学校に行きたくない…」と思う理由は、子どもひとりひとり異なります。子どもは幼いほど、自分の思いを、言葉で上手に伝えることができません。だからといって、思いがないわけではありません。子ども本人のふだんと異なる様子は、その子の思いのなかに、何かが起きたことを知らせてくれています。子どもからのSOSだと受けとめて、放置しないことが大切です。

子どものなかには、園や学校でつらそうに見えるのに、先生がたずねると「大丈夫」という子や、「困っていることはない？」と聞くと「ない」と答えるなど、先生が支援の糸口を見つけにくい子もいます。

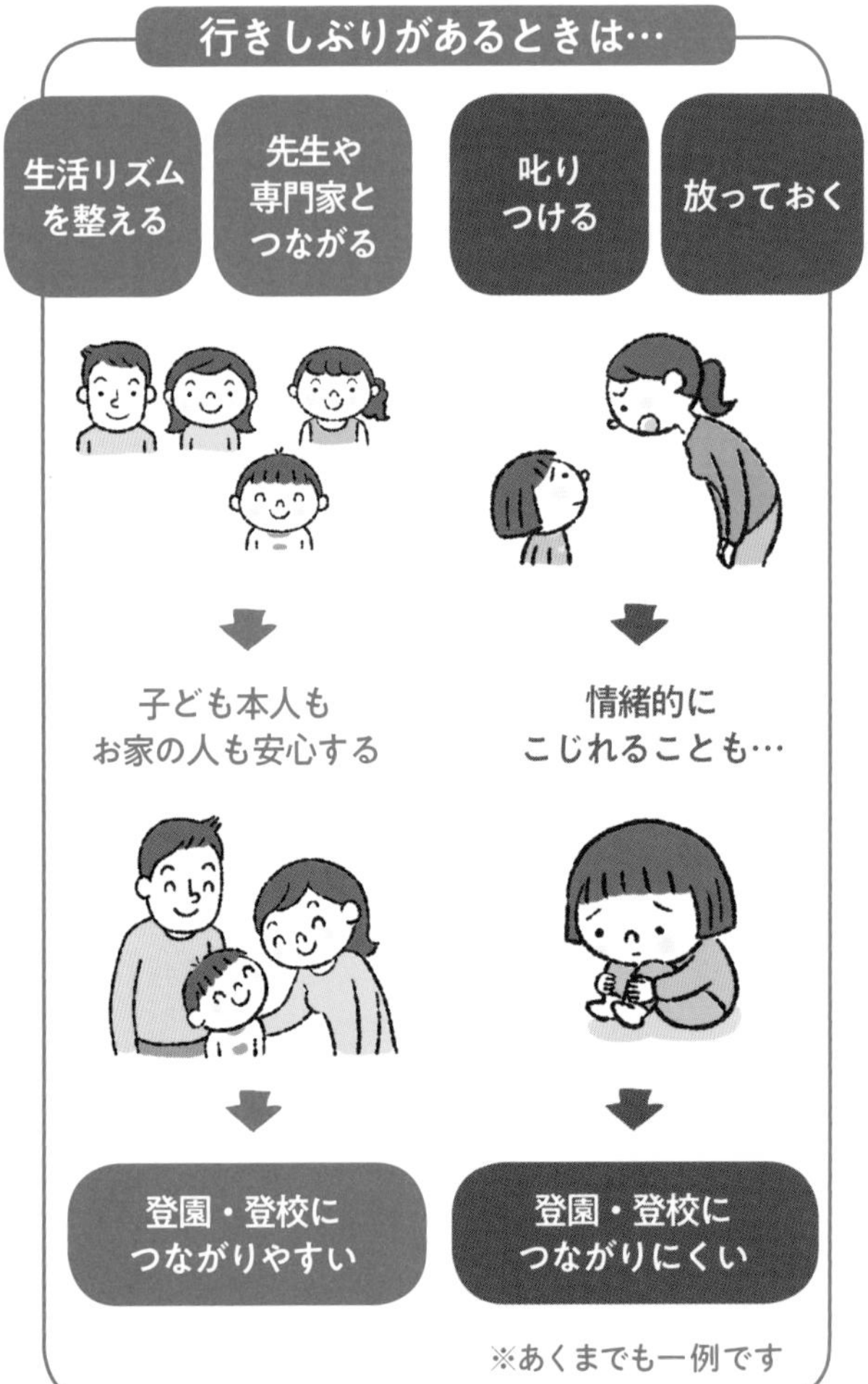

例えば、家から離れることが不安、

行きしぶりがあるときは…

生活リズムを整える	先生や専門家とつながる	叱りつける	放っておく
↓		↓	
子ども本人もお家の人も安心する		情緒的にこじれることも…	
↓		↓	
登園・登校につながりやすい		登園・登校につながりにくい	

※あくまでも一例です

新しい環境になじめない、お友だちとうまく遊べない、次に何をするのかわからない、ふだんとは異なる行事がある、チャイムの音が不快、使用する部屋が変わった、といったことでも、不安は高まり、行きしぶりのきっかけになることがあります。

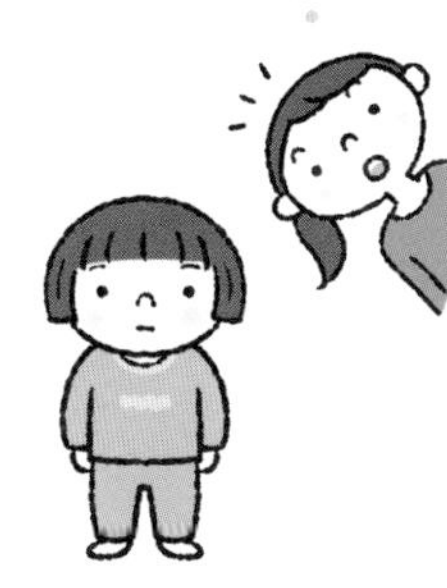

ですので、家庭では、「仮の理解」で子ども本人の思いに近づき、それを最も確からしい仮説に磨き上げ、その子に合う「対応」で「生活の工夫」をしていきましょう（→P15）。そして、「もしかしたら○○がつらいのかな…」というお家の人の気づきを、先生に伝えてみましょう。きっと園や学校生活での参考になるはずです。

自分を助けてくれる人が誰なのかを伝えることも大切です

発達障害の特性をもつ子どものなかには、相手の気持ちがわかりにくい子どもがいて、自分に好意をもっている人がわからなかったり、困ったときに助けてくれる人の存在に気づけなかったりすることがあります。

そんなときは、先生と相談したうえで、例えば、「困ったら、○○先生のところに行くのよ」「つらくなったら園長室に行ってね」などと伝えてみましょう。困ったときに頼れる人やスペースが具体的にわかることで、不安がやわらぎます。

また、お家の人にも支えが必要です。わが子が登園や登校をしぶる経験は多くの人にとってはじめての経験で、どうしたらいいかわからない…と思い悩んでしまうこともあるでしょう。

誰かに相談したり、打ち明けたりできれば、お家の人の気持ちも少しラクになります。園や学校の担任の先生をはじめ、園長や校長、養護の先生、発達障害に理解の深い医師や専門家などとつながり合い、ひとりで抱えないことが大切です。

ストレスを感じたら「こうしよう！」という対処法を教えましょう

不安を感じやすく、感覚が過敏なために園や学校生活がつらくなっているのであれば、そのストレスを最小限にしていく個別の支援や工夫が必要です。小学校では、勉強のつまずきにも着目しましょう。

ストレスを感じたときは…

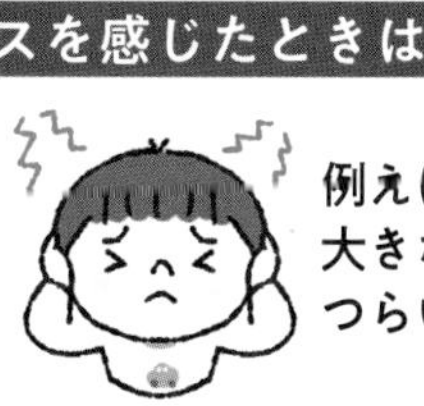

例えば、大きな音がつらい場合

イヤーマフをする

自分でリラックススペースに行く

先生に伝える

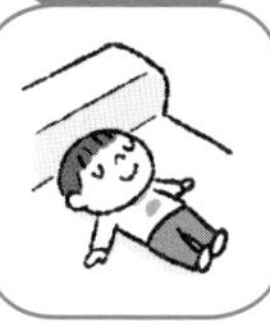

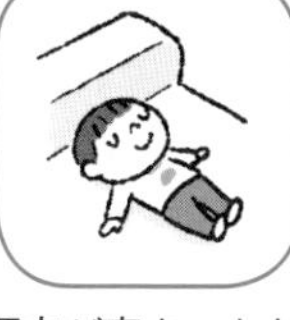

困ったときや不安が高まったときの対処法があると安心できます。

※あくまでも一例です

いじめられているようです

いじめは、子どもの自尊感情に深刻なダメージを与えます。からかい、陰口、仲間外れ、無視などがみられるときは、早く園や学校とつながって、個別の対応をとることが大切です。

いじめられているように感じたらすぐに先生に相談を

いじめは、子どもの自尊感情に深刻なダメージを与えます。自尊感情が深く傷つくと、情緒的なこじれを抱えて、不登校や対人不安、ひきこもり、心的外傷後ストレス障害（ＰＴＳＤ）、うつなどの二次障害につながることがあります。

ですので、園でも学校でも、からかい、陰口、仲間外れ、無視など、子ども本人が「いやだ」と思うことがあるなら、それ以上、その子が傷つかないように、お家の人から早めに先生に相談しましょう。いじめのある過酷な環境から子どもを守り、安心して遊んだり勉強したりできる場所と時間を確保することが必要です。

知っておきたい

いじめ防止対策推進法

学校でのいじめは法律で禁止されています。また、学校でいじめの訴えを受けたときは、周囲の大人は、いじめをなくし、子どもを守る対策や計画を決めなければなりません。

発達障害の特性をもつ子どものなかには、つらい記憶が消えにくい子どもがいます。また、時間がたってから、何かの拍子に、いじめられた記憶が生々しくよみがえってパニックを起こす子どももいます。つらい経験をさせないことが大切です。

打ち明けやすい環境を整えることも大切です

子どものなかには、「言ってもどう

家庭をほっとできる場所に

子ども本人は、とてもがんばっていますから、家庭は、のんびりと過ごせて、ほっとできるような場所にしましょう。ペットを飼うことで、動物の愛らしさに気持ちがなぐさめられることもあります。

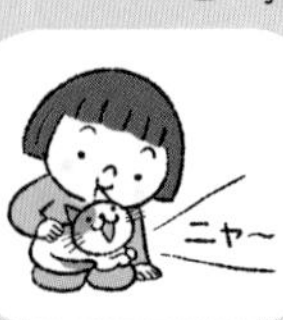

せわかってもらえない」と大人に相談することをあきらめてしまう子や、そもそも「誰かに助けを求める」という発想がない子もいます。

「助けて」という思いはあっても、誰にも打ち明けられずに静かに泣いていたり、園や学校で追い詰められて、家庭で乱暴になったりする子もいます。

「いじめられているから、助けて！」

と周囲の大人に打ち明けられる子どもは多くはありません。ふだんから、「いやなことがあったら話してね」「元気がないね。お友だちとけんかした？」など、気にかけていくことも大切です。

運動がイライラ解消に有効なことも

いじめっ子と思われてしまう子は、イライラしたときの解消法がわからず、ほかの子どもにあたっている場合もあります。その場合は、運動が有効なこともあります。十分に身体を動かすことは、子どもがもつ怒りやイライラ、攻撃性の適切なはけ口のひとつになります。

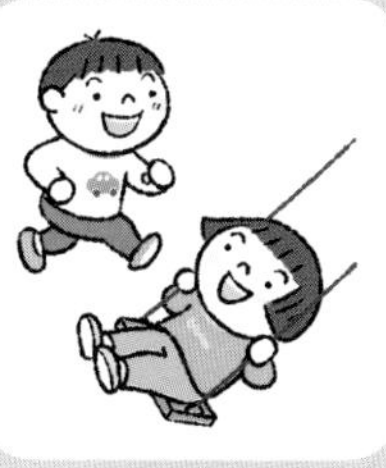

いじめっ子と思われてしまうこともあります

発達障害の特性をもつ子どものなかには、相手の気持ちがわかりにくかったり、感情のコントロールが難しかったりする子どもがいます。

子ども本人に悪気はないけれど、結果的に相手の気持ちを無視した態度をとってしまうことがあり、いやがることを何度もするなど、いじめっ子と思われてしまうこともあります。

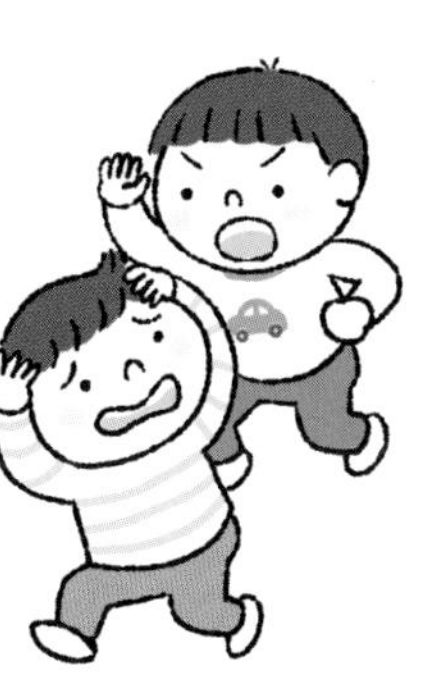

そうした様子を知ったら、すぐに先生に相談しましょう。そして、相手がいやがることはしないように、「生活の工夫」（→P60）を通して、人づき合いのルールやコツ、相手を傷つけないふるまい方、折り合いのつけ方などを、園や学校と家庭の二人三脚で、根気よく伝えていきましょう。

困ったときの"避難場所"をつくっておきましょう

困ったことが起こったときに、誰に伝えたらいいのかわからない子もいます。園や学校で、自分を助けてくれる人が誰なのかを確認しておきましょう（→P163）。「いやなことをされたら、○○先生に言うんだよ」「校長室や保健室に行ってね」など、相談できる人やかけこめる場所を決めておきましょう。相談する人をひとりにすると、その先生が休んだときに混乱しますので、担任の先生や園長先生、養護の先生など、相談できる人は複数にしましょう。

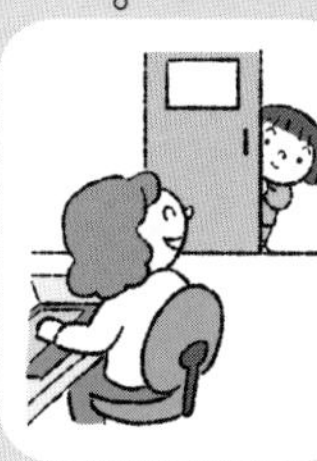

子ども本人が自分の思いを伝えるためには…

「わかりません」「教えてください」など、困ったときにその思いを伝えられる「生活の工夫」をしましょう。先生やお友だちなど、周囲の人の理解も得られやすくなります。

絵カードには、困っていることだけではなく、「はい」「いいえ」「わかりません」といった意思表示や「ありがとう」「ごめんなさい」といった思いも盛り込んでみましょう。「トイレにいきたいです」「やすみたいです」などの要望も伝えられると、その子の思いが具体的にわかるので、周囲の人の理解も得られやすくなります。

日々の生活のなかで、周囲の人とコミュニケーションがとれることは楽しいことですし、とても便利です。そして、「こうすれば自分の思いが伝えられる！」という安心感は、もっと、周囲の人とコミュニケーションをとりたいという意欲にもつながります。園や学校と家庭で、絵カードを共有できると子ども本人が混乱しません。

困っていることを伝えられると安心できます

発達障害の特性をもつ子どものなかには、人とコミュニケーションをとることが苦手で、自分の思いを周囲に伝えることが難しい子どももがいます。そんなときは、絵カードを使った「生活の工夫」をするのもひとつです。

特に、子ども本人が「困っていること」「助けてほしいこと」を周囲に伝えられると、安心して過ごすことができます。困っていることを伝えたら、「よく教えてくれたね」とほめることも大切です。

自由時間の過ごし方も具体的に示しましょう

自由時間に何をしていいかわからずに不安になる子には、「えをかきたいです」といったその子が好きなことの絵カードをつくると、自分がしたいことが伝えられて安心できます。

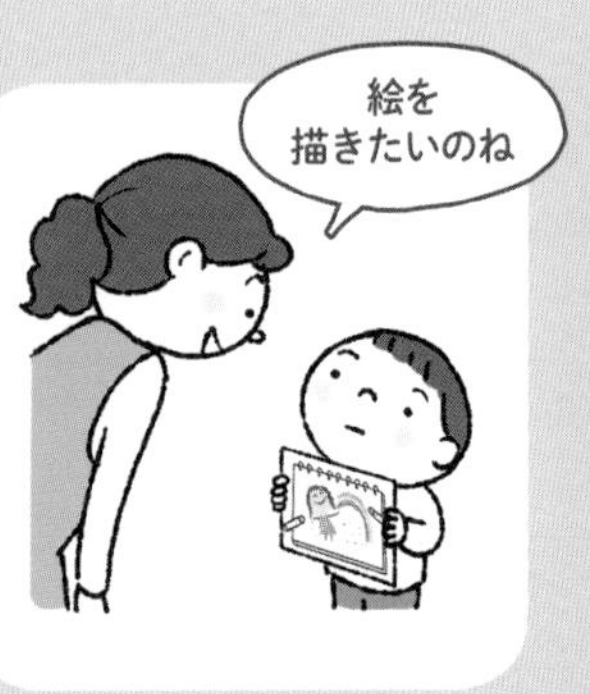

「手がかり」で理解が深まることもあります

聞くことが苦手な子には、先生が指示を口頭で伝えただけでは、伝わりにくいことがあります。

例えば、教室からホールへ移動するとき、先生が「ホールに行きます」と声をかけても、聞くことが苦手な子の場合は、「ホールに」の部分を聞き逃したり、聞いてもすぐに忘れてしまったりすることがあります。すると、ほかの子は移動したのに、自分だけ教室に残っていたり、移動する場所がわからなくて不安になったりします。

そんなとき、絵カードなどを手がかりに情報をキャッチして、自分で「ホールに移動」できれば、大きな自信になります。絵カードだけでなく、お庭に移動するときは、お庭遊びで使用するシャベルなど、具体的な「手がかり」を示すことで、その子が理解しやすくなることもあります。

その子に合うコミュニケーションカードをつくりましょう
※あくまでも一例です
ごめんなさい
ありがとう
いいえ
はい
おしえてください
わかりません
やめてください
やります
うるさいです
いたいです
やすみたいです
おみずがのみたいです
えほんをよみたいです
えをかきたいです
うごきたいです
トイレにいきたいです

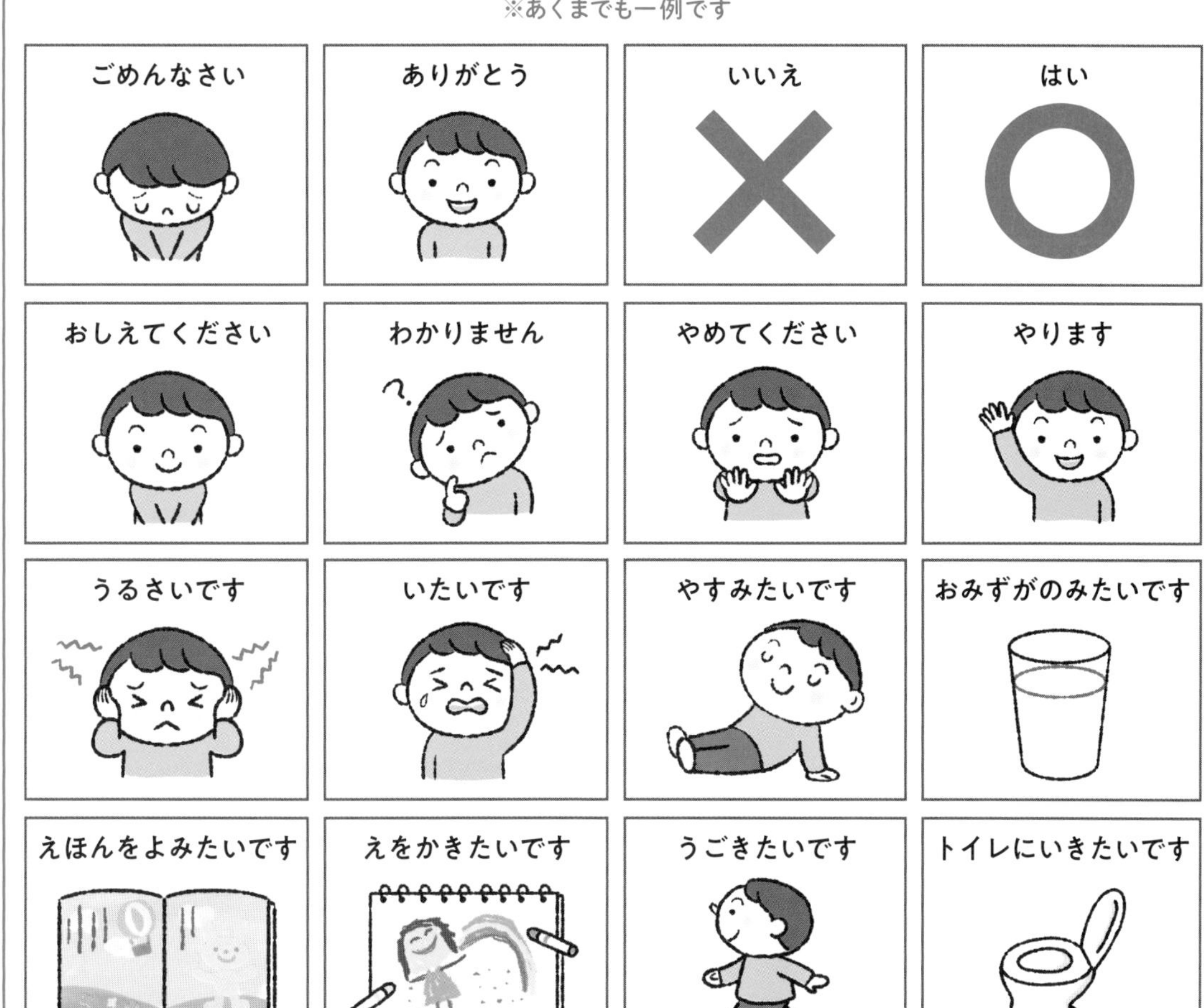

お家の人が十分に休息でき、ねぎらわれることが必要です

イライラしたり、子どもがかわいいと思えなかったりするときは、がんばりすぎているときです。育児の中心にいる人が十分な休息をとれる環境を積極的につくりましょう。

十分な休息で気力や体力を取り戻しましょう

とまどいや苦しさを抱えながらも、懸命に子育てに励まれているお家の人には、心からのねぎらいとエールを送りたいと思います。

どんな育児にも大変さがありますが、発達障害の特性をもつ子どもの育児は、気力や体力をより多く必要とする面があります。

「もっと深くわが子を理解したい」という強い思いをもって、葛藤を抱えながらも、さまざまな「生活の工夫」を実践し、ここまで子育てをされてきたことは、本当にすばらしいことです。

この先も、子どもに寄り添い続けるためには、気力も体力も十分に整えておく必要があります。

なぜなら、どんなに能力が高く、穏やかな人でも、疲れやストレスがたまると、イライラや不安がつのり、子どもとのかかわりに余裕がもてなくなることがあるからです。子どもがかわいいと思えない…というときは、がんばりすぎているのかもしれません。

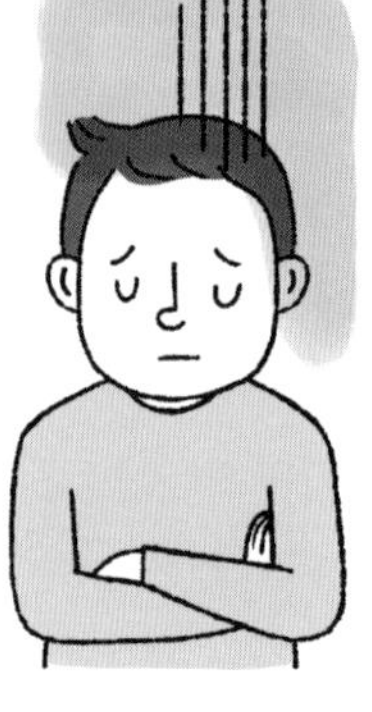

育て方やしつけ不足のせいではありません

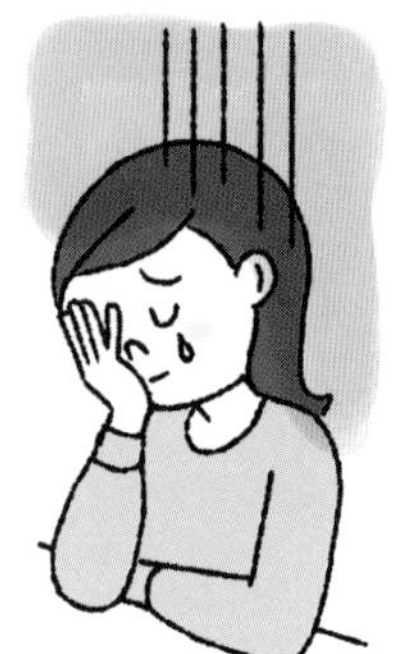

発達障害の特性をもつ子どもは、周囲を困らせる言動をとることがありますが、それは、「育て方やしつけ不足のせいではない」ということを、家族みんなで確認し合いましょう。

家族や周囲の人の間で、子育てを助け合い、大変さを共有し合い、日々の努力をねぎらい合える関係性は、気力

も体力も補い、これからも子どもに寄り添い続ける大きな力になります。

家族のなかでは、お母さんが子どもにかかわる時間が長くなりがちで、子育ての負担や悩みもお母さんがひとりで抱えやすいことがあります。

まじめで愛情深い人ほどがんばりすぎてしまうので、倒れてしまわないように、家族や周囲の人とで支え合うことが大切です。

育児から離れる時間をもってリフレッシュを

子どもとの時間は楽しいこともたくさんありますが、小さな子どもは目が離せないことも多く、なかなか気が休まらないことも…。可能であれば、家族で話し合い、育児の中心にいる人が、ほっとひと息つけるように、ひとりになれる時間をもてるように、工夫しましょう(→P172)。

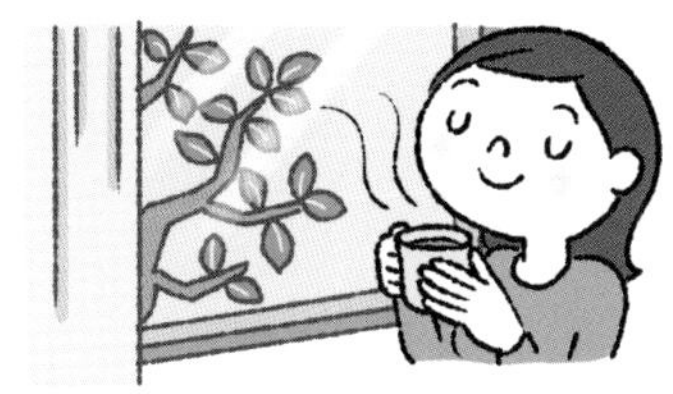

十分に休息できる環境を整えましょう

なかなか眠らない子どもにつき合って、お家の人が睡眠不足になることがあります。また、動きの激しい子どもの場合は、目を離すことが難しく、お家の人が昼寝をとることもままならないことがあります。家族や周囲の人で協力して、育児の中心にいる人が積極的に休めるように努めましょう。

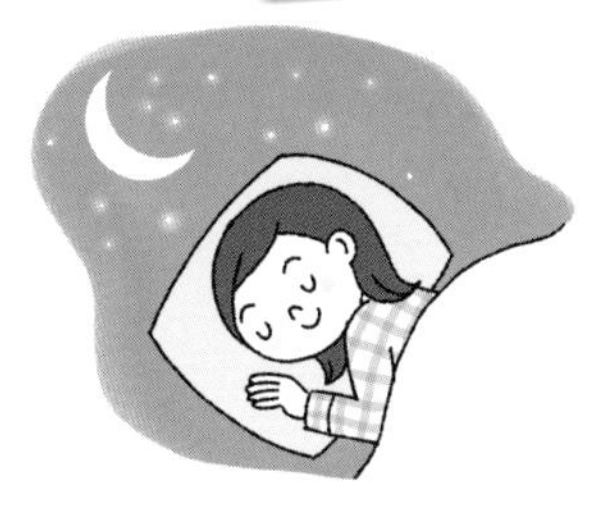

家族同士、ねぎらい合える関係が理想です

子育ての中心にいる人は、思うようにならない日々の育児で、自分に自信がもてなくなったり、疲れがとてもたまってしまったりすることがあります。そんなときに、そばで大変な育児をねぎらい合えたり、共感し合えたりする人がいると、再び元気を取り戻して、子どもに寄り添う力が湧いてきます。

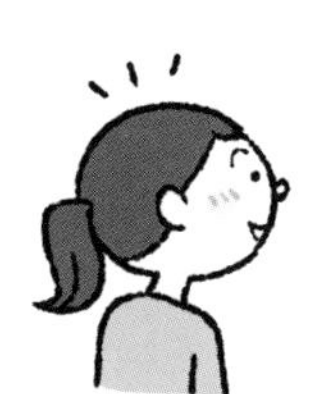

ありがとう

ひとりで悩まずに同じ悩みをもつ人とつながって

支援団体や家族会・親の会などが主催する、発達障害の勉強会や情報交換会があります。同じ悩みをもつ親同士がつながり合える場でもあり、ストレスマネジメントなど、お家の人を支える講座が催されることもあります。

地域の子育て支援を積極的に活用しましょう

地域で子育て相談ができるところ

- 子育て地域センター
- 自治体の子育て相談窓口
- 保健所
- 保育所・認定こども園
- 児童館など

もしもし

その子の成長をゆっくりと待つことも大切です

うまくいかないことがあっても、ひとりで抱えずに、次はああしてみよう、こうしてみようと、生活の工夫を重ねていきましょう。

るようになっていくタイプの子なら、その子が、その子なりのペースで、懸命にがんばっていることを大いにほめながら、その子ができるようになるときを、待つことができるといいと思います。

発達障害の特性をもつ子どもは、できることとできないことの差が大きく、成長するペースや、どれくらいできるようになるのかということにも、個人差が大きいことがあります。

ゆっくり歩くタイプの子を、無理に走らせるようなことをしてしまうと、そこに無理が生じ、失敗するなどつらい経験を重ねて、自分に自信がもてなくなることがあります。もう少し年齢

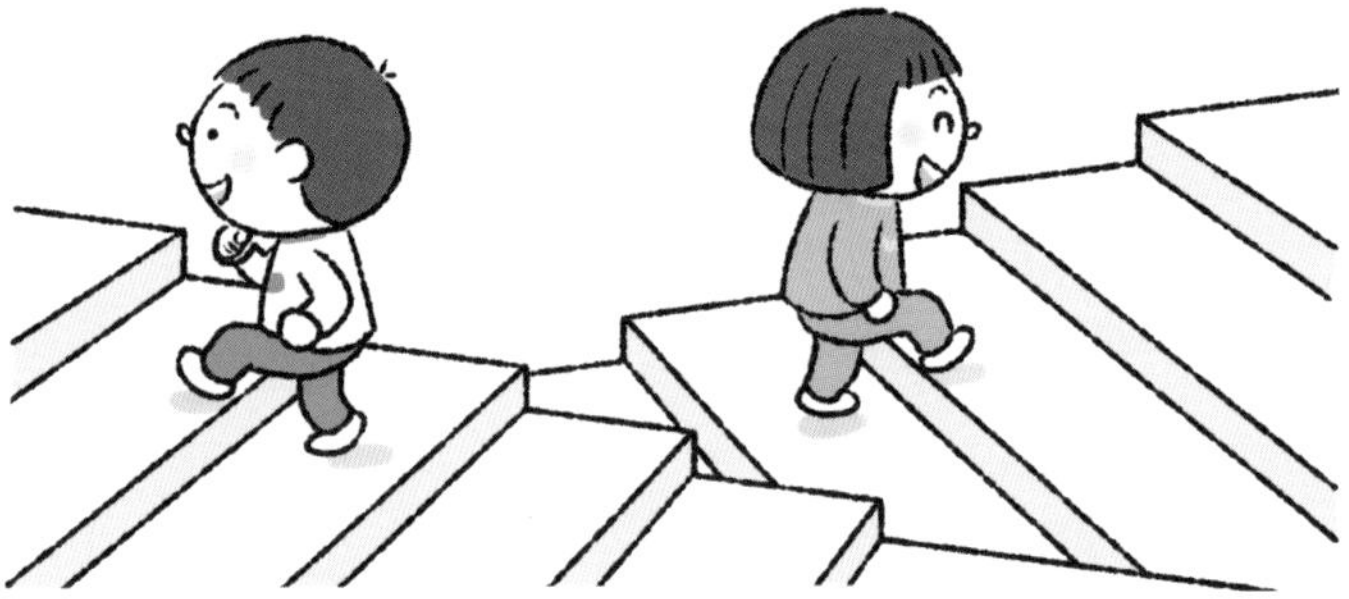

くらべずあせらず その子のペースに合わせて

園や学校での生活がはじまり、ほかの子どもの様子を知る機会が増えると、それまで家庭のなかで、子どもの快・不快に合わせて、おおらかに向き合ってきたことや、「そのうちにできるだろう」と思ってきたことに、あせりを感じることがあります。

例えば、園や学校のお友だちのなかには、かけ足のペースでいろいろなことができるようになる子がいるかもしれません。けれども、わが子が、ゆっくり歩いて、ひとつひとつ確実にでき

スモールステップで少しずつできることが増えていく子もいます。特性を含めたその子をまるごと認めることが大切です。

を重ねてから、お家の人の言うことを聞かなくなったり、激しく反抗したりするなど、その後の親子関係が難しくなることもあります。

子どもは、その子のタイミングで、自分から挑戦しようと思ってくれます。それを気長に待つことは忍耐力が必要で、とても大変なことですが、その子が安心して生活していくために、そうした思いで寄り添いましょう。

発達障害に理解の深い家族以外の人ともつながりましょう

お家の人がとても疲れていたり、不安や心配を感じたりすると、子どもの成長をゆっくり待つことが難しくなります。「このままでいいのだろうか…」「なんだかうまくいかない…」と感じたときは、自分だけで抱え込まずに、早めに誰かに相談しましょう。

相談する…と一口にいっても、悩みの根っこには、発達障害の特性があります。ですので、いわゆる一般的な子育て相談では、自分が本当に知りたいことや、悩みの本質を理解してもらえないと感じることもあるでしょう。

そんなときは、例えば、発達障害への理解が深い医師、検診の場で出会う保健師、園や学校の先生、療育の先生、かかりつけ医、家族会などの人に相談してみましょう。

例えば、かんしゃくを起こすことも、その子の個性のひとつですが、思うようにならない育児のなかで、理解に苦しんだり、なぜという思いがぐるぐる回ったりすることもあります。

そうした悩みは、話すだけでも気持ちがラクになることがありますし、理解の深い人とつながることで、冷静に受けとめられるようになったり、その子に合う生活の工夫を教えてもらえたりすることもあります。

相談先の人とは、相性もあります。もし、最初に相談した人とうまくつながれなくても、気持ちを理解してくれる人にきっと出会えますから、あきらめずに、ほかの人に相談してみましょう。地域に自分やわが子を理解してくれる人がいることは、心強いものです。メールや電話で育児相談を受け付けている自治体も増えていますので、まずは、連絡してみましょう。

家族以外のサポーターも増やしていきましょう
家族会の人
療育の先生
医師・保健師
園や学校の先生

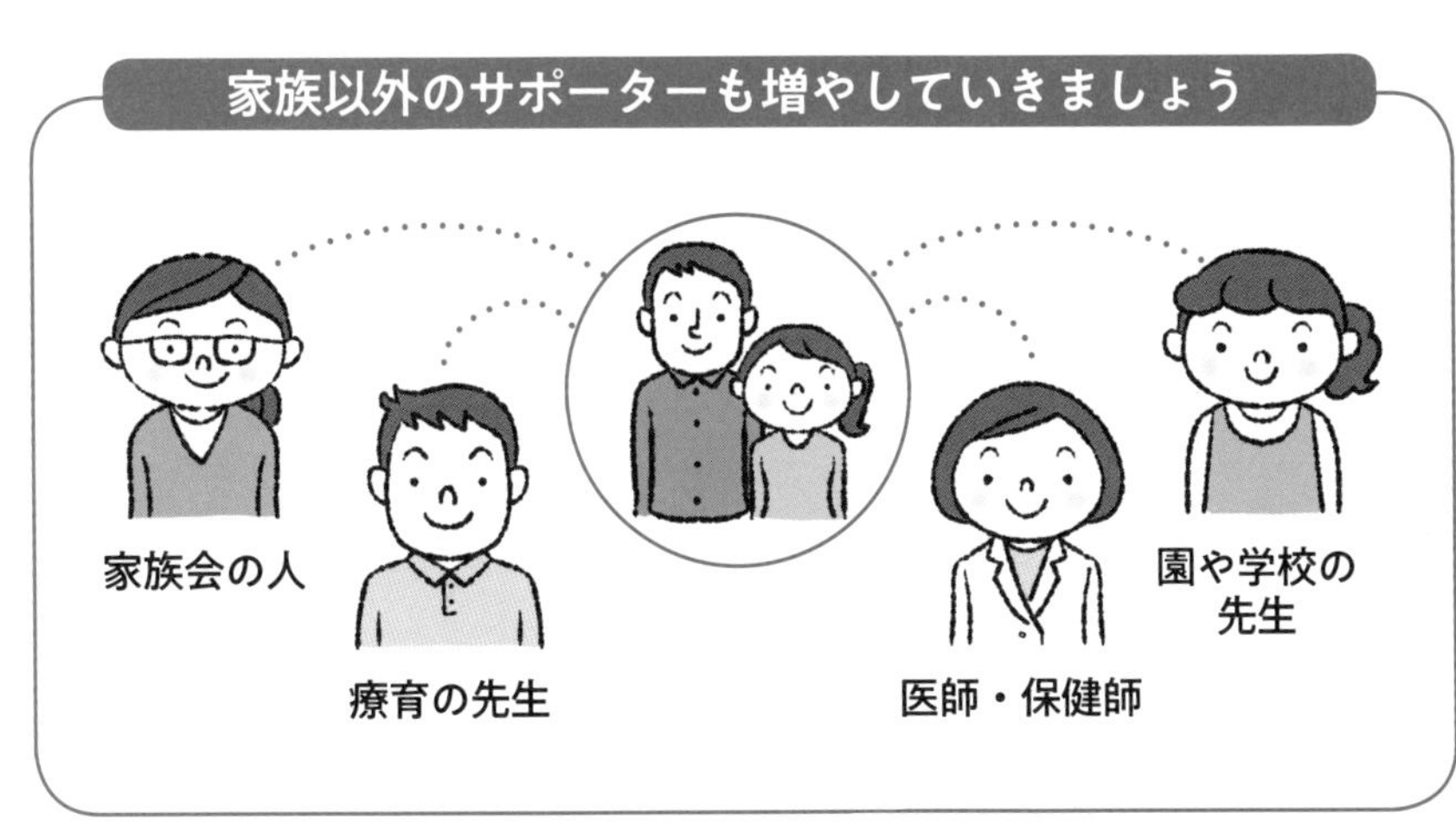

気持ちを切り替えられるスイッチを複数もちましょう

子ども本人だけでなく、お家の人自身を追い詰めないためにも、こまめな気分転換でリフレッシュすることが大切です。

ほどほどを心がけて上手に気分転換をしましょう

愛情深くひたむきな人ほど、がんばりすぎて、思い詰めてしまうことがあります。

例えば、楽器の弦は、張り詰めすぎると切れやすくなり、逆に、ゆるんでしまうと美しい音色が出なくなります。このことは、お家の人の心の状態や、親子の関係にも似ているところがあります。

思うようにならなくて、子どもに手が出たり、きつい言葉を投げつけたりしてしまうと、子ども本人が苦しいだけでなく、お家の人もつらくなります。1日1日を積み重ねて、長い時間をかけて、子どもに寄り添うのですから、ほどほどを心がけて、上手に気分転換をしながら寄り添うほうが、親も子も、お互いに無理がありません。親と子の関係を、穏やかなものにするためにも、こまめな気分転換は必要なのです。

気分転換の方法はひとつと決めずに複数もって

気分転換といっても、子どもが小さいうちは、目を離すことが難しく、ひとりの時間をもつこともままならないかもしれません。

けれども、ほんのひとときでも、好きな曲を聴くと、かたくなった気分がやわらかくなることがあります。ですので、例えば、お気に入りの曲や動画、ほっとする香りなど、自分が好きなことをリストアップしておき、イライラしたり、気持ちが沈んだりしたときに、それらで気分転換をしてみましょう。

気分転換になることは、ひとつと決めずに、複数用意することも大切です。なぜなら、思うようにならない状況やタイミングは、ふいに訪れるからです。家のなかでできること、外出先でもできることなど、その時々で、取り組みやすいことが選べるように、選択肢は多いほうがいいのです。

周囲の人が気分転換を積極的に応援して

お家の人、特に子育ての中心にいる人は、本当は気分転換をしたくても、言いだしにくいことがあります。ですので、周囲の人が積極的に、子育ての中心にいる人が休息できる環境を整えてあげることも必要です。

あるお母さんは、一日のなかで、朝早く起きたり、あるいは、家族が寝たあと少し夜更かしをしたりして、誰に気がねすることなく、ひとりきりで自分の好きなことをするひとときが気分転換になっているといいます。こうした工夫をして日々がんばっているお家の人に、心からのねぎらいとエールを送りたいと思います。ただ、睡眠時間が削られてしまうことが心配です。そこで、例えば、1日のなかで1時間でも、30分でも家族の誰かが子どもを預かって、お家の人がひとりでのんびりできる時間を積極的につくってあげられると、睡眠時間も確保しやすくなります。

家族に頼れる人がいないというときは、日中、お家の人が休息をとれる支援「地域の一時保育」や「放課後等デイサービス」などを利用するのもひとつです。

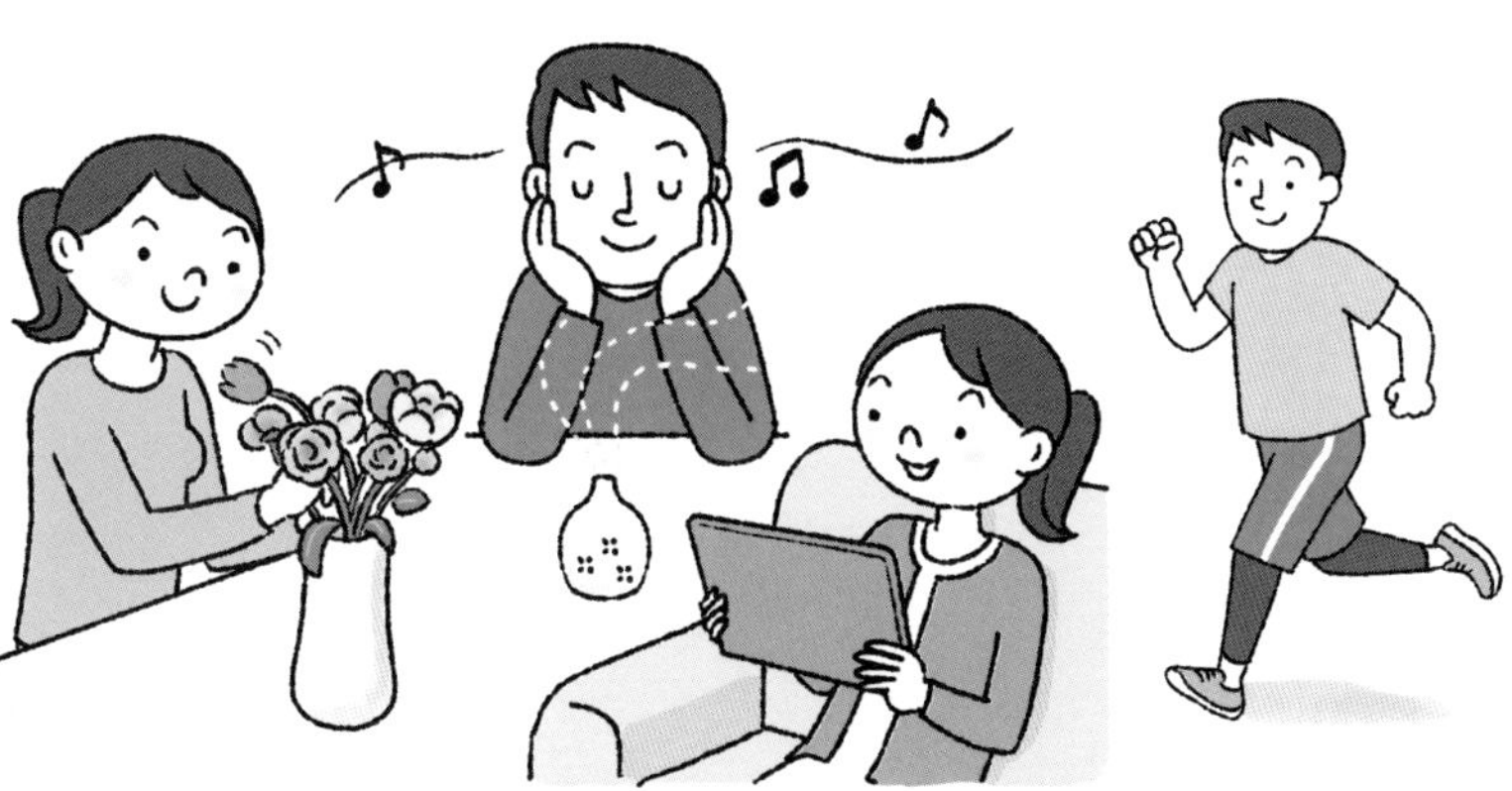

自分の健康も気遣いましょう

自分のことを二の次にしてしまうお家の人は少なくありません。子どもや家族の健康が大切なように、自分の健康もとても大切です。どんな人も加齢の影響を受けますから、特に育児の中心にいる人は、定期健診や人間ドック、乳がん検診などを受けて、自分の健康状態を把握する習慣をもちましょう。もし、大きな病気があっても、早期発見できれば、入院や治療期間が短くなります。宿泊付きの健診・検診などは、休息にもなりますから、家族が予約してあげるのもよいでしょう。

特に女性は、おおむね45～55歳に更年期を迎えます。女性ホルモンの分泌量が急激に変化することで、身体のあちらこちらに不調があらわれやすくなる時期です。元気なうちから婦人科検診を受けるなどして、婦人科のかかりつけ医をもっておくと、身体の調子が傾いたときも相談しやすくなります。

さくいん

参考文献

●『ADHD とともに生きる人たちへ医療からみた「生きづらさ」と支援』田中康雄著（金子書房）●『「発達障害」だけで子どもを見ないでその子の「不可解」を理解する』田中康雄著（SB クリエイティブ）●『ADHD の明日に向かって』田中康雄著（星和書店）●『つなげよう』田中康雄著（金剛出版）●『発達支援のむこうとこちら』田中康雄著（日本評論社）●『支援から共生への道 発達障害の臨床から日常の連携へ』田中康雄著（慶應義塾大学出版会）●『支援から共生への道Ⅱ 希望を共有する精神医療を求めて』田中康雄著（慶應義塾大学出版会）●『軽度発達障害　繋がりあって生きる』田中康雄著（金剛出版）●『軽度発達障害のある子のライフサイクルに合わせた理解と対応』田中康雄著（学習研究社）●『ADHD のある子を理解して育てる本』田中康雄監修（学研プラス）●『そだちの科学 no.32』（日本評論社）●『特別支援教育をサポートする暗黙のルールが身につくソーシャルスキルトレーニング（SST）カード教材集』田中康雄監修（ナツメ社）●『生活障害として診る発達障害臨床』田中康雄著（中山書店）●『これでわかる自閉症とアスペルガー症候群』田中康雄監修（成美堂出版）●『自閉症・ADHD などと向き合う保育 わかってほしい気になる子』田中康雄監修（学研教育出版）●『発達障がいの理解とサポート 気になる子の保育 Q&A』田中康雄執筆（学習研究社）●『高機能自閉症・アスペルガー症候群『その子らしさ』を生かす子育て』吉田友子著（中央法規）●『子どもへのまなざし』佐々木正美著（福音館書店）●『続 子どもへのまなざし』佐々木正美著（福音館書店）●『完 子どもへのまなざし』佐々木正美著（福音館書店）●『はじまりは愛着から人を信じ、自分を信じる子どもに』佐々木正美著（福音館書店）●『発達障害の子に「ちゃんと伝わる」言葉がけ』佐々木正美著（すばる舎）●『子どもの心の育てかた』佐々木正美著（河出書房新社）●『じょうずなつきあい方がわかる自閉症の本』佐々木正美監修（主婦の友社）●『発達障害の子ものびのび暮らせる生活サポートブック幼児編』佐々木正美監修、安部陽子・幸田栄著（すばる舎）●『子どもの成長に飛び級はない 赤ちゃんから就学前の育児のコツ』佐々木正美著（学習研究社）●『児童虐待』佐々木正美著（子育て協会）●『あなたは人生に感謝ができますか？』佐々木正美著（講談社）●『発達障害のある子の育ちの支援』辻井正次著（中央法規）●『わが子が発達障害と診断されたら 発達障害のある子を育てる楽しみを見つけるまで』佐々木正美編著、諏訪利明著、日戸由刈著（すばる舎）●『「育てにくい子」と感じたときに読む本』佐々木正美著（主婦の友社）●『発達障害の子どもたち』杉山登志郎著（講談社現代新書）●『発達障害のいま』杉山登志郎著（講談社現代新書）●『子育てで一番大切なこと』杉山登志郎著（講談社現代新書）●『発達性トラウマ障害と複雑性 PTSD の治療』杉山登志郎著（誠信書房）●『発達障害のある子どもができることを伸ばす！幼児編』杉山登志郎、辻井正次監修（日東書院）●『発達障害のある子どもができることを伸ばす！学童編』杉山登志郎、辻井正次監修（日東書院）●『子どもの発達障害と情緒障害』杉山登志郎監修（講談社）●『基礎講座 自閉症児への教育』杉山登志郎著（日本評論社）●『そだちの臨床 発達精神病理学の新地平』杉山登志郎（日本評論社）●『もしかして、うちの子、発達障害かも⁉』岡田俊著（PHP 研究所）●『発達障害のある子と家族のためのサポート BOOK 幼児編』岡田俊著（ナツメ社）『発達障害のある子と家族のためのサポート BOOK 小学生編』岡田俊著（ナツメ社）●『これでわかる「気になる子」の育て方』木村順監修（成美堂出版）●『育てにくい子にはわけがある 感覚統合が教えてくれたもの』木村順著（大月書店）●『発達障害のある子どもの運動と感覚遊びを根気よくサポートする！』木村順監修（日東書院）●『親子で楽しめる発達障害のある子の感覚遊び・運動遊び』秦野悦子監修（ナツメ社）●『支援のしかたで子どもが変わる 最新図解 発達障害の子どもたちをサポートする本』榊原洋一著（ナツメ社）●『発達障害を持つ子どもの心ガイドブック』（主婦の友社）●『15 歳までに始めたい！発達障害の子のライフスキルトレーニング』梅永雄二監修（講談社）『発達障害のある子を理解して育てる本』田中哲監修（学研プラス）●『赤ちゃん～学童期 発達障害の子どもの心がわかる本』Baby-mo 特別編集（主婦の友社）●『落ち着きがない、忘れ物が多い、待つのが苦手な子のために真っ先に読む ADHD の本』司馬理英子著（主婦の友社）●『発達障害の子どもを伸ばす　魔法の言葉かけ』shizu 著、平岩幹男監修（講談社）●『発達障害＆グレーゾーンの３兄妹を育てる母の毎日ラクラク笑顔になる 108 の子育て法』大場美鈴著、汐見稔幸監修（ポプラ社）●『発達障害＆グレーゾーンの３兄妹を育てる母のどんな子もぐんぐん伸びる 120 の子育て法』大場美鈴著、汐見稔幸監修（ポプラ社）●『支援とは？自立とは？それぞれの立場で自分にできることを問う発達障害の再考』汐見稔幸監修（風鳴舎）●『発達障害の子のための「すごい道具」使ってみたら、「できる」が増えた』安部博志 著（小学館）●『発達障害が引き起こす不登校へのケアとサポート』斎藤万比古編著（学研教育出版）●『子ども六法』山崎聡一郎著（弘文堂）●『いやされない傷—児童虐待と傷ついていく脳』友田明美著（診断と治療社）●『子どもの脳を傷つける親たち』友田明美著（NHK 出版）●『0 歳～6 歳心の育ちと対話する保育の本』加藤繁美著（学研プラス）●『気になる子も過ごしやすい園生活のヒント』あすなろ学園執筆（学研プラス）●『親子のストレスを減らす 15 のヒント 保育・教育・福祉現場の保護者支援に』高山恵子監修・執筆（学研プラス）●『育てにくい子に悩む保護者サポートブック 保育者にできること』高山恵子監修（学研プラス）●『ケース別 発達の気になる子への生活動作・運動・学習サポート実例集』酒井幸子著、中野圭子著、吉賀紀久美著（ナツメ社）●『ケース別 発達障害のある子へのサポート実例集 小学校編』上野一彦著、月森久恵著（ナツメ社）●『苦手が「できる」にかわる！発達が気になる子への生活動作の教え方』立石加奈子著、中島そのみ著（中央法規）●『発達障害の早期発見・早期療育・親支援』本田秀夫著、柘植雅義監修（金子書房）●『こうすればうまくいく発達障害のペアレント・トレーニング実践マニュアル』（上林靖子監修）中央法規●『コミック会話 自閉症など発達障害のある子どものためのコミュニケーション支援法』キャロル・グレイ著、門眞一郎訳（明石書店）●『自閉症だったわたしへ』ドナ・ウィリアムズ著（新潮文庫）●『我、自閉症に生まれて』テンプル・グランディン＆マーガレット M・スカリノア著（学研）●『自閉症スペクトラム障害のある人が才能を生かすための人間関係 10 のルール』テンプル・グランディン著、ショーン・バロン著（明石書店）●『自閉症の才能開発 自閉症と天才をつなぐ輪』テンプル・グランディン著（学習研究社）●『自閉症感覚 かくれた能力を引き出す方法』テンプル・グランディン著（NHK 出版）●『自閉症の脳を読み解く どのように考え、感じているのか』テンプル・グランディン著（NHK 出版）●『自閉症の僕が跳びはねる理由 会話のできない中学生がつづる内なる心』東田直樹著（エスコアール）●『続・自閉症の僕が跳びはねる理由 会話のできない高校生がたどる心の軌跡』東田直樹著（エスコアール）●『発達障害のある子の父親ストーリー』アスペ・エルデの会編（明治図書）

監修

田中康雄（たなか やすお）

こころとそだちのクリニック むすびめ院長。児童精神科医師。臨床心理士。北海道大学名誉教授。

発達障害の特性をもつ子どもとその家族、関係者と、つながり合い、支え合い、認め合うことを大切にした治療・支援を行い、多くの人から支持されている。著書や講演を通じて、発達障害に対する理解や支援の輪も広げている。本書のシリーズ『イラスト図解 発達障害の子どもの心と行動がわかる本』を監修。ほかに、『ADHD とともに生きる人たちへ 医療からみた「生きづらさ」と支援』（金子書房）、『「発達障害」だけで子どもを見ないでその子の「不可解」を理解する』（SB クリエイティブ）など、著書・監修多数。

カバー・本文デザイン／東條加代子
カバーイラスト／渡邉美里
本文イラスト／石崎伸子、渡邉美里
執筆・編集／満留礼子（羊カンパニー）

イラスト図解（ずかい）
発達障害（はったつしょうがい）の子（こ）どもの
生活（せいかつ）の工夫（くふう）と
伸（の）ばす言葉（ことば）がけ

2021 年 10 月 15 日発行　第 1 版

監修者　田中 康雄
発行者　若松 和紀
発行所　株式会社西東社
〒 113-0034　東京都文京区湯島 2-3-13
https://www.seitosha.co.jp/
電話　03-5800-3120（代）

ISBN　978-4-7916-2384-6